張家山漢簡《引書》綜合研究

綜合研究

趙丹 ◎ 著

復旦大學
出版社

圖書在版編目(CIP)數據

張家山漢簡《引書》綜合研究/趙丹著.—上海：復旦大學出版社，2023.6
ISBN 978-7-309-16832-7

Ⅰ.①張… Ⅱ.①趙… Ⅲ.①養生(中醫)-研究 Ⅳ.①R212

中國國家版本館 CIP 數據核字(2023)第 076937 號

張家山漢簡《引書》綜合研究
ZHANGJIASHAN HANJIAN YINSHU ZONGHE YANJIU
趙　丹　著
責任編輯/胡欣軒　高　原

復旦大學出版社有限公司出版發行
上海市國權路 579 號　郵編：200433
網址：fupnet@ fudanpress.com　http://www.fudanpress.com
門市零售：86-21-65102580　團體訂購：86-21-65104505
出版部電話：86-21-65642845
常熟市華順印刷有限公司

開本 787×1092　1/16　印張 29.25　字數 419 千
2023 年 6 月第 1 版
2023 年 6 月第 1 版第 1 次印刷

ISBN 978-7-309-16832-7/R · 2040
定價：132.00 元

本書由教育部人文社會科學研究青年基金項目(課題名稱：張家山漢簡《引書》與秦漢醫學研究。項目編號：20YJCZH240)資助編寫。

本書得到上海市進一步加快中醫藥傳承創新發展三年行動計劃(2021年—2023年)資助出版,項目編號：ZY(2021-2023)-0105。

序

  導引兼顧養生與治療，注重呼吸調整與肢體運動結合，既没有針灸的刺灼，也避免藥物的苦口，更無須手術的破膚，是傳統醫學防治疾病的重要方法。

  説到"導引"，不能不留意於《素問》《靈樞》。《素問》三見"導引"：《異法方宜論》兩出，認爲導引適合治療"痿厥寒熱"；《奇病論》講對息積宜用導引與服藥合治。《靈樞》兩用"導引"：《病傳》稱黄帝"私覽於諸方"，發現有"導引行氣"；《官能》在論述醫道傳授時，强調因材施教，"各得其人，任之其能"，其中"緩節柔筋而心和調者，可使導引行氣"。另外，"引"與"熨"連用計三處，分别見於《素問·血氣形志》與《靈樞》的《經筋》《九針論》。《血氣形志》與《九針論》所載相同，都是"形苦志樂，病生於筋，治之以熨引"，《經筋》之用"熨引"也是由於筋紐折傷的緣故。王冰把《血氣形志》的"熨""引"分别注釋爲"藥熨"與"導引"，宜屬確訓。鑒於《素問》《靈樞》原由零散的各篇文字合成，從上述各條可見，在《素問》《靈樞》成書前，導引方法已然形諸文字，施用於臨床，並且成爲醫學傳承的一項内容。

  《素問》《靈樞》中有關導引的記載，在先秦古籍中也有佐證。著名的如《莊子·刻意》"吹呴呼吸，吐故納新，熊經鳥申，爲壽而已矣。此道引之士，養形之人，彭祖壽考者之所好也"句，反映導引在戰國中後期已然爲人所用。雖然如此，但是這畢竟是以文證文、以句佐句，至於導引究竟有哪些動作、什麽樣的術式針對何種病症，依然猶若丈二和尚，更遑論其招數的要領、蘊含的機理。直至半個世紀前，湖南長沙馬王堆、湖北江陵張家山先後出土了《導引圖》與《引書》，方纔使導引的奥秘表露於天下。嗣後研究者紛至沓來，新成果接踵出現，但還存在着一些不盡如人意之處，用本書作者的話來説就是:"文字釋義未能充分結合中醫醫理和導引療法自身的特點,對《引書》内容的探討缺乏整體上的認識。"爲此,作者再接再厲,爬羅剔抉,在博士論文的基礎上充實之、擴展之、開掘之,一竿竿地遞進,皇天不負,終於凝聚成文意與醫理互參、學術與普及相伴、典雅與通俗共存的結晶,將《引書》的面貌全方位而有系統地展現給讀者。

此著值得一贊處夥多,舉其犖犖大者,約有三端。

訓解有據,時發新意。如"治身欲與天地相求"條,其中有"□玄府,啓繆門"語。"□"字係外内組合字,由於竹簡中間有豎裂紋,外部的"門"清楚顯現,而其内的構件辨識不清。整理小組認爲此是"閉"字。作者比較《引書》"閉息以利交筋"句中完整的"閉"字,發現兩字寫法有異,又鑒於《引書》未見其他"開"字,遂查找《張家山漢簡文字編》中"開""閉"二字的寫法,察覺《引書》此字内部現存的左邊形體與該書"開"字的相同部位十分接近。不僅如此,作者還進而考察《素問·調經論》"玄府不通,衛氣不得泄越"句,"玄府"即汗孔,汗孔閉合則汗液不能出於皮膚。導引療法正用以開啓玄府,具有發汗的效果。通過字形與醫理的參合,從而判定此字爲"開"。又如"病腸之始也,必前張"條,諸家多釋"前"爲先前。作者認爲病腸係泌尿生殖系統疾病,宜視小便情況加以推斷,不通則利之,因而訓"前張"爲前陰脹滿,"前"爲尿道。引書證《史記·扁鵲倉公列傳》:"涌疝也,令人不得前後溲。"司馬貞《索隱》:"前溲,謂小便;後溲,大便也。"《義府·小通》:"凡言後竅爲大,前竅爲小。"另有《素問》之《腹中論》《繆刺論》,以及《靈樞·邪氣藏府病形》《金匱要略·嘔吐噦下利病脉證治》等篇中的"前後"語,鑿鑿有據,至爲精當。

闡述詳盡,資料豐贍。如"引瘻"條,言導引治療頸部淋巴結核。所作按語從瘻症的成因説起,述其異名、部位、質性、形狀、病因、病機、藥物、治療、預後及類證等,同時還比較了瘰癧與鼠瘻的異同,廣涉《山海經》《靈樞》《説文》《研經言》等十多種文本。又如"引厥"條按語,既考證"厥"字的意義範圍,又剖析厥症的類別與不同證候,更闡明厥症的病因係"早衰於陰",即陰氣過早衰減,進而分解由此引發的各種厥症的途徑與緣由,落脚於本條厥症的具體所指及其導引方法,講述"卧—坐—卧—起"的導引過程,適用於厥症恢復期的鍛煉。

編排有序，形式多樣。有關《引書》内容的判分，向來仁智互見。該書第三章以"《引書》解析"爲題，除"總述""總結"外，將《引書》内容依次分解成六個部分：首列四時養生，論述順應四季節氣的活動要點；次屬導引處方，詳解41個術式的名稱以及動作要領；三列病症導引，記叙44種病症所用導引方法；四是部位導引，闡明從頭到足24個部位的導引動作；五係病因病機，備釋外氣、情志、生活條件等致病緣由；末載治則治法，强調遵循人與自然相應的原則。《引書》條理井然的真容因此而顯示於世。再如第二章所列"簡文""釋文""校注""譯文""按語"欄目，呈現出逐一遞進的態勢。尤其令人擊節的是作者躬身示範，將各種導引術式拍成照片，更有連貫的動作視頻，讓秘而難宣的一招一式盡入讀者眼簾。

作者趙丹曾隨不才讀博，知其爲人不嘩不伐，行事孜孜砣砣。首部著作刊印在即，承蒙屢邀作序，特塗此小文，以示慶賀。

段逸山

2023 年 5 月 18 日

前　　言

本書由教育部人文社科青年基金項目資助編寫，在筆者博士論文(《導引專著肇啓——張家山漢簡〈引書〉研究》，上海中醫藥大學，2020年)的基礎上修正了一些問題，並進一步深入拓展。

張家山漢簡《引書》(以下簡稱《引書》)是秦漢時期導引的代表著作，該書從病因、病機、病症、治則、治法、治療綱要等方面全面論述了導引療法的内涵。對《引書》僅有的一次全面注釋見於高大倫先生1995年所著《張家山漢簡〈引書〉研究》，至今已近30年。在此期間，圍繞《引書》字詞辨識的論文不斷出現，但對《引書》的系統性研究幾乎是空白，故有必要對其進行一次全面梳理。

本書分爲主體和附録兩部分。主體部分圍繞《引書》展開，首先介紹了《引書》的發現和研究現狀，然後對《引書》進行全面校注，對《引書》内涵進行分析論述，同時對《引書》做集釋以供參考。附録部分對導引相關問題進行討論，將《引書》與先秦的《行氣玉佩銘》和秦漢時期的《黃帝内經》、馬王堆《導引圖》《却穀食氣》、導引俑以及房中文獻中的導引等資料對比分析，互參互鑒，並從《引書》角度對秦漢醫學進行思考。

本書從中醫醫理角度出發，藉鑒文字學研究方法，結合導引術式自身的特點，對《引書》字詞釋義進行考察，細緻梳理《引書》的字詞釋義，訂正《引書》釋文。同時，本書將深入分析《引書》内涵，闡發中醫導引的特點和内在價值，並將《引書》病症所用導引法與後世相同病症所用導引法做比較分析，從縱向上對中醫導引的發展和演變進行研究。紙上得來終覺淺，筆者躬身示範，將41個導引處方中的40個處方、44種疾病的導引治療方法、24個身體部位的導引操作方法拍成照片和視頻，將文字内容直觀地展現出來。這不僅有助於讀者深入理解文字，也有助於展現導引的醫療內涵。本書還具列所用出土文獻和實物資料的圖片，便於讀者對秦漢導引有更加直觀和清晰的認識。

　　筆者深感自己才疏學淺，難釋導引深意，書中難免有不盡如人意之處，僅拋磚引玉，供後來研究者參考。

目　　録

第一章 《引書》的發現及研究現狀

1983 年 12 月,湖北荆州張家山二四七號墓出土一批竹簡,内容涉及漢代法律、軍事、曆法、醫藥、科技等諸多方面,揭示了秦及漢代早期的社會生活狀況,被公認爲我國考古史上的重要發現,具有極高的學術研究價值。這批漢簡中有兩部醫書,《脉[1]書》和《引書》,《引書》是現存最早的中醫導引專著。

《引書》抄寫在 112 枚竹簡上,共計 3 235 字,字迹工整。"引書"二字題於第一支竹簡的背面,爲書名。據墓葬年代推斷,《引書》的抄寫年代不晚於西漢吕后二年(前 186 年)。因西漢初期還没有形成使用專門書名的習慣,"引書"當是導引這一類作品的統稱。這表明導引在西漢早期已非常發達,顛覆了以往"秦漢時期僅是導引萌芽時期"的認識。《引書》具有非常重要的歷史、文獻及中醫臨床價值,爲研究導引的形成與發展提供了至關重要的資料。

一、"引" 字 探 析

目前對"引"字的考證是比較清楚的,依據甲骨文、金文及小篆的字形和字義,可以梳理出"引"之"導引"意義的形成過程。

(一)"引"字字形分析

殷商時期的甲骨文是目前發現的最早的成熟漢字體系,其中已出現"引"字。《甲骨文字編》中所列"引"的甲骨文字形有: 、、、、、、、

---

[1] 張家山漢簡《脉書》中"脉"寫作"脈",《引書》中寫作"脉",本書統作"脉"。

〓、〓、〓、〓、〓、〓、〓、〓、〓、〓、〓、〓、〓、〓、〓、〓、〓、〓 等。[1] 從字形上看,"引"字由一個豎的弓形和一個向外拉的指事符號"〡"組成,"〡"表示引弓。甲骨文與《引書》的"引"字構成要素是相同的,均由弓形與"〡"兩部分組成,不同之處在於:(1)甲骨文用刀契刻在堅硬的龜甲或獸骨上,採用直綫,轉折處也由短的直綫接刻而成;《引書》用毛筆寫於竹簡上,綫條柔軟,採用曲綫。(2)甲骨文"引"字的"〡"連接在弓形左側或右側的中間或下部;《引書》"引"字的"〡"則在弓形右側中上部且斷開。二者構成要素相同,説明《引書》"引"字的寫法可以上溯到甲骨文時期。

金文中的"引"字字形與甲骨文差別不大,區別在於甲骨文是契刻上去的,綫條比較僵硬;金文多是鑄上去的,綫條比較柔和,如〓、〓、〓、〓、〓、〓、〓、〓 等。《引書》中"引"字的字形爲〓、〓、〓、〓、〓、〓、〓、〓、〓、〓、〓 等[2],寫於第一支竹簡背面的題名中的"引"字爲〓,與金文〓比較接近。後者的"〡"連接於弓形右側中下部,這一點與甲骨文相同,但其弓形與"〡"並非緊密連接,已有斷開的迹象,這一特點接近《引書》中的〓。秦代小篆以後,"引"的向外拉的指事符號"〡"變成了一豎畫,即引。

(二)"引"字字義分析

甲骨文"引"的異體字隸定爲"弞",如"貞引(〓)弗其甾王事"(《甲骨文合集》6834 正)。"弞"從大,從弓,"大"本爲正面人形,"弞"象人挽弓,即"弘"的初文,金文亦象人挽弓形。[3] 東漢許慎《説文解字》(以下簡稱《説文》)曰:"引,開弓也,從弓〡。"[4] "引"的本義是拉開弓,《孟子·盡心上》"君子引而不發"之"引"即此義。

甲骨文中"引"字與導引相關的含義有兩個。(1)長,"其佳丁引吉"(《甲

---

[1] 李宗焜編著:《甲骨文字編》,中華書局,2012 年,第 951—952 頁。

[2] 張守中編撰:《張家山漢簡文字編》,文物出版社,2012 年,第 335 頁。

[3] 黄德寬主編:《古文字譜系疏證》,商務印書館,2007 年,第 3486 頁。

[4] 〔漢〕許慎撰,〔清〕段玉裁注:《説文解字注》,上海古籍出版社,1988 年,第 640 頁。

骨文合集》376 反）。[1]《爾雅·釋詁》：“引，長也。”《釋訓》：“子子孫孫，引無極也。”“引吉”即“長吉”。[2] 這裏“引”指時間的長久，而“導引”的“引”是牽引拉長肢體，都有“長”的含義。（2）延長，“丁丑貞其引钊”（《甲骨文合集》32892）。《詩經·小雅·楚茨》：“子子孫孫，勿替引之。”《毛傳》：“引，長也。”《周易·繫辭上》：“引而伸之。”“引”即延長。《左傳·成公十三年》：“我君景公，引領西望。”“引領”即伸長脖子。《春秋繁露·循天之道》：“得天地泰者，其壽引而長；不得天地泰者，其壽傷而短。”“引：延伸。”[3] 故“導引”的“引”爲肢體上的延長、拉伸。

金文中“引”字含義不一，其中便有表示“引導”之意的，如“用乃孔德，璱屯乃用心，引正乃辟安德”，于豪亮認爲此處“引”即引導。《左傳·文公六年》：“引之表儀。”“引，道也。”[4] 李頤注《莊子》曰：“導氣令和，引體令柔。”提出導引的兩個内涵：一是引導氣，令其和調；二是引導肢體，令其柔軟。這與《引書》當中導引的内涵也是一致的。

二、《引書》的發現

1983 年 12 月 2 日下午，江陵縣磚瓦廠在張家山崗地取土時發現古墓，隨後荆州地區博物館滕壬生等人負責墓葬挖掘與清理，成立清理小組，對竹簡進行清理、釋讀和研究。首先對張家山漢墓竹簡進行報導的是《湖北日報》，1985 年 1 月 17 日發表《江陵張家山漢墓出土大批珍貴竹簡——我國文物考古工作者首次發現西漢早期律令和一些失傳的古文獻》《奇迹中的奇迹——江陵張家山漢墓竹簡出土記》兩篇報導，對竹簡的發現和基本情況進行介紹。同日，《人民日報》發表《湖北江陵發現一批珍貴的西漢竹簡，久已失傳的蕭何漢律得以重見》，《文匯報》發表《沉睡地下二千年：西漢早期珍貴

---

[1] 甲骨文中“引吉”二字合書，𢎜（引）是其左半邊。
[2] 于豪亮：《説“引”字》，《考古》1977 年第 5 期，第 339—340 頁。
[3] 曾振宇注説：《春秋繁露》，河南大學出版社，2009 年，第 367 頁。
[4] 于豪亮：《于豪亮學術文存》，中華書局，1985 年，第 9 頁。

竹簡重見天日》。1月18日,《光明日報》發表《繼雲夢竹簡之後又一重大考古發現:湖北江陵出土西漢早期竹簡》。

荆州地區博物館在發掘簡報《江陵張家山三座漢墓出土大批竹簡》中介紹了張家山漢簡的基本情況:"湖北江陵張家山,東南距江陵縣城約1.5公里,東北距故楚都紀南城約3.5公里,現爲江陵磚瓦廠所轄。1983年12月至1984年1月,荆州地區博物館配合磚瓦廠取土工程清理了三座西漢初年的古墓(編號M247、M249、M258),出土了一批具有時代特徵的隨葬品,最爲難得的是出土竹簡一千餘枚。"[1]該文並未指出《引書》的具體出土位置。姚喁冰在《近年我國考古收穫十例》中指出,《引書》在二四七號墓。[2]《江陵張家山三座漢墓出土大批竹簡》對二四七號墓竹簡存放位置的描述如下:"三座漢墓的棺椁大部朽壞,椁室内早年積水,隨後又積滿淤泥,故竹簡的保存情況均不太好,原貌均遭破壞。M247的竹簡分置兩處。一處位於頭箱内緊貼椁室西部擋板的底部,上被淤泥和漆木器所壓,出土時散亂在稀泥中,多已殘斷。另一處位於頭箱内緊靠南壁板的底部,上面堆壓着陶器、漆器及淤泥。竹簡放在竹笥内。竹笥已腐,無蓋。笥内竹簡竪向放置,周圍積滿淤泥,一端的上面疊壓着幾塊無字木牘。表層竹簡多已殘斷,下面的竹簡部分保存完整。推測原來竹簡是分卷放置的,後經水浸入,竹簡漂浮,造成散亂。"[3]簡報根據墓葬出土的竹簡材料推斷,墓葬年代上限爲西漢初年,下限不會晚於景帝。根據以上文字並結合後來公布的竹簡情況[4],可以判定《引書》位於二四七號墓頭箱内靠南壁板底部。[5]《引書》内容保存非常完整,符合《江陵張家山三座漢墓出土大批竹簡》對"南壁板底部"

[1] 荆州地區博物館:《江陵張家山三座漢墓出土大批竹簡》,《文物》1985年第1期,第1—8頁。

[2] 姚喁冰:《近年我國考古收穫十例》,《文史知識》1987年第1期,第91—97頁。

[3] 荆州地區博物館:《江陵張家山三座漢墓出土大批竹簡》,《文物》1985年第1期,第1—8頁。

[4] 張家山二四七號漢墓竹簡整理小組編:《張家山漢墓竹簡〔二四七號墓〕》,文物出版社,2001年,第322頁。

[5] 韓厚明:《張家山漢簡字詞集釋》,博士學位論文,吉林大學,2018年,第2—3頁。

下層竹簡情況的描述。《引書》保存的完整性爲其研究奠定了堅實的基礎。

張家山漢墓竹簡整理小組在《江陵張家山漢簡概述》中對《引書》進行了簡單介紹,指出《引書》是用文字講述導引的專門著作,詳細描述了導引的各種單個動作,以及治療諸種疾病的導引方法,對動作的解說相當細緻,還有一部分討論疾病的原因,闡述了導引家的衛生原理。[1] 郁侃《張家山漢簡——西漢典籍的重大發現》明確指出《引書》屬於醫書,是導引法的文字解析和導引家衛生原理的闡發。[2] 彭浩《江陵張家山漢墓出土大批珍貴竹簡》指出,《引書》是我國古代最早的一種健身操的文字解說,它把體操與治療有關疾病聯繫起來,具有實用價值,深入研究它與治療疾病的關係是我國體育保健史上的一個重要課題。[3] 陳耀鈞、閆頻《江陵張家山漢墓的年代及相關問題》認爲,江陵地區的漢初文化,實爲楚俗殘存,同時秦風占主導地位的混合體。[4] 韓厚明經過論證推斷,二四七號墓主人出生在秦昭王晚年,是楚頃襄王、考烈王之時的秦國人,由關中遷徙至楚地江陵縣爲官,經歷了楚國滅亡、秦統一六國、秦亡及楚漢戰爭,最後投降漢朝,在漢朝爲官,至漢惠帝元年(前194年)六月因病免職歸鄉,於吕后二年(前186年)九月之後死亡。墓主人可能是南郡屬縣(很可能是江陵縣)的獄史,職責是主刑獄奏讞之事。[5]

三、《引書》研究現狀

《引書》之名在後世書籍中未見使用,其部分内容見於《道德經》及後世導引書籍,尚未發現《引書》與其他導引專書有直接的繼承關係。自1983年出土以來,有關《引書》的研究成果不斷涌現,但同時也存在一些問題。

[1] 張家山漢墓竹簡整理小組:《江陵張家山漢簡概述》,《文物》1985年第1期,第9—16頁。
[2] 郁侃:《張家山漢簡——西漢典籍的重大發現》,《文史知識》1985年第2期,第57頁。
[3] 彭浩:《江陵張家山漢墓出土大批珍貴竹簡》,《江漢考古》1985年第2期,第1—3頁。
[4] 陳耀鈞、閆頻:《江陵張家山漢墓的年代及相關問題》,《考古》1985年第12期,第1124—1129頁。
[5] 韓厚明:《張家山漢簡字詞集釋》,博士學位論文,吉林大學,2018年,第4—7頁。

（一）《引書》研究概況

《引書》釋文有三種。1990 年，張家山漢墓竹簡整理小組在《文物》雜志發表《張家山漢簡〈引書〉釋文》[1]，此文採用簡體字，僅有釋文而無注釋，無簡文和簡號。2001 年以前對《引書》的研究均依據此釋文。2001 年，整理小組出版了《張家山漢墓竹簡〔二四七號墓〕》[2]，此書載錄了《引書》全部圖版、釋文及注釋。2006 年，整理小組重新校訂了釋文，出版了《張家山漢墓竹簡〔二四七號墓〕》（釋文修訂本）[3]，此書有《引書》釋文、注釋而無圖版。

根據《引書》釋文的發表時間，可將《引書》研究分爲兩個階段。第一階段是以 1990 年發表的釋文爲基礎的研究，這一階段是對《引書》研究的起步階段，如彭浩[4]、連邵名[5]、鄧春源[6][7][8][9]、史常永[10]、高大倫[11]、吳志超[12]、王曉萍[13]、李零[14]、李學勤[15]等對《引書》文字和内容進行了分析，其中高大倫的《張家山漢簡〈引書〉研究》是目前唯一一部研究《引書》的專著。第二階段是以 2001 年發表的釋文爲基礎的研究，這一階段的研究總體上可分爲兩個部分：

[1] 張家山漢簡整理組：《張家山漢簡〈引書〉釋文》，《文物》1990 年第 10 期，第 82—88 頁。

[2] 張家山二四七號漢墓竹簡整理小組編：《張家山漢墓竹簡〔二四七號墓〕》，文物出版社，2001 年。

[3] 張家山二四七號漢墓竹簡整理小組編著：《張家山漢墓竹簡〔二四七號墓〕》（釋文修訂本），文物出版社，2006 年。

[4] 彭浩：《張家山漢簡〈引書〉初探》，《文物》1990 年第 10 期，第 87—91 頁。

[5] 連邵名：《江陵張家山漢簡〈引書〉述略》，《文獻》1991 年第 2 期，第 256—263 頁。

[6] 鄧春源：《張家山漢簡〈引書〉譯釋》（一），《醫古文知識》1991 年第 4 期，第 22—23 頁。

[7] 鄧春源：《張家山漢簡〈引書〉譯釋》（續篇），《醫古文知識》1993 年第 1 期，第 24—26 頁。

[8] 鄧春源：《張家山漢簡〈引書〉譯釋》（續編），《醫古文知識》1994 年第 2 期，第 33—36 頁。

[9] 鄧春源：《張家山漢簡〈引書〉譯釋》（續完），《中醫藥文化》1996 年第 4 期，第 34—37 頁。

[10] 史常永：《張家山漢簡〈脉書〉〈引書〉釋文通訓》，《中華醫史雜志》1992 年第 3 期，第 129—136 頁。

[11] 高大倫著：《張家山漢簡〈引書〉研究》，巴蜀書社，1995 年。

[12] 吳志超著：《導引養生史論稿》，北京體育大學出版社，1996 年，第 157—215 頁。

[13] 王曉萍：《江陵張家山漢簡〈引書〉對養生學的貢獻》，《中醫文獻雜志》1997 年第 3 期，第 6—7 頁。

[14] 李零：《中國方術考》（修訂本），東方出版社，2000 年，第 359—368 頁。

[15] 李學勤著：《簡帛佚籍與學術史》，江西教育出版社，2001 年，第 222—225 頁。

一部分側重於對《引書》字詞的研究，如劉釗[1]、王貴元[2][3]、何有祖[4]、李發[5]、孟蓬生[6][7]、郝慧芳[8]、方勇[9]、張雪丹[10]、黄瀟瀟[11]、劉玉環[12]、吕志峰[13]、劉春語[14]、周祖亮[15]、韓厚明[16]等人的研究涉及《引書》一部分文字釋義的内容，余劍[17]、方成慧[18]、高二煥[19]、常儷馨[20]、熊

---

[1] 劉釗:《〈張家山漢墓竹簡〉釋文注釋商榷》(一)，《古籍整理研究學刊》2003 年第 3 期，第 1—4 頁。

[2] 王貴元:《張家山漢簡字詞釋讀考辨》，《鹽城師範學院學報》(人文社會科學版)2003 年第 4 期，第 85—86 頁。

[3] 王貴元:《張家山漢簡與〈説文解字〉合證:〈説文解字校箋〉補遺》，《古漢語研究》2004 年第 2 期，第 46—47 頁。

[4] 何有祖:《張家山漢簡釋文與注釋商補》，簡帛研究網，2004 年，http://www.jianbo.org/admin3/html/heyouzhu07.htm。

[5] 李發:《讀張家山漢簡〈引書〉札記》，《四川理工學院學報》(社會科學版)2005 第 1 期，第 61—63 頁。

[6] 孟蓬生:《張家山漢簡字義札記》，《古籍整理研究學刊》2004 年第 5 期，第 1—15 頁。

[7] 孟蓬生:《張家山漢簡"去(盍)"字補釋》，簡帛網，2007 年，http://www.bsm.org.cn/?hanjian/4722.html。

[8] 郝慧芳:《張家山漢簡語詞通釋》，博士學位論文，華東師範大學，2008 年。

[9] 方勇、侯娜:《讀秦漢簡札記四則》，《古籍整理研究學刊》2009 年第 4 期，第 39—42 頁。

[10] 張雪丹、張如青:《張家山漢簡〈脉書〉〈引書〉中"瘴"字考釋》，全國第十八次醫古文研究學術年會會議論文，合肥，2009 年，第 35—39 頁。

[11] 黄瀟瀟:《以〈張家山漢墓竹簡〉印證〈説文〉説解》，《南陽師範學院學報》2011 年第 4 期，第 56—60 頁。

[12] 劉玉環:《讀〈張家山漢墓竹簡〔二四七號墓〕〉札記》，《寧夏大學學報》(人文社會科學版)2012 年第 4 期，第 17—21 頁。

[13] 吕志峰:《讀漢簡札記三則》，《中國文字研究》2014 年第 1 期，第 177—180 頁。

[14] 劉春語:《漢簡帛醫書十三種字詞集釋》，博士學位論文，西南大學，2016 年。

[15] 周祖亮、方懿林著:《簡帛醫藥文獻校釋》，學苑出版社，2014 年。

[16] 韓厚明:《張家山漢簡字詞集釋》，博士學位論文，吉林大學，2018 年。

[17] 余劍:《張家山漢簡〈脉書〉〈引書〉修辭舉要》，載張顯成主編《簡帛語言文字研究》(第五輯)，巴蜀書社，2010 年，第 408—422 頁。

[18] 方成慧、周祖亮:《簡帛醫書語言文字研究現狀與展望》，《江蘇社會科學》2014 年第 5 期，第 265—270 頁。

[19] 高二煥:《張家山漢簡〈引書〉通假字探析》，載張顯成主編《簡帛語言文字研究》(第三輯)，巴蜀書社，2008 年，第 335—355 頁。

[20] 常儷馨:《張家山醫簡虚詞整理研究》，載張顯成主編《簡帛語言文字研究》(第四輯)，巴蜀書社，2010 年，第 74—113 頁。

娟[1]、程文文[2][3]等人的研究涉及《引書》的詞性、修辭、通假字等内容；另一部分則側重於對《引書》内容的研究，如趙毅[4]、張小鋒[5][6]、馬繼興[7]、吕利平[8][9]、雷震[10]、劉樸[11][12][13][14][15][16][17]、劉慶宇[18]、劉孝聖[19]、

---

[1] 熊娟：《張家山漢簡通假字研究》，碩士學位論文，吉首大學，2011年。

[2] 程文文：《簡帛醫書虛詞研究》，博士學位論文，西南大學，2016年。

[3] 程文文：《先秦兩漢助詞探微——以出土醫書爲中心的考察》，《牡丹江師範學院學報》（哲社版）2017年第4期，第98—104頁。

[4] 趙毅：《〈引書〉推拿手法評述》，《按摩與導引》2002年第3期，第8—9頁。

[5] 張小鋒、沈頌金：《張家山漢墓竹簡研究述評》，《中國史研究動態》2003年第2期，第16—20頁。

[6] 張小鋒：《2004年國内張家山漢簡研究論著目録》，簡帛研究網，2005年，http://www.jianbo.sdu.edu.cn/info/1013/1142.htm。

[7] 馬繼興：《全國各地出土的秦漢以前醫藥文化資源》（續完），《中醫文獻雜志》2003年第4期，第12—14頁。

[8] 吕利平、周毅：《從〈導引圖〉等文物看中華養生文化》，《安慶師範學院學報》（社會科學版）2003年第3期，第98—99頁。

[9] 吕利平、郭成傑：《清輝四轍的中華養生文化》，《北京體育大學學報》2004年第2期，第176—179頁。

[10] 雷震：《吐納行氣術與保健治療功——試析漢簡〈引書〉和帛畫〈導引圖〉》，《成都體育學院學報》2004年第6期，第33—35頁。

[11] 劉樸：《對漢簡〈引書〉健康導引法中身體部位名稱及動作術語的考釋》，《山東體育學院學報》2008年第9期，第28—30頁。

[12] 劉樸：《對西漢帛畫〈導引圖〉和竹簡〈引書〉中的器械治療導引式的比較研究》，《山東體育學院學報》2009年第5期，第21—23頁。

[13] 劉樸：《對西漢初期導引式分類及名稱的研究——從西漢初期的竹簡和帛畫中的導引式名稱分類和比較研究來看其時代的導引式命名特徵》，《山東體育學院學報》2007年第5期，第17—19頁。

[14] 劉樸：《西漢初期健康導引術式名稱中哲學問題的探討》，《西安體育學院學報》2012年第2期，第192—196頁。

[15] 劉樸：《漢代竹簡〈引書〉中利用器械及物理治療導引法的復原及特徵研究》，《西安體育學院學報》2013年第3期，第307—314頁。

[16] 劉樸：《漢代竹簡〈引書〉中徒手治療導引法的復原及特徵研究》，《體育科學》2010年第9期，第18—29、43頁。

[17] 劉樸：《漢竹簡〈引書〉中健康導引法的復原及特徵研究》，《體育科學》2008年第12期，第81—94頁。

[18] 劉慶宇：《簡帛疾病名研究》，博士學位論文，上海中醫藥大學，2008年。

[19] 劉孝聖：《醫療與身體——以先秦兩漢出土文獻爲中心》，碩士學位論文，臺灣大學，2009年。

魏燕利[1]、蘇奎[2]、姚海燕[3][4]、夏秀榮[5]、羅寶珍[6]、林海[7]、于兵[8]、廖雲[9]、李雯[10]、謝妍[11]等人的研究中涉及《引書》的内涵、病名、症狀等方面内容。

綜上所述,1995 年以後尚無針對《引書》專門且系統的研究成果,對疑難字詞、疾病名稱、導引名稱及動作、導引療法内涵等的解讀有待全面、深入地展開。誠如韓厚明所説:"目前《引書》的研究工作亟待加强,如結合學界已有研究成果,開展對《引書》釋文的校勘及集釋工作,運用考古學、古文字學、古代醫學、古文獻學等多種學科對疑難字詞及部分導引名稱、動作的解讀,進一步探究《脉書》與《引書》的密切聯繫,比較研究《導引圖》與《引書》異同。此外應該加强對《引書》文本結構與内容形成等的文獻學研究,同時學界也需要開展出土導引文獻與傳世典籍相結合的綜合性研究。"[12]這些都是非常中肯的建議。

(二) 當前《引書》研究存在的一些問題

自 20 世紀 80 年代以來,《引書》研究成果涌現,但仍有一些被忽略的問題值得深入剖析,如文字釋義未能充分結合中醫醫理和導引療法自身的特點、對《引書》内容的探討缺乏整體上的認識等,因此有必要結合中醫理論對

[1] 魏燕利:《東晉之前導引術存在的二重證據——從文獻傳説到考古發現》,《體育學刊》2009 年第 10 期,第 89—93 頁。

[2] 蘇奎:《漢代導引俑與導引術》,《中國歷史文物》2010 年第 5 期,第 17—24 頁。

[3] 姚海燕:《〈導引圖〉與〈引書〉的比較分析》,《中華醫史雜志》2010 年第 5 期,第 288—291 頁。

[4] 姚海燕:《〈引書〉中幾則趣味導引》,《中醫藥文化》2011 年第 1 期,第 44—45 頁。

[5] 夏秀榮:《先秦兩漢時期的導引術研究》,博士學位論文,山東中醫藥大學,2015 年。

[6] 羅寶珍:《簡帛病症文字研究》,博士學位論文,福建師範大學,2011 年。

[7] 林海:《最早的導引學專著:張家山漢簡〈引書〉》,首屆全國民間中醫藥開發工程大會,北京,2012 年,第 210—212 頁。

[8] 于兵:《論〈導引圖〉内涵及與〈引書〉、導引俑的關聯》,《求索》2013 年第 8 期,第 52—55 頁。

[9] 廖雲:《秦漢簡帛中所見疾病的預防與治療研究》,碩士學位論文,西南大學,2013 年,第 50—51 頁。

[10] 李雯、趙争:《張家山漢簡古醫書研究綜述》,《中醫文獻雜志》2015 年第 4 期,第 65—68 頁。

[11] 謝妍:《簡帛醫書症狀研究》,碩士學位論文,南京中醫藥大學,2018 年。

[12] 韓厚明:《張家山漢簡字詞集釋》,博士學位論文,吉林大學,2018 年,第 136 頁。

其字詞和内容刨根溯源。

1. 對《引書》内容看法不一致

《引書》是一部醫書,大多數學者肯定了《引書》中導引療法的醫療本質。郁侃在《張家山漢簡——西漢典籍的重大發現》一文中明確指出《引書》屬於醫書,是導引法的文字解析和導引家衛生原理的闡發。整理小組在《江陵張家山漢簡概述》中指出,《引書》是用文字講述導引的專門著作,詳細描述了導引的各種單個動作,以及治療諸種疾病的導引方法,還有一部分討論疾病的原因,闡述了導引家的衛生原理,肯定了導引是一種醫療方法。鄧春源的《張家山漢簡〈引書〉譯釋》(一)認爲,《引書》是一部系統的導引著作,從理論和實踐兩個方面介紹了導引的功用,是一份珍貴的醫學文獻。但是也有學者對其内容定位不一。整理小組在《張家山漢墓竹簡〔二四七號墓〕》前言中寫道:"(張家山漢簡)涉及西漢早期的律令、司法訴訟、醫學、導引、數學、軍事理論等方面。"將導引與醫學並列,説明他們認爲導引獨立於醫學之外,這是值得商榷的。秦漢時期導引療法就是一種醫療方法,應該包含在醫學當中。彭浩《江陵張家山漢墓出土大批珍貴竹簡》認爲,《引書》是我國古代最早的一種健身操的文字解説。此種説法忽略了導引作爲一種治療疾病的方法的本質,這是由於《引書》出現之前尚無導引專著,人們對秦漢時期導引療法知之甚少的緣故。健身操是現代運動的概念,而《引書》中的導引主要用以治療和預防疾病,並不是單純用於鍛煉身體。《引書》所用導引不僅有動作的拉伸,還有呼吸吐納,甚至會藉助工具或他人輔助,這是健身操所不具備的特點。另外,《引書》對疾病的病因、病機、病症、治則、治法等的論述是醫學特有的認識方法,而健身操卻無此特徵。

2. 缺乏對《引書》的整體認識

如果不能從整體上對《引書》進行認識,那麼對其内容的分析就會產生偏頗,如馬繼興將《引書》拆分爲四個部分[1],就是没有看到其内容前後的

---

[1] 馬繼興:《全國各地出土的秦漢以前醫藥文化資源》(續完),《中醫文獻雜志》2003 年第 4 期,第 12—14 頁。

連續性。《引書》是一部結構緊凑、前後有序的著作,它完整地論述了導引家對病因、病機、病症、治則、治法的認識,將其拆分是未能看到全書内容的連貫性和一致性的表現。李學勤認爲《引書》各段似乎並非全出自一人之手[1],這一點也可商榷。縱觀全文,各個部分之間没有重疊,内容安排井然有序,前後亦有呼應,比如前文介紹的各種導引動作相當於導引處方,後文針對身體各個部位的導引中就應用了這些導引處方;又如病症治療、治則治法等處多次提到"八經之引",説明該文撰寫是有通篇考慮的。不同研究者對《引書》的分段亦不同,對各部分的總結也有差異,這就表明各家對《引書》内容的認識並不一致。李學勤、高大倫、吕利平將其分爲六個部分進行分析,李零分爲五個部分,連劭名、吴志超、魏燕利分爲四個部分,彭浩則分爲三個部分,這是由於對《引書》缺乏整體上的把握而導致的認識偏差。

3. 文字釋義未結合導引的實操方法

導引作爲一種治療手段,要結合該療法所針對的病症進行解讀,纔能夠較準確地把握字詞含義。《説文·手部》:"擪,一指按也。"朱駿聲《説文通訓定聲》:"'一指'當作'以指'。"王貴元用《引書》"失欲口不合,引之,兩手奉其頤,以兩拇指口中擪"證明"擪非一指",認爲朱駿聲之説當是。[2]此説不然。"失欲口不合"是下頜關節脱位,這條導引法是下頜關節脱位的復位方法。"以兩拇指口中擪"是指兩拇指放入口中,左右兩邊各一指,按壓的時候還是一指按壓一側,左邊拇指按壓左邊,右邊拇指按壓右邊,兩手一齊用力,當髁狀突移到關節水平以下時,再輕輕向後推動,此時髁狀突即可滑入關節窩而得復位。這恰好證明《説文》之"擪,一指按也"爲確。《引書》:"引目痛,左目痛,右手指擪内脉……兩手之指擪兩目内脉。"兩手手指分別按兩側目内眥,一個手指按一側,也説明"擪"爲一指按壓。所以僅從字面判斷,没有結合該導引式的具體操作方法,會對詞義產生誤解。

---

[1] 李學勤著:《簡帛佚籍與學術史》,江西教育出版社,2001 年,第 224 頁。
[2] 王貴元:《張家山漢簡與〈説文解字〉合證:〈説文解字校箋〉補遺》,《古漢語研究》2004 年第 2 期,第 46—47 頁。

4. 文字釋義未能充分結合中醫理論

導引療法是一種中醫療法,宜結合中醫理論加以分析。"病腸之始也,必前脹",高大倫認爲"前"爲"前腹"。[1] 但中醫並無"前腹"的講法,"前"當爲小便所出處,"前脹"宜作"尿道脹滿"解。李零在《"引陰"考》中提出"引陰"與"益陰氣"均屬於男性保養性質的房中導引。[2]《引書》圍繞導引治療疾病展開,並無與房事相關的內容。李零提到的這處"引陰"在病症導引部分,此部分的導引法都是針對疾病而設的,該處"引陰"宜爲導引治療前陰病或後陰病。"益陰氣"亦在病症導引中,非房中導引法,而是健脾益氣之法。因此,兩處"陰"均與房中無關。

5. 將導引療法與其他中醫療法混淆

導引療法在秦漢時期是一個成熟而且獨立的方法,但是在《引書》研究中有將導引與其他中醫療法混淆的現象。趙毅認爲《引書》中"項痛不可以顧""引腸澼""引喉痹""失頜口不合"等四項由他人配合完成的導引法爲被動式推拿手法[3],此說可探討。第一,導引療法是一種患者主動的自我治療方法,而推拿療法中患者是被動接受醫治的一方。"被動式推拿手法"的說法不合理。如果患者是自我推拿,談何被動? 如果患者是接受醫生的推拿,那麼患者是被動的,醫生是主動的,推拿手法是醫生主動施加給患者的。文中提到的前三個導引法需要他人輔助,患者是主動的,輔助者並非給予導引者治療,而僅是給予一定的支持,因此,這裏的輔助者並非在進行推拿行爲。第二,第四個導引法是下頜關節復位的手法,屬於傷科正骨手法。第三,推拿在《內經》中有明確的名稱,稱爲"按蹻",而導引在《內經》中也已明確提出,稱爲"導引行氣",故二者在秦漢時期是不同的醫療方法。

6. 小結

《引書》的出土爲中醫導引療法提供了珍貴的參考資料,尚存一些闡發不透徹的問題。導引療法是一種醫療手段,有其實用性,以往的字詞釋義或

---

[1] 高大倫著:《張家山漢簡〈引書〉研究》,巴蜀書社,1995 年,第 121 頁。
[2] 李零著:《中國方術考》(修訂本),東方出版社,2000 年,第 368—371 頁。
[3] 趙毅:《〈引書〉推拿手法評述》,《按摩與導引》2002 年第 3 期,第 8—9 頁。

内容研究缺乏對其醫療屬性的重視。結合中醫導引自身的特點,還原《引書》真實面貌,分析其治法治則,透析其醫理體系,傳承其實踐方法,不僅有裨於重新認識導引療法,促進導引的臨床實踐,而且對於探究秦漢醫學的真實狀況也將産生積極的意義。

第二章 《引書》校注

一、凡　例

Ⅰ. 簡文中每個字截取後橫向排列,在每簡最後一字右下注明簡號。

Ⅱ. 於每簡釋文最後一字右下注明簡號,釋文中保留表示分條、分段的圓點,釋文另加標點符號。

Ⅲ. 每則條目下按簡文、釋文、校注、譯文、按語的順序排列。原文中需注釋的詞語右上的數字標號對應校注編號,譯文將原文翻譯成現代漢語,按語對該句原文相關問題進行説明和論述。

Ⅳ. 異體字、假借字、錯字等隨文注出正字或本字,正字或本字外加"()"。

Ⅴ. 根據文意補充的脱文外加"[]"表示,並在注釋中説明。

Ⅵ. 簡文原有殘泐,可根據殘筆或文例釋出的字,釋文外加方框表示;不能釋出或辨識的字,用"□"表示;殘缺字數不能推定的,用"☑"表示。

二、校　注

【簡文】

引書_{1背}

【釋文】

《引書①》_{1背}

【校注】

① 引,導引。引書,導引之書。

【譯文】

《引書》

【按語】

“引書”二字爲本書的書題，寫於第一支簡的背面。

【簡文】

【釋文】

● 春産①、夏長②、秋收③、冬臧（藏）④，此彭祖之道⑤也。₁

【校注】

① 産，生。春産，春天萬物生發。《禮記·鄉飲酒義》：“東方者春，春之爲言蠢也，産萬物者也。”

② 夏長，夏季萬物成長。

③ 秋收，秋季萬物收獲。

④ 臧，古同“藏”。冬藏，冬季萬物蟄伏。

⑤ 彭祖之道，彭祖的養生長壽之道。

【譯文】

春季生發、夏季成長、秋季收斂、冬季閉藏，這是彭祖的養生長壽之道。

【按語】

《靈樞·順氣一日分爲四時》：“春生、夏長、秋收、冬藏，是氣之常也。”[1]四季氣候交替變化是自然法則，如果人能夠遵循自然的變化規律進行養生就可以長壽。據説彭祖活了八百歲，是長壽的代表人物，故“彭祖之道”即長壽之道。

---

[1]〔明〕陳實功著：《外科正宗》，劉忠恕、張若蘭點校，天津科學技術出版社，1993 年，第316 頁。

【簡文】

【釋文】

春日,蚤(早)①起之後,棄水②,澡漱(漱)③,洒齒④,泃(呴)⑤,被髮⑥,游(遊)⑦堂下,逆霶(露)之清⑧,受天之精⑨,歙(飲)⑩水一桮(杯)⑪,所以益讎(壽)⑫也。入宮⑬從昏到夜大半⑭止₂之,益之傷氣。₃

【校注】

① 蚤,通"早"。《淮南子·天文》:"日至於曾泉,是謂蚤食。"

② 棄水,撒尿。

③ 漱,"漱"的訛字。《説文·水部》:"澡,洒手也。""漱,盪口也。"澡漱,即澡漱,指洗手、漱口。《禮記·内則》:"凡内外,雞初鳴,咸盥漱。"《説文·水部》:"盥,澡手也。"洗手、漱口是每日清晨必做之事。

④ 洒,《説文·水部》:"滌也。"洒齒,清洗牙齒。

⑤ 泃,"呴"的訛字。呴,舒緩呼氣,與下文"被髮"相應,屬舒緩形氣。《莊子·大宗師》:"泉涸,魚相與處於陸,相呴以濕,相濡以沫。"成玄英疏:"於是吐沫相濡,呴氣相濕。"呴,即吐氣,是一種吐納導引法,指晨起後呼氣並發"呴"聲。

⑥ 被,古同"披"。《左傳·襄公十四年》:"昔秦人迫逐乃祖吾離於瓜州,乃祖吾離被苫蓋,蒙荆棘,以來歸我先君。"楊伯峻注:"被同披。"被髮,即披散頭髮。

⑦ 游,同"遊",從容地行走。

⑧ 逆,迎着。《説文·辵部》:"逆,迎也……關東曰逆,關西曰迎。"霶,

"露"的訛字。清,指晨起草露清爽之氣。逆露之清,迎面撲來草木清新之氣。

⑨ 精,指天氣之精華。《素問·四氣調神大論》:"天氣,清净光明者也。"受天之精,感受天地間清净光明之氣。

⑩ 歓,"飲"的異體字。

⑪ 桮,古同"杯"。

⑫ 儔,"壽"的借字。《爾雅·釋詁》:"儔,匹也。"郭璞注:"儔,猶儔也。"《說文·人部》:"儔,從人,壽聲。"故"儔"與"壽"同聲而借。

⑬ 入宮,房事。《韓非子·外儲說》:"人主欲觀之,必半歲不入宮,不飲酒食肉。"

⑭ 夜大半,子時後。

【譯文】

春天,早上起床之後小便、洗手、漱口、清潔牙齒,發"呴"聲緩緩吐氣,披散頭髮,在屋前漫步,迎着清晨露水清爽之氣,感受天之精氣,喝一杯水,這樣做可以延年益壽。房事時間在黃昏至夜半後一點,過則傷氣。

【按語】

《素問·四氣調神大論》曰:"春三月,此謂發陳。天地俱生,萬物以榮。夜卧早起,廣步於庭,被髮緩形,以使志生。生而勿殺,予而勿奪,賞而勿罰。此春氣之應,養生之道也。逆之則傷肝,夏爲寒變,奉長者少。"春季萬物生發,要早起,在庭院漫步,披散頭髮,放鬆身體,這是春季的養生之道。《引書》和《素問》的春季養生思想是一致的,《引書》更具有實用性,對起居飲食描述得更加細緻,如小便、洗漱、刷牙、飲水、房事時間等,並且採用吐納導引法疏通臟腑氣機。春季與肝相應,"逆之則傷肝"。《引書》中"呴"字吐納導引法即用於疏發肝氣。《太清·導引服氣存思》曰:"噓屬肝。"噓"與"呴"音同,通過發"噓"的聲音以疏理鬱結之肝氣。故春季清晨用"呴"字吐納法,是與季節相應的保養肝臟的方法。

【簡文】

【釋文】

夏日，數沐①，希②浴③，毋莫（暮）④［起］⑤，多食采（菜）。蚤（早）起，棄水之後，用水澡漱（漱），疏齒⑥，被髮，步足⑦堂下，有閒⑧而歆（飲）水一桮（杯）。入宮從昏到夜半⑨止，₄益之傷氣。₅

【校注】

① 沐，洗頭髮。《説文・水部》：“沐，濯髮也。”

② 希，少。《論語・公冶長》：“伯夷、叔齊不念舊惡，怨是用希。”皇侃《義疏》：“希，少也。”

③ 浴，洗澡。《説文・水部》：“浴，洒身也。”

④ 莫，古同“暮”，指天黑。《説文・茻部》：“莫，日且冥也。”段玉裁注：“且冥者，將冥也。”指天將黑的時候。此處指天尚黑，未到天亮時。

⑤ ［起］，整理小組認爲，據文意“莫”下脱“起”字。[1]

⑥ 疏齒，清潔牙齒。《國語・楚語》之“疏其穢”，即清除其污穢。

⑦ 步足，行走。《説文・步部》：“步，行也。”

⑧ 有閒，一會兒。《列子・仲尼》：“孔子愀然有閒。”

⑨ 夜半，指子時。

【譯文】

夏天，多洗頭，少洗澡，不要天黑的時候起床，多吃蔬菜。早上起床，小便之後，用水洗手、漱口，清除牙齒的污垢，披散頭髮，在庭前漫步，過一會兒再飲一杯水，房事時間安排在黄昏至夜半，過則傷氣。

---

[1] 張家山二四七號漢墓竹簡整理小組編著：《張家山漢墓竹簡〔二四七號墓〕》（釋文修訂本），文物出版社，2006年，第171頁。

【按語】

《素問·四氣調神大論》曰："夏三月,此謂蕃秀。天地氣交,萬物華實。夜臥早起,無厭於日,使志無怒,使華英成秀,使氣得泄,若所愛在外。此夏氣之應,養長之道也。逆之則傷心,秋爲痎瘧,奉收者少,冬至重病。"夏季萬木蔥蘢,要勤懇勞作,情志平和,避免發怒,夏季與心臟相應。《素問》論述了夏季養生的原則,《引書》對飲食起居細節闡述詳細,說明《引書》是一本非常實用的中醫臨床書籍。

【簡文】

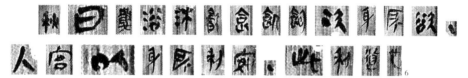

【釋文】

秋日,數浴沐,歙(飲)食飢飽次(恣)①身所欲。入宮以身所利安,此利道也。6

【校注】

① 次,"恣"的借字。《説文·心部》:"恣,縱也,从心,次聲。"恣,聽憑,任憑。《戰國策·趙策》:"恣君之所使。"

【譯文】

秋天,多洗澡、洗頭,飲食按照身體需要攝取。房事按照身體需要進行,這是利於保養身體之道。

【按語】

《素問·四氣調神大論》曰:"秋三月,此謂容平。天氣以急,地氣以明。早臥早起,與雞俱興,使志安寧,以緩秋刑,收斂神氣,使秋氣平,無外其志,使肺氣清。此秋氣之應,養收之道也。逆之則傷肺,冬爲飧泄,奉藏者少。"秋季要早睡早起,情志要安寧,秋季與肺臟相應。《素問》比較注重肺臟的養護和秋季主收的特點,《引書》從沐浴、飲食、房事等方面强調秋季的養生方式,前者是理論指導,後者重實踐。

【簡文】

【釋文】

冬日，數浴沐，手欲寒，足欲溫，面欲寒，身欲溫，臥欲莫（暮）起，臥信（伸）①必有跊（正）②也。入宮從昏到夜少半③止之，益之傷氣。7

【校注】

① 信，伸。《説文·言部》段玉裁注："信……古多以爲屈伸之伸。"伸，伸展。

② 跊，"正"的訛字。正，道理，規律。《後漢書·張衡傳》："妙盡璇機之正。"臥伸必有正，即躺臥時保持身體伸展，這是冬日睡眠姿勢應該遵循的規律。

③ 夜少半，子時前。

【譯文】

冬天，多洗澡、洗頭，手要涼爽，腳要溫暖，臉要涼爽，身體要溫暖，睡覺要在天未亮時起床，睡眠時身體要保持伸展。房事時間在子時之前，過則傷氣。

【按語】

《引書》指出了冬季的寒溫原則，手和面要寒，足和身要溫。這一點在張家山漢簡《脉書》（以下簡稱《脉書》）中也曾提到："氣者，利下而害上，從煖而去清，故聖人寒頭而煖足。"説明秦漢時期非常注重"寒頭、手、暖足、身"的養生方法。《素問》則強調冬季要早睡晚起，不要受寒，保持溫暖。《素問·四氣調神大論》曰："冬三月，此謂閉藏。水冰地坼，無擾乎陽。早臥晚起，必待日光,使志若伏若匿,若有私意,若已有得,去寒就溫,無泄皮膚,使氣亟奪。此冬氣之應,養藏之道也。"冬季要早睡晚起,日出以後再起床。《引書》比《素問》的操作更加具體,有利於踐行,二者均圍繞"冬季主藏"的特點展開。

【簡文】

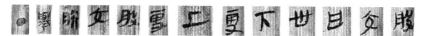

【釋文】

● 舉胕交股①,更上更下②卅③,曰交股④。

【校注】

① 胕,小腿。《説文·肉部》:"脛,胕也。"《史記·龜策列傳》:"壯士斬其胕。"舉胕交股,指兩小腿抬起,兩大腿交叉。

② 更,交替。更上更下,即交替上下。

③ 卅,三十。

④ 交股,術式名稱。

【譯文】

兩小腿抬起,兩大腿交叉,交替上下三十次,叫作"交股"。

【按語】

該術式應該處在坐位或卧位,兩腿騰空完成。

【簡文】

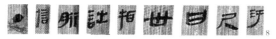

【釋文】

● 信(伸)胕詘(屈)①指卅,曰尺汙②。8

【校注】

① 詘,通"屈"。《廣雅·釋詁》:"詘,屈也。"《荀子·勸學》:"詘五指而頓之。"

② 尺汙,術式名稱。尺汙,即尺蠖,爲尺蠖蛾的幼蟲,行走時一屈一伸。

【譯文】

伸小腿,屈脚趾,三十次,叫作"尺汙"。

【按語】

該術式模仿尺蠖行走的動作,行動時一屈一伸像座拱橋。操作時應處在坐位或卧位。

【簡文】

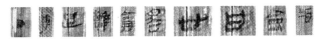

【釋文】

● 傅(附)足①離翕②,䍃(搖)③卅,曰僉指④。

【校注】

① 傅,通"附",有"靠近"意。《孫臏兵法·十問》:"或傅而佯北,而示之懼。"意爲靠近而佯裝被打敗,表現出畏懼。附足,即兩足靠近相并。

② 翕,合攏。離翕,開合。

③ 䍃,應爲"搖",搖擺。䍃,《集韻》:"音搖。""䍃"與"搖"音同形近而訛。從動作看,兩足并攏,一開一合,就是在擺動兩足。

④ 僉指,術式名稱。僉,連枷,指一種農具,在一個長木柄上裝上一排木條或竹條,可用來打穀脱粒。僉指,指的是兩脚動作猶如連枷打穀的樣子。連枷的長柄如同腿,其上裝的一排木條猶如脚。連枷很像人坐或卧時腿脚騰空的狀態。

【譯文】

兩足并攏抬起,一開一合,搖動三十次,叫作"僉指"。

【按語】

本術式應該是坐或卧的姿勢,兩足抬起懸空。

【簡文】

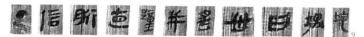

【釋文】

● 信(伸)胻直蹱(踵)^①,并^②名(搖)卅,曰埤堄^③。。

【校注】

① 蹱,"踵"的訛字。踵,脚後跟。《釋名·釋形體》:"足後曰跟……又謂之踵。"

② 并,挨着,指兩足并攏。

③ 埤堄,術式名稱。埤堄,指城上呈凹凸形而有射孔的矮墙,泛指城墙。銀雀山漢墓竹簡《孫臏兵法·陳忌問壘》:"發者,所以當埤堄也。"

【譯文】

伸小腿,豎脚跟,兩腿相并,搖動三十次,叫作"埤堄"。

【按語】

該術式爲坐位或臥位完成。

【簡文】

【釋文】

● 纍足,指上,搖之,更上更下卅,曰纍童(動)^①。

【校注】

① 纍童,術式名稱。《説文·糸部》:"纍……从糸,畾聲。"纍,重疊。"童"與"重"音近形似,"重"通"動",《管子·侈靡》:"候人不可重也。"故"童"是"動"的借字。纍動,即兩脚踵、趾相接,上下重疊而動。

【譯文】

兩脚一上一下,踵、趾相接,足趾朝上,搖動,上下交替三十次,叫作"纍動"。

【按語】

整理小組將原文讀爲："纍足指，上搖之，更上更下卅，曰纍動。"史常永認爲，"纍足"指兩足一前一後，踵、趾相接呈一直綫的一種導引姿勢。[1]此爲灼見，不過兩足位置不是"一前一後"，而是"一上一下"。史常永認爲"指上搖之"爲上下搖動足趾，但從導引動作看，如果人站在地面上，足趾祇能上翹或落平，不能"上下搖動"。後文還有"更上更下"，説明此時人處於坐位或臥位，一上一下，踵、趾相接排列，脚趾朝上。因此，"指上"後應斷開，宜重新句讀爲："纍足，指上，搖之，更上更下卅，曰纍動。"該術式在坐位或臥位完成。

【簡文】

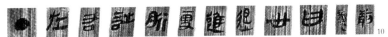

【釋文】

● 左右詘（屈）胻，更進退卅，曰襲前①。10

【校注】

① 襲前，術式名稱。襲，表示出其不意地進攻。《左傳·襄公二十三年》："齊侯襲莒。"杜預注："輕行掩其不備曰襲。"從術式上看，兩腿交替前踢，呈向前襲擊狀，"襲前"應是因其動作特點而命名。

【譯文】

兩小腿屈曲，交替進退三十次，叫作"襲前"。

【按語】

該術式應爲坐位或臥位，兩腿懸空，纔可完成。

【簡文】

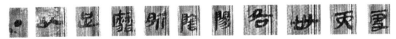

---

[1]史常永:《張家山漢簡〈脉書〉〈引書〉釋文通訓》,《中華醫史雜志》1992年第3期,第129—136頁。

【釋文】

● 以足靡（摩）[1]胻,陰陽[2]各卅而更。

【校注】

① 靡,"摩"的訛字。

② 陰陽,人體四肢分陰陽,内側面爲陰,外側面爲陽。

【譯文】

用足按摩小腿,内側面和外側面各三十次,然後更替。

【按語】

本式無名稱。該術式應在坐位或臥位完成。

【簡文】

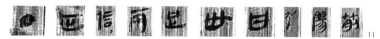

【釋文】

● 正[1]信（伸）兩足卅,曰引陽筋[2]。11

【校注】

① 正,直。《尚書・説命上》:"惟木從繩則正。"孔安國:"言木以繩直。"

② 引陽筋,術式名稱。兩腿伸直時,可以牽拉兩腿前面的筋脉,足陽明經筋遍布兩腿正面,故稱爲"引陽筋"。

【譯文】

伸直兩脚三十次,叫作"引陽筋"。

【按語】

該術式應在坐位或臥位完成。

【簡文】

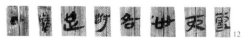

【釋文】

● 靡（摩）[1]足跗[2]各卅而更。12

【校注】

① 摩，"摩"的訛字。

② 跗，脚背。《儀禮·士喪禮》："乃屨，綦結於跗。"鄭玄注："跗，足上也。"賈公彥疏："謂足背也。""足"與"跗"，或指兩個部位，《莊子·秋水》："蹶泥則没足滅跗。"後文接"各卅而更"，如果"足跗"僅指脚背一處，那麼"各"指兩個脚背均按摩三十次，後又有"更"字，似重複表達；如果"足跗"指兩個部位，那么"足""跗"各按摩三十次，再更換按摩另一側的"足""跗"，語意遂通。由此推斷，此處"足"指的是不同於"跗"的一個位置，具體所指待考。

【譯文】

按摩足和足背各三十次，然後更替。

【按語】

該術式應在坐位或臥位完成。

【簡文】

【釋文】

● 引胏（尻）①者，反昔（錯）②手，北（背）③而前佛（俛—俯）④。

【校注】

① 引胏，術式名稱。胏，"尻"的異體字，指臀部。引尻，牽引臀部。

② 昔，"錯"的借字。錯，交錯、交叉。

③ 北，古同"背"。《説文·北部》："北……从二人相背。"

④ 佛，"俛"的訛字，"俛"爲"俯"的異體字。《左傳·成公二年》："韓厥俛，定其右。"杜預注："俛，俯也。右被射，仆車中，故俯，安隱之。"故"佛"宜釋爲"俯"，意爲屈身、低頭。

【譯文】

引尻，兩手手指交叉，置於身後，身體前俯。

【簡文】

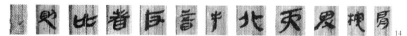

【釋文】

● 陽見①者,反昔(錯)手,北(背)而印(仰)②,後雇(顧)③。13

【校注】

① 陽見,術式名稱。陽,頭部。頭在上,爲手、足三陽經交匯處。見,同"現",顯露。從動作看,上身和頭部大幅度向後仰,頭面部完全顯露出來。

② 印,古同"仰"。《詩經·大雅·雲漢》:"瞻印昊天。"

③ 雇,古同"顧"。《漢書·晁錯傳》:"如此,斂民財以顧其功。"顏師古曰:"顧,讎也。若今言雇賃也。"

【譯文】

陽見,兩手手指交叉,置於身後,身體後仰,目視身後。

【簡文】

【釋文】

● 窮視①者,反昔(錯)手,北(背)而俌(俛—俯),後雇(顧)踵。

【校注】

① 窮視,術式名稱。窮,盡、完。窮視,即最大程度地去看。看的對象爲"踵",盡力去看自己的脚跟。

【譯文】

窮視,兩手手指交叉,置於身後,身體前俯,頭轉向後,目視脚跟。

【簡文】

【釋文】

● 則（側）比①者，反昔（錯）手，北（背）而卑②，椾（突）肩③。14

【校注】

① 則比，術式名稱。則，"側"的借字。

② 卑，低俯。

③ 椾，"突"的借字。[1] 突肩，即聳肩。

【譯文】

側比，兩手手指交叉，置於身後，低頭，聳肩。

【簡文】

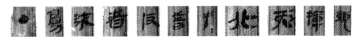

【釋文】

● 鳬沃①者，反昔（錯）手，北（背）而揮②頭。

【校注】

① 鳬沃，術式名稱。鳬，野鴨子。《詩經・鄭風・女曰雞鳴》："將翱將翔，弋鳬與雁。"朱熹《集傳》："鳬，水鳥，如鴨，青色，背上有文。"沃，淹。《韓非子・初見秦》："決白馬之口以沃魏氏，是一舉而三晋亡。"鳬沃，形容野鴨將頭淹到水裏，然後出水抖頭的模樣。

② 揮，搖擺。

【譯文】

鳬沃，兩手手指交叉，置於身後，頭部左右擺動。

【簡文】

15

---

[1] 李發：《讀張家山漢簡〈引書〉札記》，《四川理工學院學報》（社會科學版）2005 年第 1 期，第 61—63 頁。

【釋文】

● 旋信(伸)①者,昔(錯)手,撟②而後揮。15

【校注】

① 旋信,術式名稱。旋,轉。《楚辭·招魂》:"旋入雷淵,靡散而不可止些。"王逸注:"旋,轉也。"旋伸,旋轉並拉伸之意。

② 撟,舉手。《説文·手部》:"撟,舉手也。"

【譯文】

旋伸,兩手手指交叉,兩手高舉並向後擺動。

【簡文】

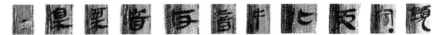

【釋文】

● 臬(梟)栗(鶒)①者,反昔(錯)手,北(背)而宿(縮)②頸垔(垔—甄)③頭。

【校注】

① 臬栗,術式名稱。史常永認爲,"鳥"隸變作"自","臬栗"當爲"梟鶒"之假借。[1]可從。

② 宿,"縮"的借字。

③ 垔,"垔"的訛字。垔,讀爲"甄"。《周禮·春官·典同》:"薄聲甄。"孫詒讓《正義》引段玉裁曰:"甄讀爲震,震動之意。"《楚辭·九思》:"鶒鶒兮甄甄。"甄甄,鳥飛貌。

【譯文】

梟鶒,兩手手指交叉,背於身後,縮頸,振動頭部。

---

[1]史常永:《張家山漢簡〈脉書〉〈引書〉釋文通訓》,《中華醫史雜志》1992年第3期,第129—136頁。

【簡文】

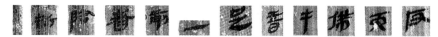

【釋文】

● 折陰①者，前一足，昔（錯）手，佛（俛—俯）而反鉤（鈎）②之。16

【校注】

① 折陰，術式名稱。

② 鉤，"鈎"的異體字。

【譯文】

折陰，一足向前，兩手手指交叉，俯身，反手够脚。

【按語】

馬王堆《導引圖》亦有"折陰"式。圖中人物一足向前，兩手向上，尚未俯身，與本式彎腰俯身不同。

【簡文】

【釋文】

● 回（雟）周①者，昔（錯）兩手而佛（俛—俯）卬（仰），并②揮③之。

【校注】

① 回周，術式名稱。回周，即"雟周"，《説文·隹部》："雟周，燕也。"雟周乃燕之别名。[1]

② 并，兩手相并。

③ 揮，舞動，搖動。陳琳《爲曹洪與魏文帝書》："彼有精甲數萬，臨高守

[1] 史常永：《張家山漢簡〈脉書〉〈引書〉釋文通訓》，《中華醫史雜志》1992年第3期，第129—136頁。

要,一人揮戟,萬夫不得進。"

【譯文】

巂周,兩手手指交叉,身體前俯,後仰,兩手相并,揮動。

【簡文】

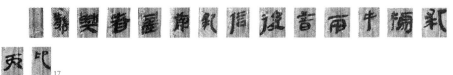
17

【釋文】

● 蠪興①者,屈前𨄂(膝)②,信(伸)後,昔(錯)兩手,據③𨄂(膝)而卬(仰)。17

【校注】

① 蠪興,術式名稱。蠪,《説文·蟲部》:"蠪丁,螘也。"《説文·蟲部》段玉裁注:"螘,俗作蚍蜉。"《爾雅·釋蟲》:"蚍蜉,大螘。小者螘。"陸德明:"螘,俗作蟻。"《爾雅·釋蟲》:"蠪,朾蟻。"郭璞注:"赤駮蚍蜉。"王引之《經義述聞·爾雅下》:"蠪之言龙也,古者謂雜色爲龙,或借龍字爲之,故蟻之赤色斑駮者謂之蠪,義與龙同也。朾之言頳也,頳,赤也。蟻色赤駮,故又謂之頳蟻。"可知,"蠪"指一種全身赤色斑駮的大螞蟻。從導引動作看,"蠪"釋爲"大蟻",亦合文義。

② 𨄂,"膝"的異體字。

③ 據,按。《莊子·漁父》:"左手據膝,右手持頤以聽。"

【譯文】

蠪興,前腿屈曲,後腿伸直,兩手手指交叉按於前膝,然後仰身。

【按語】

該動作與《導引圖》"蠪登"動作不同,但二者均與大蟻活動時的動作類似。

【簡文】

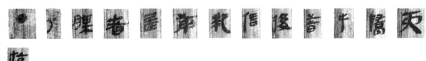

【釋文】

● 引朕①者,屈前郄(膝),信(伸)後,昔(錯)手,撟而後旋。

【校注】

① 引朕,術式名稱。朕,大腹肥盛之態。[1]《廣雅・釋詁》:"朕,肥也。"《説文・肉部》:"朕,婦孕始兆也。"此處言腹肥大如婦孕之兆。從術式看,弓步,兩手上舉後旋,拉伸的即是腹部。

【譯文】

引朕,前腿屈膝,後腿伸直,兩手手指交叉,上舉,向後旋轉。

【簡文】

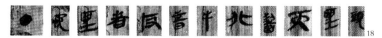

【釋文】

● 蛇珵(珵—甄)①者,反昔(錯)手,北(背),齧(齧)②而珵(珵—甄)頭。18

【校注】

① 蛇珵:術式名稱。"珵"爲"甄"之省寫,後面簡文"蛇甄以利距腦"中"甄"字未省寫。"甄"與"振"音同,"蛇甄"即"蛇振","蛇振"爲模仿蛇振動頭部的導引姿勢。句中兩個"珵"字相同,均爲"振動"之意。"蛇甄"的動作爲:兩手交叉背於身後,咬牙並振動頭部。這是模仿蛇咬住獵物並吞咽的動作,蛇在吞咽獵物的過程中,不斷張口和咬合,帶動頭部上下移動,慢慢將獵物全部吞入體内。這個動作形象地説明了"齧而甄頭",一邊咬合上下齒一邊振動頭部。

② 齧,"齧"的異體字。齧,咬。《管子・戒》:"東郭有狗啀啀,旦暮欲齧我,猴而不使也。"

【譯文】

蛇甄,兩手手指交叉,背於身後,頭部上下振動並叩齒。

[1]史常永:《張家山漢簡〈脉書〉〈引書〉釋文通訓》,《中華醫史雜志》1992年第3期,第129—136頁。

【簡文】

【釋文】

● 傅尻^①,手傅☒

【校注】

① 傅尻,按住臀部。

【譯文】

按住臀部,手放於……

【按語】

此句前的 12 條導引法和此句後的 19 條導引法,句式均爲"××(名稱)者,××(動作)",唯有本條中"傅尻"後没有"者"字,句式和前後不一致。推斷這片竹簡可能不放在這個位置,該處可能有一條導引法遺失。

【簡文】

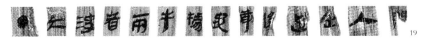

【釋文】

● 大決^①者,兩手據地,前後足出入閒(間)。19

【校注】

① 大決,術式名稱。決,張開。《周禮・考工記・梓人》:"鋭喙決吻。"孫詒讓《正義》:"謂口鋭利而唇開張也。"大決,即張開很大。

【譯文】

大決,兩手按在地上,兩足前後出入兩手之間。

【簡文】

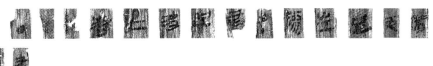

33

【釋文】

● □□[1]者,大決足[2],右手據左足而佛(俛—俯),左右[3]。

【校注】

① □□,術式名稱。

② 大決足,兩足大開。

③ 該術式爲兩腿左右分開,右手按左足而俯身。此時祇能在左側,不可能左右運動。因此,這僅是一側的做法,而另一側的做法應是"左手據右足而俯"。故"左右"宜是"左手據右足"的簡寫。"左右"前宜斷開。

【譯文】

□□,兩腿左右張開,俯身,右手按左足,然後左手按右足。

【簡文】

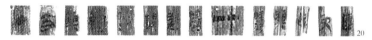

【釋文】

● 支(鷄)落[1]者,□□要(腰)[2],撟一臂與足而匽(偃)[3]。20

【校注】

① 支落,術式名稱。支,"鷄"的省寫,"鷄"又作"雉"。[1]《説文·佳部》:"雉,鳥也,從佳,支聲。"

② 要,古同"腰"。

③ 匽,"偃"的借字。[2]偃,仰。《説文·人部》段玉裁注:"凡仰仆曰偃。引伸爲凡仰之偁。"

【譯文】

鷄落,(一手叉)腰,另一側手、足舉起並仰身。

［1］史常永:《張家山漢簡〈脉書〉〈引書〉釋文通訓》,《中華醫史雜志》1992 年第 3 期,第 129—136 頁。

［2］劉釗:《〈張家山漢墓竹簡〉釋文注釋商榷》(一),《古籍整理研究學刊》2003 年第 3 期,第 1—4 頁。

【簡文】

【釋文】

●受(猿)據[1]者,右手據左足,撟左手,負[2]而佛(俛—俯),左右[3]。

【校注】

① 受據,術式名稱。受,"爰"的訛字,"爰"與"猿"音同而借。《漢書·李廣傳》:"(李廣)為人長,爰臂。"顏師古注引如淳曰:"臂如猿,臂通肩也。"據,按。猿據,指模仿猿猴下按的動作。該術式生動展現了猿猴一手下按,一手上拉枝條的攀援形象。

② 負,承受,擔負,即舉左手上撐,如舉物狀。《莊子·逍遥遊》:"風之積也不厚,則其負大翼也無力。"

③ 左右,"左手據右足"的簡寫。

【譯文】

猿據,右手按左足,舉左手,向上撐而俯身,然後左手按右足,舉右手,向上撐而俯身。

【簡文】

21

【釋文】

●參倍[1]者,兩手奉[2],引前而旁[3]軒(靬)[4]之。21

【校注】

① 參倍,術式名稱。參,羅列,並立。《尚書·西伯戡黎》:"乃罪多參在上,乃能責命於天。"孔安國:"言汝罪惡衆多,參列於上天。"倍,增益。《左傳·僖公三十年》:"焉用亡鄭以倍鄰?"從術式上看,兩臂一齊用力推手,可以增益臂力,故稱"參倍"。

② 奉,持,拿。《墨子·非攻中》:"奉甲執兵。"

③ 旁,並,一齊。馬王堆漢墓帛書《老子》甲本:"萬物旁作,吾以觀其復也。"今本《老子》第十六章"旁"作"並"。

④ 軷,"軷"的借字。軷,推,《説文·車部》:"反推車令有所付也。"從動作看,"軷"爲兩臂從兩側向中間推兩手。

【譯文】

參倍,兩手如捧物狀,牽引至身前,兩臂向中間合掌推手。

【簡文】

【釋文】

●縣(懸)前①者,佪(俛—俯),撟兩手而印(仰),如尋②狀。

【校注】

① 縣前,術式名稱。縣,通"懸",遠。前,引導。《儀禮·特牲饋食禮》:"尸謖,祝前,主人降。"鄭玄注:"前,猶導也。"懸前,引導向遠方。

② 尋,延長。《淮南子·齊俗》:"譬若水之下流,煙之上尋也。""煙之上尋",即煙向上延長。從術式看,先向前俯身,然後舉起兩手仰身,兩臂向上伸展,目視天空,猶如兩臂向天空無限延伸的樣子。

【譯文】

懸前,俯身,然後舉起兩手並仰身,猶如兩臂延伸的樣子。

【簡文】

【釋文】

●榣(摇)弘(肱)①者,前揮兩臂,如擊狀。22

【校注】

① 榣弘,術式名稱。榣,讀爲"摇"。弘,讀爲"肱",《説文·弓部》:"弘,

弓聲也。从弓,厶聲。厶,古文左字。"摇肱,摇動手臂。向前揮動兩臂,如同在小船上兩臂前後揮動摇櫓的樣子,故稱"摇肱"。

【譯文】

摇肱,兩臂向前揮動,像擊打物體的樣子。

【簡文】

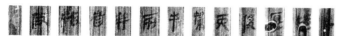

【釋文】

● 反指①者,并兩手,撟而後匡(偃),極之。

【校注】

① 反指,術式名稱。兩手相并後仰,指向後方,即指向身體的反面,故稱"反指"。

【譯文】

反指,兩手相并,上舉並後仰,達到最大限度。

【簡文】

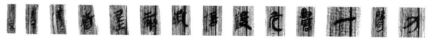

23

【釋文】

● 其下①者,屈前郄(膝),信(伸)②後,危③撟一臂,力引之。23

【校注】

① 其下,術式名稱。

② 信,伸。[1]

③ 危,高。《國語·晋語八》:"拱木不生危,松柏不生埤。"高誘注:"危,

[1]陳斯鵬:《張家山漢簡〈引書〉補釋》,《江漢考古》2004年第1期,第74—77頁。

高險也。"

【譯文】

其下,前腿屈曲,後腿伸直,高舉一臂,用力拉伸。

【簡文】

【釋文】

● 臬引[1]者,前一足,危撟一臂而匽(偃)。

【校注】

① 臬引,術式名稱。

【譯文】

臬引,一足向前,高舉一臂而後仰。

【簡文】

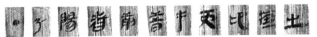

【釋文】

● 引陰[1]者,反昔(錯)撟手而佛(俛—俯),極之。24

【校注】

① 引陰,術式名稱。陰,當指人的腹面。

【譯文】

引陰,兩手手指於身後交叉,兩手上舉,身體前俯,達到最大限度。

【按語】

從動作看,該術式與後文"引陽"相對而言,引陰爲前俯,引陽爲後仰。

【簡文】

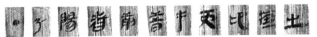

【釋文】

● 引陽①者，前昔（錯）手而印（仰），極之。

【校注】

① 引陽，術式名稱。該動作與"引陰"相反，活動人體的背部。陽，指人體背部。

【譯文】

引陽，兩手手指於身前交叉，身體後仰到最大程度。

【簡文】

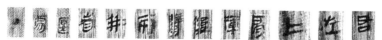

【釋文】

● 復鹿①者，撟兩手，負而佅（俛一俯），極之。25

【校注】

① 復鹿，術式名稱。復鹿，即"覆鹿"，"覆鹿尋蕉"出自《列子‧周穆王》。從術式看，兩手猶如鹿角，向下俯身，狀如鹿頭向下。

【譯文】

復鹿，舉兩手並向上撐，向前俯身，達到極限。

【簡文】

【釋文】

● 虎匽（偃）①者，并②兩臂，後揮肩上，左右③。

【校注】

① 虎匽，術式名稱。

② 并，合在一起。

③ 左右，指左一次，右一次。

【譯文】

虎偃,兩手臂相并,在左右兩肩上向後揮動。

【簡文】

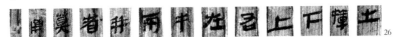

【釋文】

● 甬莫^①者,并兩手,左右上下揮之。₂₆

【校注】

① 甬莫,術式名稱。

【譯文】

甬莫,兩手相并,上下左右揮動兩手。

【簡文】

【釋文】

● 復車^①者,并兩臂,左右危揮,下正揮之。

【校注】

① 復車,術式名稱。復車,即"覆車"。《爾雅·釋器》:"罦,覆車也。"郭璞注:"今之翻車也,有兩轅,中施胃以捕鳥。"

【譯文】

復車,兩臂相并,兩手高舉,左右擺動,然後向下向前揮動。

【簡文】

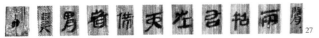

40

【釋文】

● 鼻胃①者，佛（俛—俯）而左右招②兩臂。₂₇

【校注】

① 鼻胃，術式名稱，含義待考證。

② 招，舉。《後漢書·班固傳》："招白鷳，下雙鵠，揄文竿，出比目。"李賢注："招，猶舉也。"該術式爲俯身並左右舉起兩臂，形似搧動翅膀的飛禽或昆蟲。

【譯文】

鼻胃，俯身並左右舉起兩臂。

【簡文】

【釋文】

● 度狼①者，兩手各無（撫）②夜（腋）③下，旋瘠（膺）④。

【校注】

① 度狼，術式名稱。度，師法，效法。《說文·又部》："度，法制也。"《左傳·襄公三十一年》："進退可度，周旋可則。""度"與"則"對舉，均爲"效法"意。度狼，效法狼的動作。兩手撫腋，胸部旋轉，可能是在效法狼嗥時的動作。

② 無，"撫"的借字。《說文·手部》："撫，安也。从手，無聲。"

③ 夜，"腋"的借字。

④ 瘠，"膺"的異體字。

【譯文】

度狼，兩手置於腋下，旋轉胸部。

【簡文】

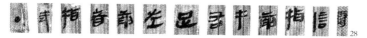₂₈

【釋文】

● 武指①者，前左足，右手前指，信（伸）臂。28

【校注】

① 武指，術式名稱。武，猛烈，勇猛。《詩經·鄭風·羔裘》："羔裘豹飾，孔武有力。"孔穎達疏："其人甚勇，且有力。"左足向前邁出一步，右手伸臂前指，似在戰場上指揮作戰，故稱"武指"。

【譯文】

武指，左足向前，右臂伸直指向前方。

【簡文】

【釋文】

● 引內癉①，危坐②，印（仰）頭，左手無（撫）項，右手無（撫）左手，上扼③，佛（俛—俯），極④，因⑤余（徐）⑥縱⑦而精⑧昫（呴）⑨之，端印（仰）而已，定⑩；有（又）⑪復⑫之五而29□⑬左右皆十而已。30

【校注】

① 內癉，內熱。癉，熱。《素問·瘧論》："其但熱而不寒者，陰氣先絕，陽氣獨發，則少氣煩冤，手足熱而欲嘔，名曰癉瘧。"這是瘧病的熱證。癉，指發熱證候。

② 危坐，正坐。兩膝着地，聳起上身，正身跪坐，表示嚴肅恭敬。《史記·日者列傳》："宋忠、賈誼瞿然而悟，獵纓正襟危坐。"

③ 扼，用力抓住。《漢書·李陵傳》："力扼虎，射命中。"

④ 極，達到極限。

⑤ 因，於是。《後漢書·張衡傳》："因以諷諫。"

⑥ 余，"徐"的借字。徐，緩慢。《莊子·天道》："不徐不疾，得之於手而應於心。"

⑦ 縱，緩慢。《説文·糸部》："縱，緩也。"

⑧ 精，專注。《論衡·訂鬼》："夫精念存想。"

⑨ 昫，"呴"的訛字。呴，緩慢呼氣。《莊子·刻意》："吹呴呼吸，吐故納新。"

⑩ 定，停止，此處意爲回到原位。《詩經·小雅·節南山》："亂靡有定。"

⑪ 有，古同"又"。

⑫ 復，做前面的動作。復之五，即做這個動作五次。

⑬ ☐，此處有多字模糊不清。

【譯文】

導引治療內熱，正身端坐，抬頭，左手按住項部，右手抓住左手，用力向上拉，俯身，達到極限，然後緩慢放鬆回正並專注呼氣，同時發"呴"的聲音，直到頭部上仰，停止並回到正位。這個動作做五次……左右都做十次。

【按語】

"呴"是一種祛除內熱的吐納法。

【簡文】

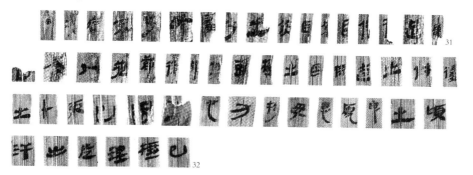

【釋文】

● 項痛①不可以雇（顧），引之，炎（倓）②臥，□③目，信（伸）手足□☒₃₁
☒已，令人從前後舉其頭，極之④，因徐直之，休⑤，復之十而已；因□⑥也，力
拘毋息，須臾之頃，汗出走［腠］⑦理，極已。₃₂

【校注】

① 項痛，頸部痛。

② 炎，"倓"的借字。《説文・人部》："倓，安也。从人，炎聲。"倓臥，安
然而臥。《諸病源候論・消渴候》："解衣倓臥。"[1]

③ □，此處殘字可能爲"閉"字。從導引動作看，躺臥，活動頭部，眼睛
閉上容易放鬆下來。

④ 極之，使之極，使頭部活動到最大限度。

⑤ 休，停止。《説文・木部》："休，息止也。"

⑥ □，此處殘字可能爲"極"。導引屏息多在動作極限處，與句末的"極
已"相對應。

⑦ ［腠］，原簡文缺，據文意補。

【譯文】

導引治療項部僵痛不能回頭看，躺臥，（閉）目，手足伸展……令人前後
活動其頭部，達到最大限度，慢慢將頭扶正，停止，做這些動作十次。（動作
最大限度處）用力屏住呼吸，頃刻之間，腠理就會出汗，屏息到極限爲止。

【按語】

《脉書》曰："鉅陽之脉……項痛。""少陽之脉……項痛。""肩脉……領
痛。""鉅陽之脉""少陽之脉""肩脉"皆行經項部，三脉病時會産生頸部疾患。
"項痛不可以顧"，即項痛不能回頭看，是頸部疼痛僵直、轉動不靈活的表現。
《素問・刺熱論》："熱争則項痛而强。"[2]"强"同"僵"，即頸部痛而僵硬。《導
引圖》有"引項"。落枕爲此症狀，但是該症狀也見於其他疾病，如頸椎病、傷寒

---

[1] 丁光迪主編：《諸病源候論校注》，人民衛生出版社，2013 年，第 104 頁。
[2] 郭靄春主編：《黄帝内經素問校注》，人民衛生出版社，2013 年，第 303 頁。

初起等。《傷寒論·辨太陽病脉證並治》："太陽病,項背强几几。"[1]《黃帝内經太素·項痛》："項痛不可俯仰,刺足太陽;不可顧,刺手太陽也。"注曰:"足太陽脉行項,故不可俯仰取之。手太陽脉行項左右,故不得顧取之也。"[2]

　　《引書》治療項痛不能運轉,需兩人完成,要點有兩個:(1)患者躺臥伸直身體,一人前後運轉患者頭部,達到極限後放回到自然位置;(2)在極限位置停一會儿並閉息,很快就會發汗。第一個動作通過運動使患者的頸項筋骨柔順,第二個動作通過發汗使患者筋肉鬆弛。太陽病項背不適多用發汗解表的方法治療,《傷寒論·辨太陽病脉證並治》:"太陽病,項背强几几,反汗出惡風者,桂枝加葛根湯主之。"[3]方爲葛根、麻黃、芍藥、生薑、甘草、大棗、桂枝。葛根解肌生津,治療項背强直;麻黃發汗解表,治療風寒表實證;桂枝發汗解表,通陽化氣,治療外感風寒證;芍藥味酸入肝,可以緩急止痛,亦可調和營衛;生薑、甘草、大棗健脾生津,津生則筋柔而痙解。該導引法與藥物處方有異曲同工之妙。

【簡文】

---

[1]〔漢〕張機(仲景)述:《傷寒論》,上海中醫學院中醫基礎理論教研組校注,上海人民出版社,1976年,第4頁。

[2]〔隋〕楊上善撰注:《黃帝内經太素》,人民衛生出版社,1965年,第571頁。

[3]〔漢〕張機(仲景)述:《傷寒論》,上海中醫學院中醫基礎理論教研組校注,上海人民出版社,1976年,第4頁。

【釋文】

● 引癉病之台（始）①也，意回回然欲步②，體（體）㴖（浸）㴖（浸）痛③。當此之時，急治八經之引④，急虖（呼）⑤急呴（响），引陰⑥。漬⑦産（顔）⑧以塞（寒）⑨水如₃₃粲（餐）⑩頃，去水⑪，以兩手據兩顫⑫，尚（上）⑬無（撫）産（顔）而上下摇（摇）⑭之，口諝（呼）⑮。諝（呼），皆十而已。₃₄

【校注】

① 癉病，熱病。台，"始"的借字。《説文・女部》："始，女之初也。從女，台聲。"引癉病之始，即導引治療外感熱病初起。

② 回，《説文・口部》："轉也。"意回回然，形容情緒煩亂。欲步，想要走動。意回回然欲步，形容心情煩亂，坐立不安的樣子。

③ 體，"體"的異體字。㴖，"浸"的異體字。浸，逐漸。《論語・顔淵》："浸潤之譖。"皇侃疏："浸淵，猶漸漬也。"體浸浸痛，身體漸漸感到疼痛。外感熱病初起有心煩、體痛的症狀，《傷寒論・辨太陽病脉證並治》曰："太陽病……體痛。"[1]"太陽中風……身疼痛。"[2]

④ 八經之引，泛指動作導引。

⑤ 虖，"呼"的異體字。急呼，快速吐氣，同時發"呼"的聲音。

⑥ 陰，指寒濕陰邪。引陰，導引陰邪外出。

⑦ 漬，浸泡。《説文・水部》："漬，漚也。"

⑧ 産，"顔"的訛字。顔，額頭。《漢書・高帝紀》："高祖爲人，隆準而龍顔。"

⑨ 塞，"寒"的訛字。

⑩ 粲，"餐"的訛字。

⑪ 去，兩個不同動作之間的銜接詞語。水，代表"漬顔以寒水"這個動作。去水，指"漬顔以寒水"的動作結束，轉換到下一個動作。

⑫ 顫，後文有"上撫顔而上下摇之"，説明手放置的位置應該在面頰附近。《引書》全篇四處提到"顫"："兩顫"（簡34）、"右手據右顫之髮"（簡81）、

---

［1］〔漢〕張機（仲景）述：《傷寒論》，上海中醫學院中醫基礎理論教研組校注，上海人民出版社，1976年，第1頁。

［2］同上書，第12頁。

"左手指撫顓"(簡 90)、"掌按顓,指據髮"(簡 97)。"兩顓""右顓"説明"顓"是分爲兩側的。"左手指撫顓"出自"左目痛,右手指摩内脉,左手指撫顓而力引之",治療左眼痛,右手按壓左側内眼角,左手按"顓",用力牽引,説明"顓"在眼睛附近。"掌按顓,指據髮"意爲手掌置於"顓"的位置時,手指正好按在頭髮上,説明"顓"指太陽穴部位。

⑬ 尚,"上"的借字。《廣雅》:"尚,上也。"

⑭ 榣,"摇"的訛字。

⑮ 謼,"呼"的異體字。

【譯文】

導引治療熱病初起,内心煩亂,坐立不安,身體漸漸感到疼痛。這時候要迅速採取導引來治療,快速吐氣並發"呼""呴"的聲音,將陰邪引出。額頭浸入冷水約一頓飯的時間,把兩手放在頭部兩側並按在額頭上,上下摇動頭,口吐氣並發"呼"聲。這些動作都做十次爲止。

【按語】

《引書》曰:"春日再呴……夏日再呼。""呴"是"春日"的吐納方法,"呼"是"夏日"的吐納方法。從春到夏,氣温從温到熱,説明"呴""呼"吐納法有祛除温熱的功效,因此"急呼急呴"是用以祛除體内熱邪的。"漬顏以寒水如餐頃",以寒水洗臉,也是治療發熱的一種方法。"以兩手據兩顓,上撫顏而上下摇之,口呼",撫面摇頭並吐氣,同時發"呼"的聲音,可以加强祛熱的功效。因此,從治療方法上看,"瘅病"宜爲實性熱病。《山海經・北山經》:"鰼鰼之魚,其狀如鵲而十翼,鱗皆在羽端,其音如鵲,可以禦火,食之不瘅。"[1]"瘅"與"火"對應,爲實熱。從初始症狀"意回回然欲步,體浸浸痛"看,發病初期有心煩、體痛的症狀。陰虚發熱初期一般不會身體疼痛,這是外感熱病初起的症狀,《傷寒論・辨太陽病脉證並治》曰:"太陽病,或已發熱,或未發熱,必惡寒、體痛、嘔逆、脉陰陽俱緊者,名爲傷寒。"[2]"太陽中風,脉浮緊、發熱、

---

[1]〔晉〕郭璞注,〔清〕郝懿行箋疏:《山海經》,沈海波校點,上海古籍出版社,2015 年,第 88 頁。

[2]〔漢〕張機(仲景)述:《傷寒論》,上海中醫學院中醫基礎理論教研組校注,上海人民出版社,1976 年,第 1 頁。

惡寒、身疼痛、不汗出而煩躁者，大青龍湯主之。"[1]後文用的"急呼""寒水"等方法也都是對治實熱證的，是"直折其熱"的瀉熱方法。綜上所述，此處"癉病"宜爲實熱病，"引癉病之始"，即導引治療外感熱病初起。

《脉書》和《引書》中的"癉"字用法總結："癉"字獨用時訓爲"熱"；"癉"與"病"連用時，爲具有發熱症狀的熱病；"癉"與"内"連用，爲内熱；"癉"與"黄"連用，爲黄疸。

《引書》中的"去"字有兩種用法。（1）表示不同動作的轉換，一個動作之後承接下一個動作，句式爲"'去'＋前一個動作"，或者僅用"去"，如"去水"（簡34）、"去卧"（簡62、75）、"去，卧而尻壁"（簡76）、"去，立"（簡84）、"因去，伏"（簡72）、"去起寬宣"（簡105）。"因去，伏"（簡72），"因去"指前面在木板上的動作完成以後下來，"伏"指躺下，"去"表示前一個動作完成。"去，卧而尻壁"（簡76），表明前一個動作完成以後，轉化爲仰卧位，臀部靠墙。因前一個動作是俯卧，所以容易將"卧"誤認爲是上一個動作"俯卧"，其實不然，這是俯卧轉化成仰卧的過程，"卧"字表示的是後面一個動作"仰卧"。（2）表示離開某處或某物，或距離某處多遠，句式爲"'去'＋名詞"，如"去壁"（簡77）表示離開墙壁，"去地尺"（簡72）表示距離地面數尺，"除去之"（簡109）表示遠離邪氣、去掉邪氣。《脉書》中也有這樣的用法，"氣者，利下而害上，從煖而去清，故聖人寒頭而煖足"，"去清"意思是要遠離清冷、保暖。

《引書》治療外感病初起、發熱、身體肌肉酸痛，採取的方法爲：（1）"八經之引"，（2）"急呼急呴"以祛熱，（3）以寒水洗面。除了呼氣祛熱以外，還採取了"八經之引"和"漬顏以寒水如餐頃"進行治療。

【簡文】

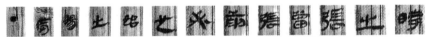

---

[1] 〔漢〕張機(仲景)述：《傷寒論》，上海中醫學院中醫基礎理論教研組校注，上海人民出版社，1976年，第12頁。

【釋文】

● 病腸①之始也,必前張(脹)②。當張(脹)之時,屬意③少腹而精④炊(吹)⑤之,百而已。35

【校注】

① 腸,指尿道。《脉書》:"字而腸痛,溺而痛,爲血□。"懷孕同時尿道疼痛,小便痛。《引書》中的"腸癩"即陰器生癩。病腸,尿道病。

② 張,"脹"的借字。女性前陰爲尿道和陰道,男性前陰爲陰莖和睾丸。《脉書》曰:"前出如拳,爲暴。""前"指陰道,是子宮脱垂的表現。《素問·繆刺論》曰:"人有所墮墜,惡血留内,腹中滿脹,不得前後,先飲利藥。"[1]"不得前後"指大小便不利,"前"指尿道。《義府·小通》曰:"凡言後竅爲大,前竅爲小。小通,謂其精通於前,可以爲人道也。"[2]"前"指男性尿道。故"前"指前陰,此處特指尿道。前脹,前陰脹滿。

③ 屬意,意念集中於一點。

④ 精,專一,深入。

⑤ 炊,"吹"的借字,指吐氣並發"吹"的聲音。

【譯文】

尿道疾病初起,尿道感到脹滿。這個時候,意念集中在少腹,專注吐氣並發"吹"聲,一百次爲止。

【按語】

發"吹"聲可促進小便排出而消脹。《引書》有"冬日再吹",冬天用"吹"字吐納法,有祛寒功效。五行中"冬""水""腎"相對應,所以"吹"字吐納法有溫腎散寒功效。《養性延命録》曰:"時寒可吹。"[3]《黄庭内景五臟六腑補瀉

[1] 郭靄春主編:《黄帝内經素問校注》,人民衛生出版社,2013年,第543頁。
[2] 〔清〕黄生撰:《義府》,商務印書館,1936年,第4頁。
[3] 丁光迪校注:《太清導引養生經養性延命録》,中國中醫藥出版社,1993年,第97頁。

圖》曰："治腎用吹。"[1]"腎病,用大吹三十遍,細吹十遍,能去腎家一切冷。"[2]腎陽虛,溫煦失職,氣化無權,就會造成腹脹、尿頻、尿少、尿有餘瀝等,故腹脹、小便不利的病症用"吹"以袪寒的方法進行治療。可能因爲大腸主津,小腸主液,都與津液有關,所以將尿道病稱爲"病腸"。

"屬意少腹"即專注於少腹的位置,少腹爲下丹田所在之處。腹式呼吸中,吸氣到下丹田,待小腹鼓起到最大程度,再慢慢吐氣。這是將意念引導到病竈,同時用吐納法排出病邪的方法。

【簡文】

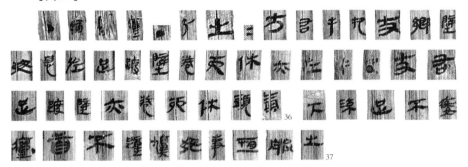

【釋文】

● 病肑瘴①,●②引之之方,右手把丈(杖)③,鄉(嚮)④壁,毋息,左足踱(蹠)壁⑤,卷(倦)⑥而休;亦左手把丈(杖),右足踱(蹠)壁,亦卷(倦)而休。頭氣36下流⑦,足不痿瘴(痹)⑧,首不踵(腫)⑨軶⑩,毋事恒服⑪之。37

【校注】

① 病肑瘴,疾病名稱,脚氣病。[3]

② ●,該符號在文中表示一句話的開始,此處可能是誤點。

③ 丈,"杖"的借字,手杖。《説文・木部》:"杖,从木,丈聲。"

[1]〔唐〕胡愔撰:《黃庭内景五臟六腑補瀉圖》,金芷君校注,中國中醫藥出版社,2016年,第26頁。

[2]同上書,第32頁。

[3]周祖亮:《張家山漢簡醫書疾病詞語考辨三則》,《醫療社會史研究》2016年第2期,第259—266頁。

④ 郷，"嚮"的借字。

⑤ 踱，"蹠"的訛字。蹠壁，踩踏墙壁。

⑥ 卷，"倦"的借字。《説文·人部》："倦，罷也。从人，卷聲。"

⑦ 頭氣，應爲頭部的邪氣。頭氣下流，即將頭部的邪氣往下引。

⑧ 癙，"痹"的訛字。

⑨ 踵，"腫"的訛字。

⑩ 《脉書》曰："在鼻，爲鼽。""陽明之脉……鼻鼽。"鼽爲鼻病。《素問·金匱真言論》："冬不按蹻，春不鼽衄。"王冰注："鼽，謂鼻中水出。衄，謂鼻中血出。"[1]故"鼽"意爲鼻流清涕。

⑪ 服，施行。《戰國策·燕策》："此古服道致士之法也。"

【譯文】

生脚氣病，導引的方法，右手握住木杖，面向墙壁，屏住呼吸，左脚踩踏墙壁，疲倦了就停止；然後左手握住木杖，右脚踩墙壁，也是疲倦了就停止。頭部邪氣會流向下方，脚不會軟弱無力，頭不會腫，鼻不會流涕，空閑時要常常這樣去做。

【按語】

本導引動作主要活動腿足，祛除腿足病邪，與脚氣病部位一致。脚軟弱無力是脚氣病的重要特徵，《肘後備急方·治風毒脚弱痹滿上氣方》云："脚氣之病，先起嶺南，稍來江東，得之無漸，或微覺疼痹，或兩脛小滿，或行起忽弱，或小腹不仁，或時冷時熱，皆其候也。不即治，轉上入腹，便發氣則殺人。"[2]説明脚氣有痿痹、氣上等症狀。《脚氣治法總要》曰："脚氣之疾，其來久矣。在黄帝時，名爲厥。兩漢之間，名爲緩風。宋齊之後，謂爲脚弱。至於大唐，始名脚氣。"病機是："凝風毒濕氣，中於肝腎脾經，其脉起於足十指，且風毒之氣者出於地，寒暑風濕，皆作蒸氣，足常履之，故內傳經絡，因成腫痛攣弱，乃名脚氣。"[3]可見脚氣主要是小腿腫痛無力的症狀，嚴重者氣

---

[1] 郭靄春主編：《黄帝内經素問校注》，人民衛生出版社，2013年，第43頁。

[2] 〔晉〕葛洪著：《肘後備急方》，王均寧點校，天津科學技術出版社，2005年，第78頁。

[3] 〔宋〕董汲撰：《董汲醫學論著三種》，商務印書館，1958年，第5頁。

上衝心則死。

【簡文】

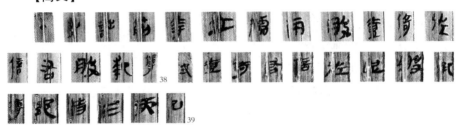

【釋文】

● 引詘筋①，夸（跨）②立，據兩股，壹倚③左，信（伸）右股，卻（膝）傅（附）38地；壹倚右，信（伸）左足股，卻（膝）傅（附）地，皆三而已。39

【校注】

① 詘，彎曲，短縮。詘筋，筋脉屈曲。

② 夸，"跨"的借字。《説文·足部》："跨，渡也。從足，夸聲。"

③ 倚，偏，歪。

【譯文】

導引治療筋脉屈曲，叉開腿站立，兩手按在兩大腿上，一次偏向左邊，右腿伸直，膝關節靠近地面；一次偏向右邊，左腿伸直，膝關節靠近地面，都做三次爲止。

【按語】

"筋"指静脉，"詘筋"即屈曲的静脉，就是静脉曲張。該條導引動作主要是活動下肢。静脉曲張是由於血液瘀滯等原因導致的静脉迂曲、擴張，最常發生的部位就在下肢。《靈樞·刺節真邪》："筋屈不得伸，邪氣居其間而不反，發爲筋瘤。"[1]《外科正宗·瘿瘤論》認爲，"筋瘤者，堅而色紫，壘壘青筋，盤曲甚者，結若蚯蚓"，並指出該病病機是"血燥筋攣"。[2] 此導引方法

---

[1] 郭靄春編著：《黄帝内經靈樞校注語譯》，天津科學技術出版社，1989年，第499頁。

[2]〔明〕陳實功著：《外科正宗》，劉忠恕、張若蘭點校，天津科學技術出版社，1993年，第135頁。

疏通下肢血脉，改善血液循環，從而改善下肢静脉曲張的症狀，故"引詘筋"
即導引治療下肢静脉曲張。

【簡文】

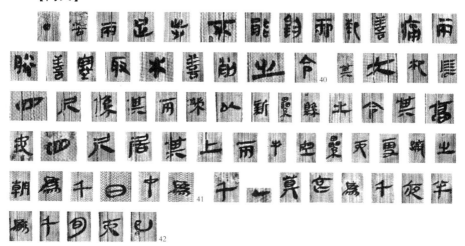

【釋文】

●苦兩足步不能鈞①而卻（膝）善痛，兩胻善塞（寒），取木善（繕）②削之，令40其大杷③，長四尺，係④其兩端。以新纍⑤縣（懸）⑥之，令其高地四尺，居其上，兩手空（控）⑦纍而更蹶⑧之，朝爲千，日中爲41千，莫（暮）食爲千，夜半爲千，旬而已。42

【校注】

① 鈞，重量單位，《孟子·梁惠王上》："吾力足以舉百鈞，而不足以舉一羽。"兩足步不能鈞，形容兩足抬舉無力。苦兩足步不能鈞，苦於兩足無力。

② 善，通"繕"，修治。《莊子·養生主》："善刀而藏之。"《周易·略例》："故有善邇而遠至。"邢璹注："善，修治也。"

③ 杷，一種有齒和長柄的農具。[1]西漢王褒《僮約》："屈竹作杷。"將

---

［1］王貴元：《張家山漢簡字詞釋讀考辨》，《鹽城師範學院學報》（人文社會科學版）2003年第4期，第85—86頁。

竹子彎曲做成杷。

　④ 係,栓,綁。

　⑤ 纍,名詞,繩索。《莊子·外物》:"揭竿纍。"

　⑥ 縣,通"懸",掛。

　⑦ 空,"控"的借字。控,拉。《說文·手部》:"控,引也,从手,空聲。"

　⑧ 蹶,踩,踏,踢。《莊子·秋水》:"赴水則接腋持頤,蹶泥則沒足滅跗。"蹶泥,即踩泥。

【譯文】

　苦於兩腳抬起無力而膝痛,兩小腿容易感到寒冷。拿一根木頭來修治,將其製成大杷,長四尺,將兩端綁起來,用新繩子將其懸掛起來,高於地面四尺,人坐在上面,兩手拉住繩索,交替踢腳,每天早上做一千次,中午做一千次,傍晚做一千次,子時做一千次,做十天為止。

【按語】

　《脉書》:"少陽之脉……膝外廉痛,晨寒。"少陽病膝痛,早晨有寒冷症狀。從症狀上看,本病為膝痛引起的行走異常以及小腿寒涼,與痛痹症狀相似。《素問·痹論》:"風寒濕三氣雜至,合而為痹也……寒氣勝者為痛痹。"[1]痛痹的特點是關節疼痛,遇寒則重。《黃帝內經太素·雜病·身寒》:"人身非衣寒也,中非有寒也,寒從中出者何也? 曰,是人多痹氣,而陽氣少,而陰氣多,故身寒如從水中出焉。"[2]痹則陰氣多,會有"寒從中出"的感覺。從臨床上看,膝關節炎(痛痹)患者往往因膝關節疼痛而行走步態異常,並且有膝關節以下腿腳寒涼感。

　因膝痛、腿寒、兩足無力,導引時人坐在木頭、繩索等材料做成的類似鞦韆的工具上面,避免腿腳承受壓力。交替踢動兩腳,引導氣血下行至腿部,疏通腿部經絡氣血,增強腿部的力量,體現"引氣至病所"的導引方法。

---

[1] 郭靄春主編:《黃帝內經素問校注》,人民衛生出版社,2013 年,第 393 頁。

[2] 〔隋〕楊上善撰注:《黃帝內經太素》,人民衛生出版社,1965 年,第 576 頁。

【簡文】

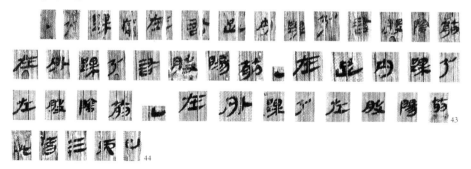

【釋文】

● 引踝痛[①]，在右足內踝，引右股陰筋[②]；在外踝，引右股陽筋[③]；在［左][④]足內踝，引左股陰筋；在外踝，引左股陽筋，[43]此皆三而已。[44]

【校注】

① 踝痛，脚踝痛。

② 陰筋，指大腿陰面（内側）的筋脈。

③ 陽筋，指大腿陽面（外側）的筋脈。

④ ［左］，原無，據文意補。

【譯文】

導引治療足踝痛，右足内踝痛，拉伸右大腿内側筋脈；右足外踝痛，拉伸右大腿外側筋脈；左足内踝痛，拉伸左大腿内側筋脈；左足外踝痛，拉伸左大腿外側的筋脈，都做三次。

【簡文】

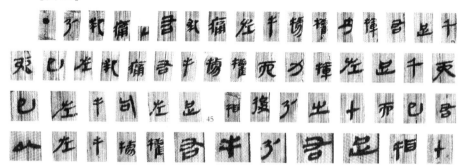

【釋文】

●引䣂(膝)痛①,右䣂(膝)痛,左手據權②,内(力)③揮右足,千而已;左䣂(膝)痛,右手據權,而力揮左足,千而已。左手句(勾)④左足₄₅指,後引之,十而已;右(又)⑤以左手據權,右手引右足指,十而已。₄₆

【校注】

① 䣂痛,膝關節痛。

② 權,《説文·木部》:"黄花木。从木,雚聲。"此處指黄花木做的柱子。

③ 據後文"力揮左足",疑"内"爲"力"之訛字。

④ 句,"勾"的異體字。

⑤ 右,"又"的訛字。

【譯文】

導引治療膝痛,右膝痛,左手扶住木柱,用力擺動右脚,做一千次爲止;左膝痛,右手扶住木柱,用力擺動左脚,一千次爲止。左手勾住左脚趾向後牽拉,十次爲止;然後左手扶住木柱,右手勾住右脚趾向後牽拉,十次爲止。

【簡文】

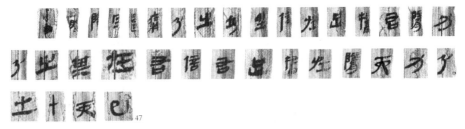

【釋文】

●股□□□痛①,引之。端坐,[其在左]②,信(伸)左足,撟右臂,力引之;其在右,信(伸)右足,撟左臂,而力引之,十而已。₄₇

【校注】

① 股□□□痛,大腿部位的某種疼痛。

② ［其在左］，原無，據文意補。

【譯文】

大腿痛，導引治療該病。正坐，痛在左側大腿，伸左脚，抬高右臂，用力拉伸；痛在右側大腿，伸右脚，抬高左臂，用力拉伸，做十次爲止。

【按語】

《脉書》："少陽之脉……魚股痛。""陽明之脉……出魚股之廉。""泰陰之脉……出魚股之陰。""魚股"即大腿，少陽脉、陽明脉、太陰脉均經行大腿部，三脉病時會産生大腿痛的症狀。《素問·藏氣法時論》："肺病者，喘咳逆氣，肩背痛，汗出，尻陰股膝髀腨胻足皆痛。"[1]"股"的位置在尻陰和膝之間，爲大腿部位。

【簡文】

【釋文】

● 苦兩手少氣①，舉之不鈴（鈞）②，指端湛（浸）湛（浸）善畁（痹）③，賈（假）④縛⑤兩胕（肘）⑥於兩脅，而力揮之，朝、日中、夜半皆爲千，旬而已。48

【校注】

① 兩手少氣，兩手無力。

② 鈴，"鈞"的訛字。不鈞，形容力量之小。舉之不鈞，無力舉起手臂。

③ 湛，"浸"的訛字。痹，有疼痛、麻木之意。指端浸浸善痹，意爲指尖漸漸有疼痛、麻木之感。從兩臂無力、兩手無法抬舉、指尖漸漸疼痛麻木等症狀看，符合中醫痿症的症狀。

---

[1] 郭靄春主編：《黃帝内經素問校注》，人民衛生出版社，2013 年，第 231 頁。

④ 賈,"假"的借字。《説文·貝部》:"賈,从貝,襾聲。"假,憑藉。《荀子·勸學》:"假輿馬者,非利足也,而致千里。"

⑤ 縛,繩索。《左傳·僖公六年》:"武王親釋其縛,受其璧而祓之。"

⑥ 胕,"肘"的訛字。

【譯文】

苦於兩手無力抬舉,指尖漸漸感到疼痛,用繩索將兩肘固定於兩脅,用力甩手,早晨、中午、晚上子時都做一千次,做十天爲止。

【按語】

該病症爲兩手無力抬舉的功能障礙,治療方法是將兩肘綁縛在兩脅上,用力甩手。因兩臂無力,需要把肘綁在身體上,藉助身體的力量來甩動手。該動作證明"兩手少氣,舉之不鈎"是兩手臂均無力抬舉。

【簡文】

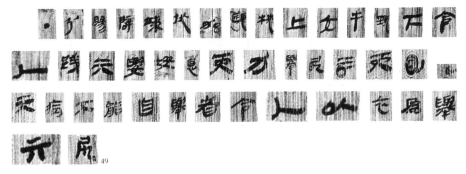

【釋文】

● 引腸辟(澼)①,端伏②,加頤③枕上,交手頸下,令人踐亓(其)④要(腰),毋息,而力舉尻,三而已。亓(其)病不能自舉者,令人以衣爲舉亓(其)尻⑤。49

【校注】

① 辟,"澼"的借字。腸澼,痢疾。

② 端,《説文·立部》:"直也。"端伏,身體伸直俯卧。

③ 頤,下巴。《莊子·列禦寇》:"夫千金之珠,必在九重之淵,而驪龍頷下。"

④ 亓,"其"的古字。

⑤ 以,憑藉某種方式或某種束西。衣,衣服。爲,動詞,幫助,如"爲虎作倀"。以衣爲舉其尻,憑藉衣服幫助其臀部提起來。

【譯文】

導引治療痢疾,患者伸展肢體俯卧,下巴放在枕頭上,兩手相交置於頸下,讓另一人踩其腰上,患者屏住呼吸,用力抬舉臀部,三次爲止。如果患者因病痛不能自行抬舉臀部,令他人藉助衣服幫助其抬起臀部。

【按語】

《素問·通評虛實論》有"腸澼下膿血""腸澼便血""腸澼下白沫"等。

【簡文】

【釋文】

●引北(背)甬(痛)①,熊經②十,前據③十,端立,夸(跨)足,前後佛(俛—俯),手傅地,十而已。50

【校注】

① 甬,"痛"的借字。北甬,背痛。

② 熊經,導引術式名稱。經,織布時用梭穿織的豎紗,編織物的縱線,與"緯"相對。《莊子·刻意》:"熊經鳥申。"成玄英疏:"如熊攀樹而自懸,類鳥飛空而伸脚。""熊經"是熊懸掛樹上的姿勢。馬王堆《導引圖》"熊經"圖中,人直立,聳肩,兩手抱圓,似人抱住大樹。從"經"字看,該動作宜爲兩手環抱,並縱向前後搖晃身體,這個姿勢可以活動背部。後文亦有"熊經以利胸背",可證"熊經"是鍛煉背部的。

③ 前據,導引術式名稱。據,按。前據,宜爲向前按的動作。

【譯文】

導引治療背痛,"熊經"十次,"前據"十次,筆直站立,兩足跨步,前後俯身,兩手按地,十次爲止。

【按語】

《引書》導引治療背痛所採用的導引方法類似成套導引術式。

《脉書》:"(病)在背,癰,爲王身。"記述了背部生癰的疾病。

【簡文】

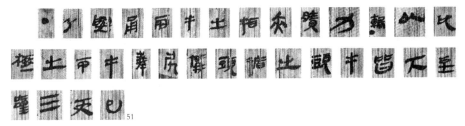

【釋文】

● 引要(腰)甬(痛)①,兩手之指夾膞(腝)②,力輮以卬(仰)③,極之;兩手奉尻,傋(佝)頭④,揗⑤之,頭手皆下至蹱(踵),三而已。51

【校注】

① 要甬,腰痛。

② 膞,"腝"的訛字。腝,指隆起的肉。《説文·肉部》:"腝,起也。"從該姿勢看,指脊柱兩側的肌肉豐厚處。

③ 輮,該字存疑。力輮以仰,動作爲兩手用力撐住腰部並身體後仰。故"輮"有"支撐"意。

④ 傋,通"佝",《集韵》:"傋與佝同。"《廣韵》:"佝,與僂佝之佝同。"《集韵》:"佝,病僂。"僂,脊柱彎曲,《漢書·蔡義傳》:"行步俯僂。"傋頭,低頭。

⑤ 揗,撫摩。

【譯文】

導引治療腰痛,兩手手指按住脊柱兩側,用力撐住腰部並向後仰,達到極限;兩手捧臀部,低頭,手沿腿部向下撫摩,頭和手都向下至脚跟,三次爲止。

【按語】

《脉書》：“鉅陽之脉……要痛。”“蹷陰之脉……要痛，不可以印。”太陽脉和厥陰脉病，均有腰痛的症狀。《引書》治療腰痛，通過前後拉伸腰部，活躍腰部的氣血。

【簡文】

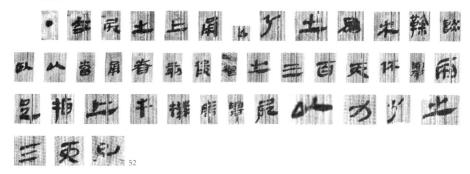

52

【釋文】

● 支尻之上甬（痛）[①]，引之，爲木鞠[②]，談（倓）[③]卧，以當甬（痛）者，前後橢（搖）之，三百而休；舉兩足，指上，手撫席，舉尻以力引之，三而已。52

【校注】

① 支，即“肢”，《脉書》：“動則實四支而虛五藏。”支尻，指下肢和臀部。支尻之上甬，腰臀部位疼痛。

② 鞠，《説文·革部》：“蹋鞠也。从革，匊聲。”古時一種用來踢打玩耍的皮球。木鞠，木球。

③ 談，“倓”的訛字。

【譯文】

腰臀部疼痛，導引治療該病，做木球，躺卧，用木球頂住痛點，身體前後搖動木球，三百次後停止；兩足舉起，竪直向上，手放在席上，抬起臀部並用力拉伸，三次爲止。

【按語】

“支尻”一詞在《引書》中出現兩次，除本條外，另外一處爲“引蹷，危坐，

61

伸左足,右足支尻”,此處“支尻”意爲“支撑臀部”,與本條中“支尻”釋義有別。從本條在文中的位置看,前文爲“引背痛”“引腰痛”,此處宜爲尻部病症,因此“支尻之上痛”宜爲腰臀部位疼痛。

《脉書》:“鉅陽之脉⋯⋯尻痛。”

【簡文】

●益陰氣①,亘坐②夸(跨)股,勿相悔(侮)食③,左手據地,右手把飯,垂到口,因吸飯氣,極,因飯之;據兩股,折要(腰),信(伸)少腹,力極之,₅₃乃歡(啜)④咽,有(又)復之,三而已。₅₄

【釋文】

● 益陰氣①,亘坐②夸(跨)股,勿相悔(侮)食③,左手據地,右手把飯,垂到口,因吸飯氣,極,因飯之;據兩股,折要(腰),信(伸)少腹,力極之,₅₃乃歡(啜)④咽,有(又)復之,三而已。₅₄

【校注】

① 陰,指屬陰的五臟之一脾臟。益陰氣,健脾益氣。

② 亘,連綿不絶,伸展開去。《廣韵》:“亘,通也。”亘坐,兩腿伸展地坐着。

③ 悔,“侮”的訛字,指輕慢。侮食,輕慢食物。

④ 歡,“啜”的訛字。啜,吃。《荀子·非相》:“君子啜其羹。”

【譯文】

補益脾氣,坐式,兩腿伸展,兩大腿分開,不要輕慢食物,左手按在地上,右手拿着飯,將飯垂到嘴邊,吸食飯氣,達到極限時,將飯吃入口中;兩手按住兩腿,彎腰,拉伸少腹,達到極限,然後將飯吃下去。再做這個動作,三次爲止。

【按語】

該導引中採用動作與吃飯相配合,開始時"勿相侮食",首先要端正對食物的態度,對食物心存恭敬。然後配合導引動作,先吸食飯氣,再將飯吃到口中,最後慢慢咽下。通過導引與吃飯過程的融合,充分調動脾胃的運化功能,促進氣血的生化。飲食是人體氣血的來源,食物進入人體後,經過脾胃的運化,化成人體氣血,輸布全身,爲人體提供營養。

李零以馬王堆房中書《養生方·食引》《十問》《天下至道談》之"飲食"爲例,認爲"益陰氣"是男性保養性質的房中導引。[1]其説欠妥。馬王堆房中書之"飲食"所指的是飲"氣或津液"而食之,如《十問》之"人氣莫如朘精……必先吐陳,乃翕朘氣,與朘通息,與朘飲食,飲食完朘,如養赤子""飲夫泉英"等,而《引書》食用的是米飯,二者的用途和目的不同。馬王堆房中導引飲食"氣或津液"用於補腎,而《引書》採用"飯食"則用於補脾,因水穀(米飯)在脾胃運化,是人體氣血化生之源,故《引書》"益陰氣"並非房中導引法,而是健脾益氣之法。此處的"陰"宜指屬陰的五臟之一脾臟。通過飲食與導引健運脾胃,促進脾胃的運化吸收功能,從而增益人體氣血。

【簡文】

---

[1] 李零著:《中國方術考》(修訂本),東方出版社,2000 年,第 368—369 頁。

【釋文】

● 引□①,其在左,反左手頭上,右手句(勾)左手而力引之;其在右,反右手頭上,左手[句(勾)右手]②而力引之。危坐,夸(跨)股,□③手交₅₅指以瘅(摩)面,以下盾(揗)④之至股,而前軹手,反而舉之,而力引之,壹上壹下,壹左壹右而休。₅₆

【校注】

① 引□,疾病名稱。從導引動作看,疾病部位在兩側脅肋部和胸腹部。"□"可能爲"脅"字。

② [句(勾)右手],原無,據文意補。

③ □,該殘字左旁從"手",可能指手的動作,如"提""抬"等。

④ 盾,"揗"的借字。

【譯文】

導引治療□病,病在左側,反左手背置於頭上,右手勾住左手用力拉伸;病在右側,反右手背置於頭上,左手(勾住右手)用力拉伸。正坐,兩腿跨步,兩手手指相交摩擦面部,沿身體向下撫摩至大腿,向前推兩手,反手向上舉,用力拉伸,一上一下,一左一右,然後停止。

【按語】

本導引式不僅從側面進行脅肋部位的牽拉,而且通過兩手從面至大腿進行撫摩,然後上舉,用力上撐,一上一下反復操作。從前面對脅肋部進行牽拉,同時梳理三焦氣機,促進臟腑功能。

【簡文】

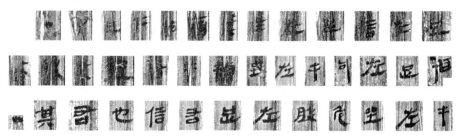

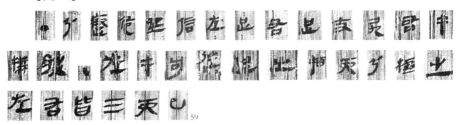

【釋文】

● 引足下筋痛①，其在左足，信（伸）左足，右股危坐，右手據地，左手句（勾）左足指；其右也，信（伸）右足，左股危坐，左手據₅₇地，右手句（勾）右足指，力引之，三而已。₅₈

【校注】

① 足下筋痛，足底疼痛。

【譯文】

導引治療足下筋痛，痛在左足，伸左足，右腿正坐，右手按住地面，左手勾拉左脚趾；痛在右側，伸右足，左腿正坐，左手按住地面，右手勾住右脚趾，用力牽拉，三次爲止。

【按語】

《脉書》曰：“在足下，爲殿。”足底疼痛，一般來説分兩種情況：一種是足底局部的病變，比如骨質增生、胼胝等引起的疼痛；一種是其他部位的問題引起的，比如腰椎間盤突出壓迫坐骨神經也會形成足底痛的症狀。《引書》治療脚底痛，採取拉伸的方法，左脚痛則左手拉左脚趾，右脚痛則右手拉右脚趾，通過拉伸筋脉，活躍局部的氣血，達到治療的目的。從《引書》動作看，除了拉伸足部，還拉伸腰腿部，説明亦可治療坐骨神經痛引起的足底疼痛。

【簡文】

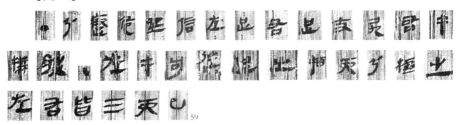

【釋文】

● 引蹷①,危坐,信(伸)左足,右足支尻,右手撫股,左手句(勾)左足之指而引,極之,左右皆三而已。₅₉

【校注】

① 蹷,又作"厥",手足逆冷。《傷寒論·辨厥陰病脉證並治》:"凡厥者,陰陽氣不相順接,便爲厥。厥者,手足逆冷者是也。"[1]

【譯文】

導引治療手足逆冷,正坐,伸左脚,右脚支撑臀部,右手按住大腿,左手勾左脚趾,用力牽拉到極限,左右都做三次爲止。

【簡文】

【釋文】

● 引瘴(癃)①,端立,抱柱,令人□②其要(腰),毋息,而力引尻。₆₀

【校注】

① 瘴,"癃"的異體字,小便不利。

② □,缺字右邊从"付",疑爲"軵"字。軵,推。從導引姿勢看,令人推腰亦有利於引尻。

【譯文】

導引治療小便不利,正立,抱住柱子,使他人推其腰部,屏住呼吸,用力拉伸臀部。

【按語】

《素問·宣明五氣》:"膀胱不利爲癃。"《脉書》:"蹷陰之脉……癃。"

---

[1]〔漢〕張機(仲景)述:《傷寒論》,上海中醫學院中醫基礎理論教研組校注,上海人民出版社,1976年,第78頁。

【簡文】

【釋文】

● □□上□①,敦蹱(踵)②,壹敦左,壹敦右,三百而已。信(伸)左足,右手據右郄(膝),左手撫左股,而引左之股三,有(又)引右股三。61 □③,因昫(呴)之卅,去臥,據則(側)④而精虖(呼)之卅,精昫(呴)之卅,精炊(吹)卅。端談(俠),吸精氣而咽之,膞少腹⑤,以力引陰⑥,三而已。62

【校注】

① □□上□,疾病名稱,可能爲咳喘上氣一類的病症。

② 敦蹱,即頓踵,提起腳跟,身體自然落下,腳跟頓地。

③ □,從後文"去臥"推斷,此字應描述臥倒姿勢。

④ 據,按。則,通"側"。據側,按住身體兩側的席子。

⑤ 膞,起。膞少腹,即少腹隆起。

⑥ 陰,陰部。

【譯文】

喘咳上氣,頓足跟,左足頓一下,右足頓一下,三百下爲止。伸左腳,右手按住右膝,左手按住左側大腿,用力拉伸左側大腿三次,接下來拉伸右側

67

大腿三次。躺臥，發"呴"聲吐氣三十次，從臥位坐起，按住兩側席子，專注吐氣發"呼"聲三十次、"呴"聲三十次、"吹"聲三十次。放鬆躺臥，吸入精氣並下咽，小腹脹滿隆起，用力牽拉陰部，三次爲止。

【按語】

從導引動作看，本導引式主要有敦踵、呼氣、咽津等。《引書》曰："敦踵以利胸中。""吸精氣而咽之，膜少腹。"敦踵、呼氣有利於暢通肺氣，咽津則可補益腎氣。肺爲氣之主，腎爲氣之根，肺氣上逆會引起咳嗽、哮喘等病症，要通過肅肺以斂氣，補腎以納氣。因此，治療咳喘上氣，一方面疏通肺氣，另一方面吸氣至小腹，補益腎氣以納氣，從而清肅上逆之肺氣，使之下納至腎。《脉書》云："在肺，爲上氣欬。"

【簡文】

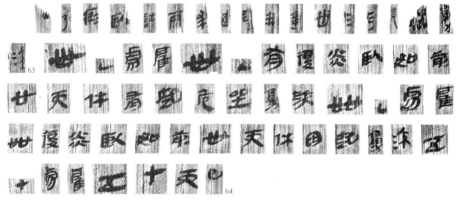

【釋文】

● 引瘚①，臥，詘（屈）兩䠠（膝），直蹱（踵），并䍃（搖）卅，日□□☑□鳧沃₆₃卅，虎雇（顧）卅，有（又）復炎（淡）臥如前，廿②而休；有（又）起，危坐，鳧沃卅③，虎雇（顧）卅，復炎（淡）臥如前，卅而休；因起，鳧沃五十，虎雇（顧）五十而已。₆₄

【校注】

① 瘚，疾病名稱，逆氣。《説文・疒部》："瘚，逆氣也。"

② 廿，二十。

③ 卌,四十。

【譯文】

導引治療瘚症,躺臥,兩膝屈曲,脚跟伸直,摇動三十次,每日……"梟沃"三十次,"虎顧"三十次,然後如前放鬆躺臥,二十次爲止;起身正坐,"梟沃"四十次,"虎顧"四十次,再如前放鬆躺臥,三十次爲止;起身,"梟沃"五十次,"虎顧"五十次爲止。

【按語】

"瘚"通"厥","厥"字多義,姚止庵《素問經注節解·厥論》曰:"厥凡三義,一謂逆也,下氣逆而上也,諸凡言厥逆是也;一謂極至也,本篇之熱厥寒厥,蓋言寒熱之極也;一謂昏迷不省人事也,本篇之言陰盛陽亂是也。"[1]要從上下文中探析"厥"字的具體内涵。

《脉書》中也有關於厥症的描述,列舉如下:

"鉅陽之脉……是動則病,衝頭,目以脱,項以伐,胸痛,要以折,脾不可以運,肢如結,腨如裂,此爲踵瘚。"踵厥的症狀爲衝頭、目脱、項伐、胸痛、腰折、脾不運、肢結、腨裂等,從頭至足均出現嚴重問題。

"少陽之脉……是動則病,心與脅痛,不可以反瘻,甚則無膏,足外反,此爲陽瘚。"陽厥表現爲心與脅痛、運轉不靈活、無汗、足外翻等症狀。

"陽明之脉……是動則病,洒洒病寒,喜信,數吹,顔墨,病種,至則惡人與火,聞木音則狄然驚,心惕然欲獨閉户牖而處,病甚則欲乘高而歌,棄衣而走,此爲骭瘚。"[2]骭厥表現爲冷、腫,乃至怕人、怕火,甚則癲狂的精神錯亂的症狀。

"少陰之脉……是動即病,悒悒如亂,坐而起,則目䀎如無見,心如縣,病飢,氣不足,善怒,心狄狄恐人將捕之,不欲食,面黯如色,欬則有血,此爲骨瘚。"骨厥表現爲易驚、善怒等精神異常,以及少氣、不思飲食、面色黯淡、咳血等脾虚症狀。

---

[1] 〔清〕姚止庵撰:《素問經注節解》,人民衛生出版社,1963年,第183頁。

[2] 骭,指小腿骨。前文"循骭而上,穿髕"説明"骭"在髕骨之下,後文"夫脉固有動者,骭之少陰,臂之鉅陰、少陰,是主動,疾則病","骭"與"臂"對應,表示腿部。故骭厥爲腿足之厥。

69

"（臂少陰之脈）……是動則病，心痛，嗌渴欲飲，此爲臂厥。"臂厥表現爲心痛、渴欲飲水等症狀。

《引書》曰："人之所以善蹶，早衰於陰，以其不能節其氣也。"厥症的病因是"早衰於陰"，即陰氣過早衰減。陰陽互相制約，陰氣衰少，必然出現一系列陰虛陽亢的症狀，如踵厥，虛陽上亢而衝頭，陰液虧虛而目脫；陽厥，陰液虧虛而無汗，身體運轉不靈活；骭厥，發展到最後的狂症即陽亢的表現；骨厥，易驚、善怒等，是陰血不足、虛陽上亢的表現；臂厥，渴欲飲水是陰液衰少的表現。

從各種厥症症狀的描述看，大都是病情發展到比較嚴重的程度，屬於姚止庵所謂"極至"。《醫碥‧厥逆》曰："仲景所謂厥逆，與《內經》所言不同。蓋仲景單就傷寒言……《內經》則指內傷言，以上盛下虛，氣血逆衝而上，暴仆卒倒者爲厥逆。"注曰："厥者盡也，逆者上衝也，言正氣虛竭，上衝而欲脫也。"[1]厥逆是厥進一步發展而成，結果就是演變爲正氣虛竭而外脫，可見厥的不同含義是對其不同發展階段的描述。

本條病症導引動作由簡單到複雜，次數由少到多。不僅活動下肢，還有"梟沃""虎顧"等動作，活動全身。體位從臥位開始，再逐漸坐起及起身，這個"臥—坐—臥—起"的導引過程，是一個身體緩慢適應的過程，治療量由輕到重，説明"引蹶"爲導引治療實性危重病，適用於厥症恢復期的鍛煉。

【簡文】

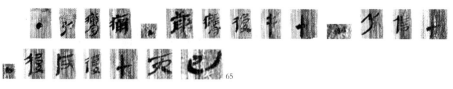
65

【釋文】

●引瘠（膚）痛①，前瘠（膚）後手②十，引信（伸）十，後③反復十而已。65

---

[1]〔清〕何夢瑤輯：《醫碥》，上海科學技術出版社，1982年，第225頁。

【校注】

① 膺,即"膺",胸。膺痛,指心胸部位的疼痛。

② 前膺後手,指胸向前挺、手向後擺的姿勢。

③ 後,指"後膺前手"。"前膺後手"爲胸向前挺、手向後擺,"後膺前手"相反,爲手向前擺、胸向後縮。

【譯文】

導引治療胸部痛,胸部向前挺,手向後擺,十次,牽引拉伸十次;手向前擺,胸向後縮,做十次爲止。

【按語】

《脉書》:"臂鉅陰之脉……胸痛。"

【簡文】

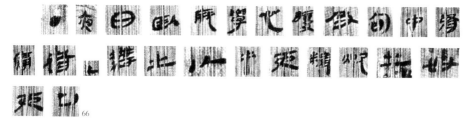

【釋文】

● 夜日①卧厥(瘷)②,學(覺)③心腹及匈(胸)④中有痛者,無(撫)之以手而精炊(吹)之,卅而已。66

【校注】

① 夜日,夜間。

② 厥,"瘷"的訛字,四肢逆冷。

③ 學,"覺"的訛字。《説文·見部》:"覺,悟也。从見,學省聲。"

④ 匈,"胸"的異體字。

【譯文】

夜間躺卧時手脚冰凉,自覺心胸腹痛,用手輕輕按在心胸部位,專注吐氣並發"吹"聲,三十次爲止。

【按語】

從症狀上看,夜間躺臥時四肢逆冷,自覺心胸腹痛,可能爲肺心病的後期心肺功能衰竭的表現。導引方法爲"撫之以手而精吹之,卅而已",僅用了呼吸吐納的方法,說明患者已經無力做更多的肢體動作。《脉書》中相關描述有:"在心肬下,堅痛,爲□□乑□","少陽之脉……心與脅痛","陽明之脉……心與肬痛","泰陰之脉……獨心煩死,心痛與腹張死","臂鉅陰之脉……心痛",等。

【簡文】

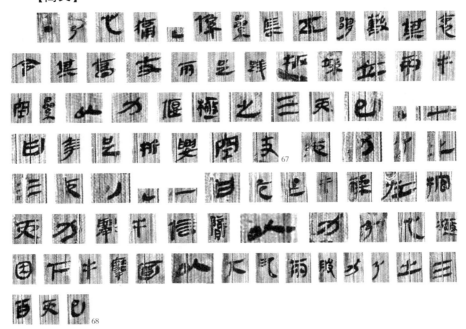

【釋文】

●引心痛①,係纍②長五尋③,縠(繫)④其衷⑤,令其高丈。兩足踐板,端立,兩手空(控)纍,以力偃⑥,極之,三而已。一曰:夸(跨)足,折要(腰)空(控)丈(杖)⑦而力引之,三而已。一曰:危坐,手操⑦左掔(腕)⑧而力舉手,信(伸)臂,以力引心,極,因下手靡(摩)面,以下印(抑)⑨兩股,力引之,三百而已。68

【校注】

① 心痛，心疾。

② 係縶，用於栓物體的繩索。

③ 尋，長度單位，古代八尺爲一尋。《詩經·魯頌·閟宮》："是斷是度，是尋是尺。"

④ 轂，"繫"的借字。

⑤ 衷，中央。《左傳·閔公二年》："佩，衷之旗也。"

⑥ 偃，仰身。

⑦ 操，握住。《説文·手部》："操，把持也。"

⑧ 掊，"腕"的訛字。

⑨ 印，"抑"的訛字。抑，壓。

【譯文】

導引治療心痛，栓上長四丈的繩索，繫住繩索中央，使之高出地面一丈。兩脚踩在木板上，兩手拉住繩索，用力仰身，達到極限，三次爲止。一説：兩足跨立，彎腰抓住木杖，用力拉伸，三次爲止。一説：正坐，右手握住左手手腕，用力上舉，拉伸手臂，用力牽引心臟，達到極限，然後將手放下來，撫摩面部，向下壓兩大腿，用力拉伸，三百次爲止。

【按語】

本條是一病多法的典型例子。

《脉書》："泰陰之脉……心痛與腹張死。""臂鉅陰之脉……心痛。"泰陰之脉、臂鉅陰之脉病均會引起心痛。

【簡文】

【釋文】

● 引陰①，端坐，張兩股，左手承下，右手無（撫）上，折要（腰），信（伸）少腹,力引尻。[69]

【校注】

① 引陰,導引治療前陰病或者後陰病。

【譯文】

導引治療陰部病,正坐,兩大腿分開,左手按住地面,右手向上撑,彎腰,拉伸少腹,用力牽引臀部。

【按語】

《太清》有三處記載了相似的方法。第一處:"以一手上牽繩,下手自持脚,愈尻久痔及有腫。"[1]一手在上牽繩,一手在下握脚。這個動作與《引書》中"左手承下,右手撫上"的動作相近。第二處:"向南方,蹲踞,以兩手從外屈膝中入,掌足五趾,令内曲,極力一通,利腰尻完,治淋遺尿愈。"[2]蹲下,兩手從外側經過膕窩放到兩足五趾上,向下彎曲,用力拉伸腰部。這個動作與《引書》中"折腰,伸少腹,力引尻"的動作相近。第三處:"箕踞,以兩手從曲脚内入,據地,曲脚加其手,舉尻,其可用行氣,愈淋瀝、乳痛。"[3]坐位,兩手置於膝關節下,抬起臀部。這個動作與《引書》中"力引尻"的動作相近。從動作上看,《太清》的第一條導引法治療痔瘡,後兩條導引法治療小便不利,關鍵在於"伸少腹,力引尻",即拉伸腹部和臀部。

【簡文】

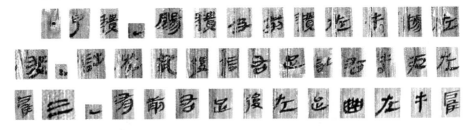

［1］丁光迪校注:《太清導引養生經養性延命録》,中國中醫藥出版社,1993 年,第 9 頁。

［2］同上書,第 5 頁。

［3］同上書,第 8 頁。

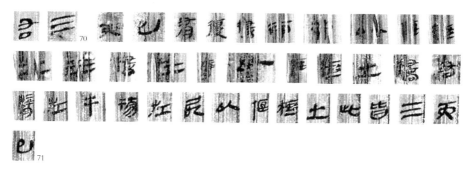

【釋文】

● 引積（癩），腸積（癩）及筋積（癩）①，左手據左股，詘（屈）②左郄（膝），後信（伸）右足，詘（屈）右手而左雇（顧）三；有（又）前右足，後左足，曲左手，雇（顧）右，三₇₀而已。有（又）復撟兩手以偃，極之三；撟左臂以偃，極之；撟右臂，左手據左尻以偃，極之，此皆三而已。₇₁

【校注】

① 積，通"癀"，《倉頡篇》："癀，陰病。""癀"是"癩"的借字。《集韵》："癀，下潰。或作癩、㾺、㿗。"癩，《集韵》："徒回切，音穨。陰病。"癩爲陰莖疾病，《五十二病方》："積，先上卵，引下其皮，以砭穿其□旁。"治療癩，先將睪丸往上推，將陰囊皮往下牽引，砭石刺其附近出血。從治法看，這是小腸疝氣，是小腸進入陰囊所致，即癩疝。《脉書》："丈夫則癩疝。"《正字通》："癩疝，經言丈夫陰器連少腹急痛也。"此處"癩"指男子陰器疾患。腸癩爲陰莖生癰，《脉書》："囊癰，爲血癩；其癰上下鳴，爲腸癩。"筋癩亦是陰莖病，《儒門事親·疝本肝經宜通勿塞狀》："筋疝，其狀陰莖腫脹，或潰或膿，或痛而裹急筋縮，或莖中痛，痛極則癢，或挺縱不收，或白物如精，隨溲而下。"[1]筋疝即筋癩。因此，癩、腸癩、筋癩是陰莖疾病的不同形式，癩指陰部疾患，腸癩指陰莖生癰，筋癩指陰莖攣急或挺縱不收等。

② 詘，通"屈"。

【譯文】

導引治療陰莖疾病，左手按住左側大腿，屈左膝，右足向後伸，屈右手而

---

［1］〔金〕張從正撰：《儒門事親》，魯兆麟等點校，遼寧科學技術出版社，1997年，第25—27頁。

向左看,三次;右足向前,左足向後,屈左手而向右看,三次爲止。然後兩手
舉起,身體後仰達到極限,三次;舉起左臂仰身,達到極限;舉起右臂,左手按
住左側臀部仰身,達到極限,每個動作都做三次。

【按語】

《脉書》:"瘚陰之脉……其所産病,熱中、癃、積、扁山,爲五病。"[1]"山"
即"疝",癃與疝爲兩種不同的疾病。《儒門事親・疝本肝經宜通勿塞狀》:
"七疝者何? 寒疝、水疝、筋疝、血疝、氣疝、狐疝、癩疝,是謂七疝。"[2]"筋
疝"指陰莖本身的疾病,"癩疝"指小腸疝氣。

【簡文】

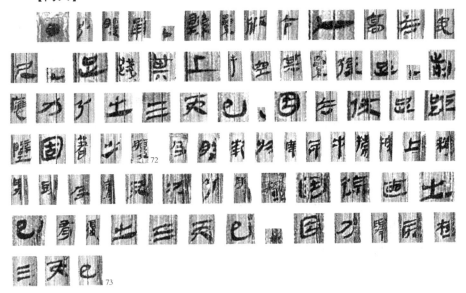

【釋文】

● 引腹甬(痛)[1],縣(懸)纍版(板)[2],令人高去地尺,足踐其上,手空

---

[1] "其所産病,熱中、癃、積、扁山,爲五病"一句有疑。"扁山"如果作爲一種疾病,加上前面"熱
中、癃、積"一共是四種疾病,與後文"爲五病"不符。馬王堆帛書《脉法》:"五者扁有,則不活
矣。"説明"扁"應是一種獨立的疾病。因此,"扁"與"山"應是兩種症狀或者疾病,"山"
通"疝"。

[2] 〔金〕張從正撰:《儒門事親》,魯兆麟等點校,遼寧科學技術出版社,1997年,第25—27頁。

（控）其纍，後足，前應（應）③，力引之，三而已。因去④，伏，足距壁⑤，固箸（着）⑥少腹₇₂及股卻（膝）於席，兩手據挨（突）⑦上，稍舉頭及膌（膺）而力引腹，極，因徐直之，已，有（又）復之，三而已。因力舉尻，極，三而已。₇₃

【校注】

① 腹甬，腹部疼痛。

② 版，通"板"。

③ 應，"應"的異體字。

④ 因去，然後下去。

⑤ 距壁，脚抵住墙壁。

⑥ 箸，"著"的異體字，"著"同"着"，意爲使力量集中於一處。

⑦ 挨，"突"的借字，疑爲類似炕上的煙囱等可以使兩手固定的地方。[1]

【譯文】

導引治療腹痛，懸掛繩板，使之高出地面一尺，患者脚踏在板上，兩手抓住繩索，向後伸足，向前挺胸，用力拉伸，三次爲止。然後下去，伏卧，兩足抵住墙壁，將少腹和腿膝固定在席上，兩手扶住煙囱，稍稍舉起頭和胸部，用力牽引腹部，達到極限，慢慢放直身體，停止動作，再做這個動作，三次爲止。用力舉起臀部，達到極限，三次爲止。

【簡文】

---

[1] 劉釗：《〈張家山漢墓竹簡〉釋文注釋商榷》（一），《古籍整理研究學刊》2003 年第 3 期，第 1—4 頁。

【釋文】

●苦腹張(脹)①,夜日談(俠)卧而精炊(吹)之卅;無益,精嘑(呼)之十;無益,精昫(呴)之十;無益,復精炊(吹)之卅;無益,起,治八經之引②。74去卧,端伏,加兩手枕上,加頭手上,兩足距壁,興心③,印(仰)頤④,引之,而賈(固)箸(著)少腹及股郄(膝),三而已。75[1]●去⑤,卧而尻壁⑥,舉兩股,兩手絢(鉤—鈎)兩股而力引,極之,三而已。●□吴。76

【校注】

① 腹脹,腹部脹滿。

② 八經之引,代指動作導引。前面吐納導引没有起到作用,因此起身改爲動作導引。

③ 興,《説文·舁部》:"起也。"心,代指胸部。興心,即胸部抬起。

④ 印,"仰"的訛字。仰頤,仰起下巴。

⑤ 去,表示從俯卧轉換爲仰卧。

⑥ 尻壁,臀部靠墙。

【譯文】

苦於腹脹,夜間躺卧,專注吐氣發"吹"聲三十次,無效則發"呼"聲十次,無效則發"呴"聲十次,無效則發"吹"聲三十次,無效則起身,採用動作導引治療。從躺卧姿勢轉換爲俯卧姿勢,兩手放在枕頭上,頭放在手上,兩脚抵住墙壁,胸部抬起,仰起下巴,拉伸,同時固定少腹和腿膝不動,三次爲止。仰卧,臀部靠墙,抬起兩大腿,兩手勾住兩大腿用力拉伸,達到極限,三次爲止。

【按語】

《脉書》:"其腹胗胗如膚張狀,鳴如甕音,膏叚殴。"描述了腹脹腸鳴的症狀。

---

[1] 簡75圖版缺失,釋文據《張家山漢墓竹簡〔二四七號墓〕》(釋文修訂本)録於此。

【簡文】

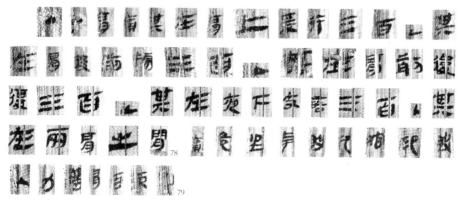

【釋文】

● 引虖（呼）^①及欬（咳）^②，端立，將^③壁，手舉頤，稍去壁，極而已。₇₇

【校注】

① 虖，“呼”的異體字，哮喘。《玉篇》：“虖，哮虖也。”《漢書·武帝紀》：“嗚虖，何施而臻此歟。”顏師古注：“虖讀曰呼。”

② 欬，《説文·欠部》：“逆氣也。”

③ 將，扶持。《木蘭詩》：“爺孃聞女來，出郭相扶將。”

【譯文】

導引治療哮喘及咳嗽，正立，靠住墙壁，用手抬舉下巴，稍稍遠離墙壁，達到極限爲止。

【按語】

《脉書》曰：“在肺，爲上氣欬。”本條導引動作通過兩手抬舉面頰，可以起到加深呼吸的作用，有助於肺氣的肅降。“引呼及咳”爲導引治療哮喘及咳嗽等肺氣上逆的病症。

【簡文】

【釋文】

● 引肩痛①,其在肩上,爰(猿)行②三百;其在肩後,前據③三百;其在肩前,後復④三百;其在夜(腋)下,支(鴟)落三百;其在兩肩之閒(間)₇₈痛,危坐,夸(跨)股,把揎(腕)⑤,印(抑)股,以力榣(搖)肩,百而已。₇₉

【校注】

① 肩痛,肩關節疼痛。

② 爰行,導引術式名。爰,通"猿"。

③ 前據,導引術式名。

④ 後復,導引術式名。

⑤ 把揎,握住手腕。《説文·手部》:"把,握也。"

【譯文】

導引治療肩痛,痛在肩上,"猿行"三百次;痛在肩後,"前據"三百次;痛在肩前,"後復"三百次;痛在腋下,"鴟落"三百次;兩肩之間痛,正坐,兩腿跨立,握住手腕,按住大腿,用力搖動肩部,一百次爲止。

【按語】

《脉書》:"(病)在肩,爲□。"描述了肩部疾患。

【簡文】

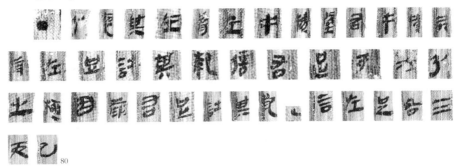

【釋文】

● 引瘛①,其在脅,左手據壁,右手據尻,前左足,詘(屈)其郄(膝),倍(信—伸)②右足而力引之,極;因前右足,詘(屈)其郄(膝),信(伸)左足,各三而已。80

【校注】

① 瘛，癲癇發作。

② 倍，"信"的訛字。信，通"伸"。

【譯文】

導引治療癲癇，病在脅肋部，左手按住墻壁，右手按住臀部，左脚前伸並屈膝，伸右脚，用力拉伸，達到極限；然後右脚前伸並屈膝，伸左脚，用力拉伸，各三次爲止。

【按語】

《脉書》："身時債，沫出，羊鳴，□□□□見，不能息，爲瘛；反折，爲間。"描述的是癲癇(俗稱"羊癲瘋")發作，發作時突然意識喪失，仆倒，全身抽搐，吐白沫或涎沫，眼上翻，發聲如羊叫，蘇醒恢復後如常人。《五十二病方》："嬰兒瘛者，目繲斜然，脅痛，息嚶嚶然，矢不□化而青。"[1]描述了小兒癲癇發作時的表現，眼睛、脅部、呼吸、大便異常。

"引瘛"主要是針對脅肋部進行導引。

【簡文】

81

82

---

[1]馬王堆漢墓帛書整理小組編：《五十二病方》，文物出版社，1979年，第42頁。

【釋文】

● 引辟①，在［左］②頰，右手據右顫之髮，信（伸）左手而右手引之；在右頰，引之如左，皆三而已。廁（側）③比十，陽見十，鳬沃十。₈₁ ● ④端立，被髮敦踵三百，却步⑤三百而休。₈₂

【校注】

① 辟，口眼喎斜，即面神經麻痺，俗稱"面癱"。《諸病源候論·風口喎候》："風邪入於足陽明、手太陽之經，遇寒則筋急引頰，故使口喎僻，言語不正，而目不能平視。"[1]

② ［左］，原無，據文意補。

③ 廁，"側"的借字。

④ ●，可能是誤點。

⑤ 却步，後退，倒走。韓愈《復志賦》："諒却步以圖前兮，不浸近而愈遠。"

【譯文】

導引治療口眼喎斜，病在左頰，右手按住右側頭髮，伸左手，右手牽拉左手；病在右頰，導引方法如左側，都做三次。"側比"十次，"陽見"十次，"鳬沃"十次。正立，披散頭髮，頓脚跟三百次，倒走三百步結束。

【按語】

"端立"一句開頭有黑點，簡文另起一行，但無病症名稱，宜爲"引辟"的內容，黑點可能是誤點。

【簡文】

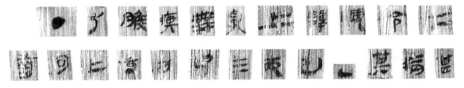

［1］丁光迪主編：《諸病源候論校注》，人民衛生出版社，2013 年，第 9 頁。

【釋文】

● 引脥(喉)痺①,無(撫)乳,上舉頤,令下齒包上齒,力卬(仰),三而已。其病甚,令人騎其北(背),無(撫)顏(顔),舉頤而卬(仰)之,亟(極)而已②。83

【校注】

① 脥,"喉"的訛字。喉痺,咽喉腫痛。

② 亟,"極"的借字。極而已,達到極限後停止。

【譯文】

導引治療咽喉腫痛,兩手按在乳上,向上抬舉下頷,使下牙齒包住上牙齒,用力仰頭,三次爲止。病情嚴重者,令其他人騎在患者背上,按住額部,抬舉患者的下巴仰起他的頭部,達到極限位置爲止。

【按語】

《脉書》:"在喉中,痛,喉痺殹。""肩脉……喉痺。"《脉書》描述喉痺的症狀爲喉中痛,即咽喉腫痛。

【簡文】

【釋文】

● 引鼽①,危坐,以手力循(揗)鼻以卬(仰),極,無(撫)心,以力引之,三而已。去,立,夸(跨)足,以佛(俛—俯)據地,極之,三而已。84

【校注】

① 鼽,鼻流清涕。

【譯文】

導引治療鼻流清涕,正坐,兩手用力撫摩鼻子並仰頭,達到極限,兩手放在心胸部,用力牽引,三次爲止。站立起來,兩足跨步,俯身按住地面,達到極限,三次爲止。

【簡文】

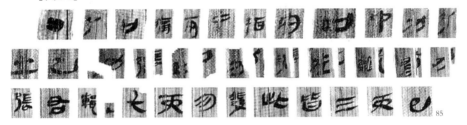
85

【釋文】

●引口痛①,兩手指内②口中,力引之;已,力張口,力張左輯(緝)③,有(又)力張右輯(緝),乇(吒)④而勿發,此皆三而已。85

【校注】

① 口痛,口腔内疼痛。

② 内,進入。《説文·入部》:"内,入也……自外而入也。"

③ 輯,通"緝",連綴,這裏指上下嘴唇的連綴之處。《韓非子·外儲説》:"飾以玫瑰,輯以翡翠。"

④ 乇,"吒"的借字。吒,張口發聲貌。《説文·口部》:"吒,噴也。叱怒也。"

【譯文】

導引治療口痛,兩手手指放入口中,用力拉伸,停止,用力張口,先用力擴張左側嘴角,再用力擴張右側嘴角,做張口發聲狀但不要發出聲音,每個動作都做三次爲止。

【簡文】

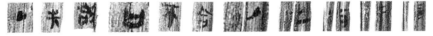

（簡文圖片）₈₆

【釋文】

● 失欲口不合①，引之，兩手奉其頤，以兩拇指口中麘②，窮③耳而力舉頤，即已矣。₈₆

【校注】

① 失欲口不合，下頜關節脫位引起的口不能閉合。

② 麘，一指按壓。《説文·手部》：“麘，一指按也。”

③ 窮，達到極點。《説文·穴部》：“窮，極也。”

【譯文】

下頜關節脫位引起的口不能閉合，導引治療，兩手捧兩面頰，用兩拇指按入口中，用力牽拉遠離耳朵，再用力上提下頜，即可復位。

【按語】

該導引法描述的是下頜關節復位的操作手法。“以兩拇指口中麘”，即把兩拇指放入口中，左邊拇指按壓左邊，右邊拇指按壓右邊，兩手一齊用力，當髁狀突移到關節水平以下時，再輕輕向後推動，此時髁狀突即可滑入關節窩而得復位。《引書》之“引目痛，左目痛，右手指麘內脉……兩手之指麘兩目內脉”，即兩手手指分別按兩側目內眦，説明“麘”爲一指按壓。

【簡文】

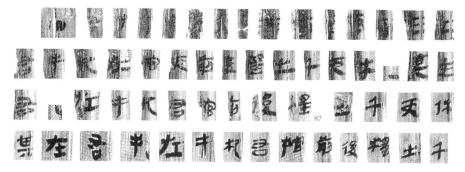

【釋文】

●引肘痛^①，□□而□三百。其捐（腕）痛在左，右手把左捐（腕）而前後榣（搖）之，千而休。其在右，左手把右捐（腕），前後榣（搖）₈₇之，千而休。其在右手，左手杷（把）右捐（腕），前後榣（搖）之，千而休。［其在左手，右手把左捐（腕），前後榣（搖）之，千而休。］^②其左手指痛，右手無（撫）左手指，反引之。其右手指痛，左手無（撫）右手指，₈₈力引之，十而休。₈₉

【校注】

① 肘痛，肘關節疼痛。

② ［其在左手，右手把左捐（腕），前後榣（搖）之，千而休］，原無，據文意補。

【譯文】

導引治療肘痛……三百次。左側手腕痛，右手握住左手腕前後搖動它，一千次爲止。右側手腕痛，左手握住右手腕，前後搖動它，一千次爲止。病在右手，左手握住右手腕，前後搖動它，一千次爲止。（病在左手，右手握住左手腕，前後搖動它，一千次爲止。）左手指痛，右手按住左手指，反向牽引。右手指痛，左手按右手指，用力拉伸，十次爲止。

【按語】

本導引動作敘述次序爲左腕—右腕—右手—左手—左指—右指，故將"其在左手，右手把左捐（腕），前後榣（搖）之，千而休"補於"其左手指痛"前面。這是《引書》典型的敘述左右的方式，又如"引瘻"即按照"左—右—右—左—左—右—右—左"的次序進行導引。

值得注意的是，"右側手腕痛，左手握住右手腕，前後搖動它，一千次爲止"和"病在右手,左手握住右手腕,前後摇動它,一千次爲止"兩個導引法相同。前者病竈部位在右側手腕,後者是病在右手,也相差不大。所以"其在右手……千而休"一句也可能是衍文。

【簡文】

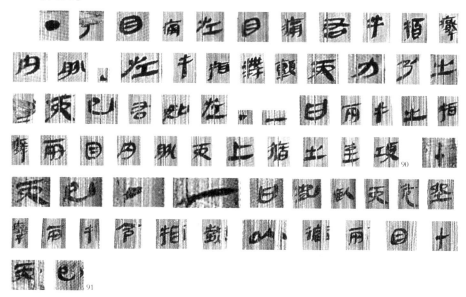

【釋文】

●引目痛①,左目痛,右手指瘳(壓)②内脉,左手指無(撫)顫而力引之,三而已;右如左。●一曰:兩手之指瘳(壓)兩目内脉而上循(揢)之,至項,₉₀十而已。
●一曰:起卧而危坐,瘳(摩)③兩手,令指熱,以循(揢)兩目,十而已。₉₁

【校注】

① 目痛,眼睛痛。

② 瘳,"壓"的訛字。

③ 瘳,"摩"的訛字。

【譯文】

導引治療眼痛,左眼痛,右手指按内眼角,左手指按住太陽穴附近,用力牽引,三次爲止;右目痛導引方法如左側。一說:兩手手指按壓兩目内眦並向上按摩，經頭頂至項部，十次爲止。一説：起身正坐，摩擦兩手，令手指發熱，按摩雙眼，十次爲止。

【簡文】

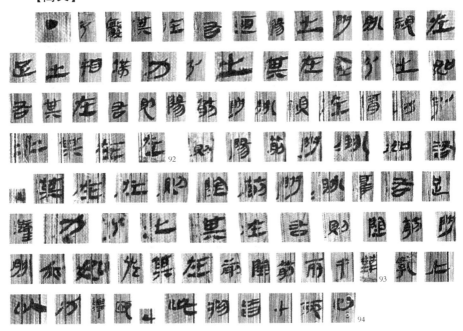

【釋文】

● 引廔（瘻）①，其在右恒陽②之胕脉③，視左足之指，佝（俛—俯），力引之；其在左，引之如右。其在右則（側）陽筋胕脉④，視左肩，力引之；其在左₉₂則（側）陽筋胕脉，如右。其在左則（側）陰（陰）筋胕脉⑤，雇（顧）右足蹱（踵），力引之；其在右則（側）陰（陰）筋胕脉，亦如左。其在前陰（陰）筋，兩手無（撫）₉₃乳上，以力舉頤，此物⑥皆十而已。₉₄

【校注】

① 廔，“瘻”的訛字。瘻，頸部淋巴結核以及其形成的瘻道。《脉書》：“在頸，爲瘻。”《説文·疒部》：“瘻，頸腫也。”瘻即瘰癧，指頸部淋巴結核，多發於頸部、耳後或纏繞頸項。

② 恒，常。《説文·二部》：“恒，常也。”恒陽，指項部。

③ 胕，即"膚"。《戰國策·楚策》："夫驥之齒至矣，服鹽車而上太行，蹄申膝折，尾湛胕潰。"[1]"胕潰"指皮膚潰爛。"胕"在此處引申爲表淺之意，《素問·水熱穴論》："上下溢於皮膚，故爲胕腫。"[2]胕脉，指表淺的脉，即在體表可以感到波動的脉。

④ 陽，《素問·金匱真言論》："背爲陽，腹爲陰。"[3]背爲陽，項部連及背部，故亦爲陽。陽筋胕脉，指項部左右兩邊的脉搏動處。

⑤ 侌，"陰"的訛字。從文中看，"陰筋胕脉"在頸部左側和右側，是在體表可以觸及搏動的脉，推斷"陰筋胕脉"宜爲左右頸總動脉。

⑥ 物，事情，指動作。《詩經·大雅·烝民》："有物有則。"《毛傳》："物，事也。"

【譯文】

導引治療頸部淋巴結核，病在項部右側筋脉，目視左脚趾，俯身，用力拉伸；病在項部左側筋脉，導引方法如右側。病在頸部右側筋脉，目視左肩，用力牽引；病在頸部左側筋脉，導引方法如右側。病在頸部左前側筋脉，回頭看右側脚跟，用力牽引；病在頸部右前側筋脉，導引方法如左側。病在頸部前側筋脉，兩手輕按乳上，用力舉起下頜，每個動作都做十次。

【按語】

《山海經·中山經》云："合水出於其陰，而北流注於洛。多𧍧魚，狀如鱖，居逵，蒼文赤尾，食者不癰，可以爲瘻。"[4]瘻是癰一類的疾病。《説文·肉部》云："癰，腫也。"癰是腫塊一類的疾病。《淮南子·説山訓》曰："貍頭愈鼠，鷄頭已瘻，虻散積血，斫木愈齲，此類之推者也。"[5]貍頭與鼠長相酷似，虻蟲吸食血液，斫木非完木而與齲齒相類，那麼鷄頭與瘻應有關聯。高誘注

---

[1]〔漢〕高誘注：《戰國策》，上海書店出版社，1987年，第39頁。

[2]郭靄春主編：《黄帝内經素問校注》，人民衛生出版社，2013年，第514頁。

[3]同上書，第45頁。

[4]〔晋〕郭璞注，〔清〕郝懿行箋疏：《山海經》，沈海波校點，上海古籍出版社，2015年，第188頁。

[5]〔漢〕劉安著，〔漢〕許慎注：《淮南子》，陳廣忠校點，上海古籍出版社，2016年，第408頁。

云：“瘻，頸腫疾。鷄頭，水中茨，幽州謂之雁頭，亦愈之也。”[1]《説文·艸部》：“茨，鷄頭也。从艸，欠聲。”段玉裁注云：“《周禮》‘加籩之實有茨’注同此。”又引《方言》曰：“菠、茨，鷄頭也。北燕謂之菠，青徐淮泗之間謂之茨，南楚江湘之間謂之鷄頭，或謂之雁頭，或謂之烏頭。”[2]説明鷄頭即茨實，茨實與瘻有相似之處，因此可以治療瘻疾。

茨實生長在水中，外形似鷄頭，故又稱爲“鷄頭”，果實又稱“鷄頭實”。《神農本草經》載有“鷄頭實”，稱其“味甘，平。主濕痹，腰脊膝痛，補中，除暴疾，益精氣，强志，令耳目聰明。久服輕身不飢，耐老神仙。一名雁喙實。生池澤”[3]。從形狀上看，茨實外形似鷄頭，内含纍纍如串珠的果實，與中醫所謂“瘰癧”非常相近。瘰癧即頸部的淋巴結核，是生於頸部的一種感染性外科疾病，在頸部可捫及皮下有大小不等、如串珠狀的核塊，嚴重時可潰破流膿，形成瘻道，膿液不斷從瘻道流出，稱爲“鼠瘡”或“鼠瘻”。晋葛洪《抱朴子·對俗》曰：“老子有言，‘以貍頭之治鼠漏，以啄木之護齲齒，此亦可以類求者也’。”[4]他認爲以“貍頭”治療“鼠漏”是以類相求，但是從茨實治療作用上看，並没有治療瘻的功效。《説文通訓定聲·謙部》曰：“與貍頭愈鼠瘡並言，則鷄頭愈頸腫，不爲茨也。”[5]此處的鷄頭可能包括鷄頸，因蜕皮以後的鷄頸與瘰癧相似。通過類比的方式，以頸療頸——用鷄頭、鷄頸來療頸腫，也是有可能的。

《靈樞·寒熱》云：“黄帝問於岐伯曰，寒熱瘰癧在於頸腋者，皆何氣使生？岐伯曰，此皆鼠瘻寒熱之毒氣也，留於脉而不去者也……鼠瘻之本，皆

---

[1]《淮南子》主要有許慎注與高誘注，已經混雜，據考證《淮南子·説山訓》應爲高誘注，參見王明春：《〈淮南子〉高誘注與許慎注的區分》，《赤峰學院學報》（漢文哲學社會科學版）2006 年第 3 期，第 25、94 頁。

[2]〔漢〕許慎撰，〔清〕段玉裁注：《説文解字注》，上海古籍出版社，1988 年，第 33 頁。

[3]〔魏〕吳普等述，〔清〕孫星衍輯：《神農本草經》，魯兆麟等點校，遼寧科學技術出版社，1997 年，第 20 頁。

[4] 李敖主編：《朱子語類·太平經·抱朴子》，天津古籍出版社，2016 年，第 506 頁。

[5]〔清〕朱駿聲撰：《説文通訓定聲》，中華書局，2016 年，第 140 頁。

在於臟,其末上出於頸腋之間。"[1]瘰癧與鼠瘻是對同一種疾病的不同描述,瘰癧就外形而言,而鼠瘻發於臟,"其末上出於頸腋之間",説明鼠瘻是從內臟開始,延伸到體表頸腋之間有出口,即應爲瘻道。明代張介賓《類經・疾病類九十》注云:"瘰癧者,其狀纍然而歷貫上下也,故於頸腋之間,皆能有之。因其形如鼠穴,塞其一,復穿其一,故又名鼠瘻。"[2]指出瘰癧的形狀是"纍然而歷貫上下",即纍纍如串珠狀分布。而鼠瘻則是"形如鼠穴",這些"鼠穴"應在瘰癧上的瘻道開口處,故"塞其一,復穿其一",不斷有新的瘻道開口出來。《諸病源候論・瘻病諸候》中記載了35種瘻候,頸部有九瘻,曰:"狼瘻、鼠瘻、螻蛄瘻、蜂瘻、蚍蜉瘻、蟻蝼瘻、浮疽瘻、瘰癧瘻、轉脉瘻,此頸之九瘻也。"[3]同時包括鼠瘻和瘰癧瘻。《鼠瘻候》曰:"鼠瘻者,由飲食不擇,蟲蛆毒變化……其根在肺,出於頸腋之間。"[4]《瘰癧瘻候》曰:"此由風邪毒氣客於肌肉,隨虛處而停,結爲瘰癧。或如梅、李、棗核等大小,兩三相連……久則變膿,潰成瘻也。"[5]可見《諸病源候論》中將瘰癧瘻與鼠瘻分開論述。鼠瘻病位較深,根在肺臟,出於頸腋;而瘰癧病位較淺,客於肌肉,"如梅、李、棗核等大小,兩三相連",潰膿後形成瘻道排出膿液。説明瘰癧和瘻是同一部位的兩種不同病變,瘰癧是體表如珠相連的突起(與《靈樞》中的寒熱瘰癧不同),而瘻是瘰癧中由內向外形成的瘻管,各有側重。《研經言・鼠瘻解》云:"《靈》《素》《本草》皆屢言鼠瘻,説者皆以食鼠殘成瘻者當之。《病源》列九瘻,中有鼠瘻……鼠當爲鼠,鼠性善竄……瘻之稱鼠,亦取竄通經絡爲義。鼠俗作串,瘻與癧爲雙聲,故近世瘍科書皆呼癧串。癧串即鼠瘻之倒言也。"[6]

　　另外,《瘰癧瘻候》附有養生方導引法:"踑距,以兩手從內曲脚中入,據

[1] 郭藹春編著:《黃帝內經靈樞校注語譯》,天津科學技術出版社,1989年,第450頁。

[2] 〔明〕張介賓(景岳)撰:《類經評注》,郭教禮、張西相、王宗仁主編,陝西科學技術出版社,1996年,第654頁。

[3] 丁光迪主編:《諸病源候論校注》,人民衛生出版社,2013年,第641頁。

[4] 同上書,第644頁。

[5] 同上書,第654頁。

[6] 〔清〕莫枚士述:《研經言》,王緒鼇、毛雪靜點校,人民衛生出版社,1990年,第88—89頁。

地,曲腳加其上,舉尻。其可用行氣。愈瘰癧、乳痛。"[1]《引書》療瘻導引法與此不同,注重對頸項部上、下、左、右及側面的牽拉,可以推測病竈應在頸項部,亦説明《引書》中的瘻應指頸項部疾病。

張登本、武長春主編的《内經詞典》云:"鼠瘻,病名。瘰癧潰破後所形成的經久不愈的瘻管,因其狀如鼠之洞巢,故名。"[2]《中醫大辭典》云:"老鼠瘡,即瘰癧。""鼠瘻,病名,又名瘰癧,即頸腋部淋巴結核。"

綜上所述,瘻的位置在頸部,指瘰癧以及瘰癧破潰以後流膿的瘻道。因此,"引瘻"即導引治療頸部淋巴結核以及其形成的瘻道。

【簡文】

95

【釋文】

●引聾①,端坐,聾在左,信(伸)左臂,撟母(拇)②指端,信(伸)臂,力引頸與耳;右如左。95

【校注】

① 聾,耳聾。

② 母,"拇"的借字。

【譯文】

導引治療耳聾,正坐,左耳聾,伸左臂,翹起拇指端,伸手臂,用力牽引頸部與耳朵;右耳聾,操作方法如左。

【按語】

《脉書》:"(病)在耳,爲聾。""鉅陽之脉……耳聾。""耳脉……耳聾。"鉅陽之脉、耳脉均行經耳部,兩脉病時會産生耳聾症狀。

[1]丁光迪主編:《諸病源候論校注》,人民衛生出版社,2013 年,第 654 頁。

[2]張登本、武長春主編:《内經詞典》,人民衛生出版社,1990 年,第 588 頁。

【簡文】

【釋文】

● 引耳痛①，内指耳中而力引之，壹上下，壹前後，已；因右手據左肩，力引之，已；左手據右肩，力引之，皆三而已。₉₆

【校注】

① 耳痛，耳内痛。

【譯文】

導引治療耳痛，將手指放入耳中，用力拉伸，一上一下，一前一後，停止；右手按住左肩，用力拉伸，停止；左手按住右肩，用力拉伸，都做三遍。

【按語】

《脉書》：“（耳病）其膿出，爲澆。”描述了耳部感染流膿會引起耳痛。

【簡文】

【釋文】

● 苦頯及顔（顔）痛①，漬以寒水，如餐（餐）頃，掌安（按）②顫③，指據髮，更上更下而諈（呼）虖（呼）虖（呼），手與口俱上俱下，卅而已。₉₇

93

【校注】

① 頯，顴骨。《説文·頁部》：“頯，權也。”頯及顔痛，面頰和額頭痛。

② 安，通“按”。《漢書·高帝紀》：“餘悉除去秦法，吏民皆安堵如故。”

③ 顐，位置在太陽穴附近。

【譯文】

苦於面頰及額頭疼痛，將面部浸在冷水中，約一頓飯的功夫，用手掌按住太陽穴附近，手指按住頭髮，交替上下，並發“呼”聲出氣，手和口一起上下，三十次爲止。

【按語】

頯和額頭是面部三叉神經走行部位，本病可能爲三叉神經痛，“漬以寒水”説明疼痛比較劇烈，也符合三叉神經痛疼痛劇烈的特徵。

《脉書》：“陽明之脉……其所産病，顔痛。”

【簡文】

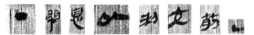98

【釋文】

● 學（覺）以涿（涿）①齒，令人不齲②。其齲也，益涿（涿）之。98

【校注】

① 涿，“涿”的異體字，意爲扣擊。《周禮·秋官·序官》“壺涿氏”，鄭玄注：“壺，謂瓦鼓。涿，擊之也。”

② 齲，齲齒。《脉書》曰：“在齒，痛，爲蟲禹。”齲齒由蟲蛀産生，有疼痛症狀。

【譯文】

睡醒後叩齒，可以使人牙齒不蛀。如果已經有齲齒，更要多多叩齒。

【簡文】

【釋文】

● 閉息①以②利交筋③。

【校注】

① 閉息,停閉呼吸。從"以利交筋"看,應爲深吸氣入小腹後停閉呼吸,這樣纔能作用到"交筋"。

② 以,目的連詞,用來。

③ 交筋,馬王堆漢簡《合陰陽》曰:"交筋者,玄門中交脉也,爲得操循之,使體皆樂癢,悦懌以好。"交筋即女性陰蒂。

【譯文】

停閉呼吸,用以利於"交筋"。

【簡文】

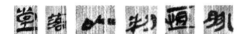

【釋文】

堂(鷈)落①以利恒脉②。

【校注】

① 堂落,即"鷈落"[1],導引術式名稱。

② 馬王堆漢簡《合陰陽》有"上常(恒)山,入玄門,御交筋""前脉皆動"等,"前脉"當爲"恒山"之脉,即恒脉,指前陰之脉。

【譯文】

"鷈落"用以利於"恒脉"。

【簡文】

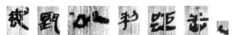

---

[1] 史常永:《張家山漢簡〈脉書〉〈引書〉釋文通訓》,《中華醫史雜志》1992 年第 3 期,第 129—136 頁。

【釋文】

蛇甄以利距腦①。

【校注】

① 距，據守。《尚書·五子之歌》："有窮后羿，因民弗忍，距於河。"孔安國："有窮，國名。羿，諸侯名。距太康於河，不得入國，遂廢之。"腦，指頭部。距腦，護衛頭部。

【譯文】

"蛇甄"用以護衛頭部。

【按語】

前文有："蛇甄者，反錯手，背，齧而甄頭。"

【簡文】

【釋文】

鳧沃①以利首輨②。

【校注】

① 鳧沃，導引術式名稱。前文有："鳧沃者，反錯手，背而揮頭。"兩手手指交叉，背於身後，頭部左右擺動，正像鴨子抖動頭部甩掉水漬的樣子。

② 首輨，指頭部。"輨"字存疑。

【譯文】

"鳧沃"用以利於頭部。

【按語】

值得注意的是，上句中"蛇甄"是前後方向活動頭部，此句"鳧沃"則是左右搖擺來活動頭部，二者是從不同的方向對頭部進行運動。

【簡文】

【釋文】

周脉循奏(腠)理①以利蹱(動)首②。

【校注】

① 周脉循奏理,一種導引方法。周,環繞。銀雀山漢墓竹簡《孫臏兵法·地葆》:"軍與陣皆毋政前右,右周毋左周。"注:"周,周匝環繞。"《素問·寶命全形論》"衆脉不見"的"脉"通"眽",有"視"之意,審視。循,撫摩。《漢書·李陵傳》:"立政等見陵,未得私語,即目視陵,而數數自循其刀環。"顏師古注:"循,謂摩順也。"奏,"腠"的借字。腠理司汗孔開合,《靈樞·五癃津液別》:"天暑衣厚則腠理開,故汗出……天寒則腠理閉,氣濕不行。"腠理指皮下肌肉之間的空隙和皮膚、肌肉的紋理,位置比較表淺,《韓非子·喻老》:"君有疾在腠理,不治將恐深。"循腠理,應爲按摩皮膚的做法。周脉循腠理,即環顧並按摩皮膚。

② 馬王堆帛書《老子》甲本:"虛而不屈,蹱而愈出……蹱善時。""蹱"字在乙本及通行本中作"動"。故"蹱首"即"動首",活動頭部。

【譯文】

頭部旋轉並按摩皮膚,用以利於頭部。

【簡文】

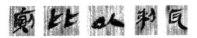

【釋文】

廁(側)比以利耳。

【譯文】

"側比"用以利於耳。

【按語】

前文有:"側比者,反錯手,背而卑,突肩。"兩手手指交叉,置於身後,頭偏向一側,聳肩。

【簡文】

【釋文】

陽見以利目。

【譯文】

"陽見"用以利於眼睛。

【按語】

前文有："陽見者,反錯手,背而仰,後顧。"兩手手指交叉,置於身後,上身和頭部後仰,眼睛往身後看。

【簡文】

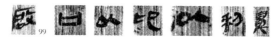

【釋文】

啓₉₉口以印(仰)①以利鼻。

【校注】

① 啓口以印,一種導引方法。啓,打開。《説文·口部》:"啓,開也。"

【譯文】

張開口並仰頭,用以利於鼻。

【簡文】

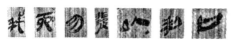

【釋文】

秏(吒)而勿發①以利口。

【校注】

① 秏而勿發,一種導引方法。秏,"吒"的訛字。《説文·口部》:"吒,噴也。"指大聲呵斥。吒而勿發,指張大口呵斥但不發出聲音。

98

【譯文】

張大口而勿發聲,用以利於口。

【簡文】

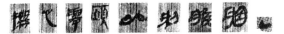

【釋文】

撫心舉頤①以利朕(喉)胭(咽)②。

【校注】

①　撫心舉頤,一種導引方法。撫,輕輕按。

②　胭,"咽"的異體字。

【譯文】

兩手輕按胸部並抬舉下頜,用以利於喉和咽。

【簡文】

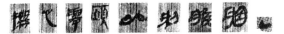

【釋文】

臬(梟)栗(鶇)以利枌項①。

【校注】

①　枌,《玉篇》:"花萼足也。"本指花托或花萼,這裏指頸部。

【譯文】

"梟鶇"用以利於頸項。

【按語】

前文有:"梟鶇者,反錯手,背而縮頸甄頭。"兩手手指交叉,背於身後,縮頸並前後活動頭部。"梟鶇"主要是活動頸部。

【簡文】

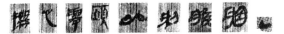

99

【釋文】

虎雁（顧）①以利項尼②。

【校注】

① 虎雁，導引術式名稱。顧，回頭看。該動作可以活動頸部的側面。

② 尼，《廣雅·釋詁》：“尼，安也。”項尼，即項部安和。

【譯文】

“虎顧”用以利於頸項部安和。

【按語】

“梟鷅”對頸部進行前後活動，“虎顧”拉伸頸部的側面，二者對頸部全方位進行鍛煉。

【簡文】

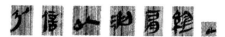

【釋文】

引倍（信—伸）以利肩綔（紟—筋）①。

【校注】

① 綔，通“紟”，繫衣服的帶子。《説文·系部》：“紟，从系，今聲。”筋，《説文·竹部》段玉裁注：“居銀切。”故“紟”“筋”音近。肩筋，肩部筋脉。

【譯文】

拉伸用以利於肩部筋脉。

【簡文】

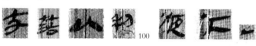

【釋文】

支（鳷）落以利₁₀₀夜（腋）下。

【譯文】

“鳷落”用以利於腋下部位。

【按語】

前文有："鴟落者,□□腰,撟一臂與足而偃。"一手叉腰,另一側手、足舉起,同時仰身。

【簡文】

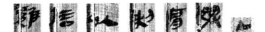

【釋文】

雞(鷄)信(伸)①以利肩婢(臂)②。

【校注】

① 雞信,導引術式名稱。雞,"鷄"的異體字。

② 婢,《説文·女部》段玉裁注："便俾切。"[1]臂,《説文·肉部》段玉裁注："卑義切。"[2]"婢"與"臂"音同,故"婢"通"臂",指胳膊。

【譯文】

"鷄伸"用以利於肩臂。

【按語】

馬王堆《導引圖》中的"伸"是拉伸肩臂的動作。

【簡文】

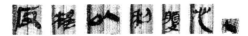

【釋文】

反摇(摇)①以利腹心②。

【校注】

① 反摇,導引術式名稱。

② 腹心,泛指胸腹部。前文有"肩臂",後文有"兩胠""胸背""腰""股

---

[1]〔漢〕許慎撰,〔清〕段玉裁注:《説文解字注》,上海古籍出版社,1988 年,第 616 頁。

[2]同上書,第 169 頁。

間”，指胸腹部位的詞語用了“腹心”，因而推斷“心”代指胸部，“腹”指腹部，“腹心”總括了胸腹部位。

【譯文】

“反摇”用以利於胸腹部。

【按語】

前文有：“反指者，并兩手，撟而後偃，極之。”兩手相并舉起，帶動身體向後仰，達到極限。按照這個動作，兩手手指應指向後面，故稱“反指”。以此推斷，“反摇”可能爲兩手在身體後面相合並摇動。

【簡文】

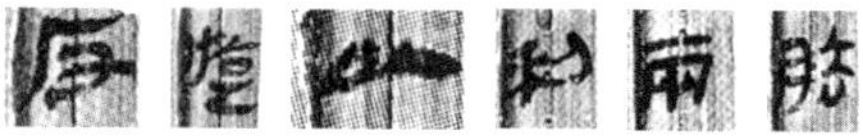

【釋文】

反旋[①]以利兩胠[②]。

【校注】

① 反旋，導引術式名稱。旋，旋轉畫圓。《莊子・達生》：“工倕旋而蓋規矩，指與物化而不以心稽。”成玄英疏：“旋，規也。規，圓也。”故“反旋”宜爲兩手在身後相合旋轉畫圓。

② 胠，脅肋部。《素問・咳論》：“肝咳之狀，咳則兩脅下痛，甚則不可以轉，轉則兩胠下滿。”王冰注：“胠，亦脅也。”

【譯文】

“反旋”用以利於兩側脅肋部。

【簡文】

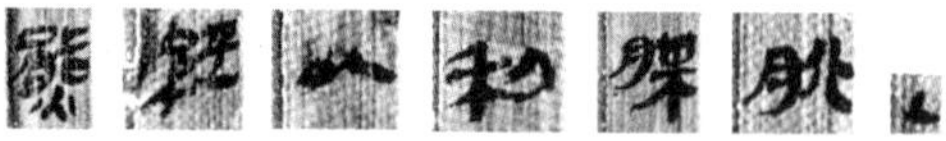

【釋文】

熊經以利腜（脢）背[①]。

【校注】

① 腜背,背部。腜,讀爲"脢",指的應是兩肩和背的上部。

【譯文】

"熊經"用以利於背。

【簡文】

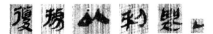

【釋文】

復據^①以利要(腰)。

【校注】

① 復據,導引術式名稱。從前文"復鹿""復車"的動作看,"撟兩手""并兩臂"都是兩手同時做的動作,"復"應指兩手同時做一個動作。據,按住,《莊子·漁父》:"左手據膝,右手持頤以聽。"復據,指兩手同時下按。

【譯文】

"復據"用以利於腰。

【簡文】

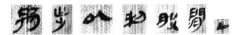

【釋文】

禹步^①以利股閒(間)^②。

【校注】

① 禹步,導引術式名稱。相傳夏禹治水積勞成疾,身病偏枯,行走艱難,故稱。《尸子·君治》:"禹於是疏河決江,十年未闚其家,手不爪,脛不毛,生偏枯之疾,步不相過,人曰禹步。"《法言·重黎》"巫步多禹。"晋李軌注:"(禹)治水土,涉山川,病足,故行跛也……而俗巫多效禹步。"故亦稱巫師、道士作法的步法爲禹步。偏枯爲中風後半身手足不遂的症狀,一側上下肢無力,走路時患肢需要髖關節帶動向前移動,患肢向前走一小步,健肢向

前跟進一小步,兩足始終一前一後,故"步不相過"。

② 閒,同"間"。股間,兩大腿部位。

【譯文】

"禹步"用以利於兩大腿。

【按語】

周家臺秦簡《醫方》中多處採用禹步與祝由結合的方法治療齲齒、心疾、癰、馬心、瘧等疾病,如"病心者,禹步三,曰:'皋!敢告泰山,泰山高也,人居之,□□之孟也。人席之,不知歲實。赤槐獨指,搯某瘕心疾。'即兩手搯病者腹"。

【簡文】

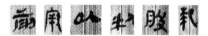

【釋文】

前厥①以利股劾(膝)。

【校注】

① 前厥,導引術式名稱。厥,叩首,《孟子・盡心下》:"若崩厥角稽首。"馬王堆《導引圖》有"俯厥"式,身體前俯,兩手按地,拉伸腿部筋脉。故"前厥"類似"俯厥"的姿勢。

【譯文】

"前厥"用以利於大腿和膝關節。

【簡文】

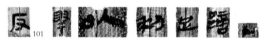

【釋文】

反₁₀₁掔(掔—腕)①以利足蹢②。

【校注】

① 反掔,導引術式名稱。掔,即"掔",同"腕"。《漢書・郊祀志》:"莫不

搚擘而自言有禁方能神仙矣。"顏師古注："擘,古手腕之字也。"唐柳宗元《箏郭師墓志》："布爪指,運掌擘。"何焯引潘緯曰:"擘,烏貫切,與'腕'同。"而此處作用部位在足,故應爲脚腕。反擘,即"反腕",指反脚腕。

② 蹢,蹄也。《詩經·小雅·漸漸之石》:"有豕白蹢,烝涉波矣。"《毛傳》:"蹢,蹄也。"足蹢,指足。

【譯文】

"反腕"以有利於足部。

【按語】

前文有:"反指者,并兩手,撟而後偃,極之。"仰身,兩手相并,極力指向後方。與之相對,反腕法可能爲兩脚相并抬起,脚趾極力後指,以此最大限度地牽引脚腕和足部。

【簡文】

【釋文】

跇指①以利足氣。

【校注】

① 跇指,導引術式名稱。

【譯文】

"跇指"用以利於足氣。

【按語】

前文有:"附足離翕,搖卅,曰斂指。""斂指"是活動足部,與"跇指"意義相近,"斂"與"跇"音近,故"跇指"似指"斂指"。

【簡文】

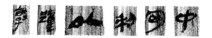

【釋文】

敦蹱（踵）^①以利匈（胸）中。

【校注】

① 敦蹱，即頓踵，提起脚跟然後落下引起身體振動。

【譯文】

"敦蹱"用以利於胸中臟腑。

【簡文】

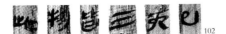

【釋文】

此物^①皆三而已。₁₀₂

【校注】

① 物，事，指每個導引法。《詩經·大雅·烝民》："有物有則。"《毛傳》："物，事也。"

【譯文】

每個導引動作都做三遍爲止。

【簡文】

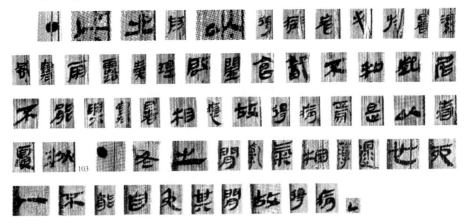

【釋文】

● 人之所以得病者,必於①暑濕風寒雨露②,奏(腠)理啓闔,食歙(飲)不和,起居不能與寒暑相應(應),故得病焉。是以春夏秋₁₀₃ ●③冬之閒(間),亂氣④相薄遝(沓)⑤也,而人不能自免其閒(間),故得病。

【校注】

① 於,介詞,自,從。

② 暑濕風寒雨露,致病原因。

③ ●,可能是誤點。

④ 亂氣,不符合季節時令之氣。《素問·四時刺逆從論》:“逆四時而生亂氣。”[1]與季節時令不相應的氣候變化爲“亂氣”。

⑤ 薄,《釋名·釋言語》:“薄,迫也。”人體與天氣相應,季節轉換時常常出現“亂氣相迫”。遝,通“沓”,衆多,重疊。薄沓,形容季節轉換時非常之氣雜亂相迫。

【譯文】

人之所以會生病,必定由於暑、濕、風、寒、雨、露,腠理開合失常,飲食不和,起居不能與寒暑變化相適應,所以得病。在夏、春、秋、冬季節轉化之時,亂氣此消彼長,人生活在其中,不能避免地受其影響,所以會生病。

【按語】

《引書》將六種致病外氣總結爲“暑”“濕”“風”“寒”“雨”“露”,針對導引適應症而言;《内經》所指外感六淫爲“風”“寒”“暑”“濕”“燥”“火”,針對所有的疾病。從二者的差異可以看出,導引所針對的疾病的病因多爲陰性外邪。

【簡文】

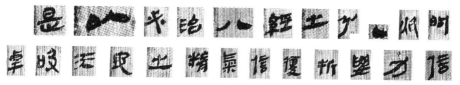

[1]郭靄春主編:《黃帝内經素問校注》,人民衛生出版社,2013 年,第 554 頁。

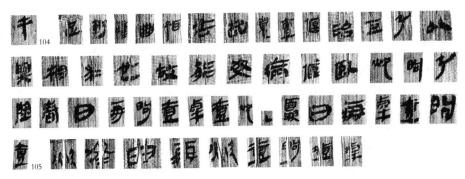

【釋文】

是以必治①八經之引②,炊(吹)昫(呴)虖(呼)吸天地之精氣③,信(伸)復(腹)④折要(腰),力信(伸)手104足,軹蹱(踵)⑤曲指,去起⑥寬亶⑦,偃治巨引⑧,以與相求⑨也,故能毋病。偃卧炊(吹)昫(呴),引隂(陰)⑩,春日再⑪昫(呴),壹虖(呼)壹炊(吹);夏日再虖(呼),壹昫(呴)壹105炊(吹);冬日再炊(吹),壹昫(呴)壹虖(呼)。

【校注】

① 治,用……治療。

② 八經,指人體的上、下、左、右及四個側面,泛指全身,包括腰、腹、手、足、踵、指等部位。八經之引,各種動作導引的統稱。

③ 吹昫呼吸天地之精氣,指吐納導引。《莊子・刻意》:"吹呴呼吸,吐故納新。"

④ 復,"腹"的訛字。

⑤ 軹,推。《説文・車部》:"軹,反推車令有所付也。"軹踵,意爲蹬脚跟。

⑥ 去起,卧、起兩個體位。

⑦ 亶,讀爲"袒"。《荀子・議兵》:"路亶者也。"楊倞注:"亶,讀爲袒。"寬亶,穿衣寬大鬆袒。

⑧ 偃,仰卧。治,安定。偃治,安静躺卧。巨,大。引,導引。巨引,大幅度充分導引。"偃治"與"巨引",前者爲静,後者爲動,描述導引有動有静,動静結合。

⑨ 以與相求,通過導引達到人與天地之氣相應。

⑩ 引陰,將"暑濕風寒雨露"這些屬陰的外感邪氣引出體外。

⑪ 再,兩次。

【譯文】

所以一定要用"八經之引"治療,吹、呴、呼、吸天地之精氣,伸展胸腹,彎曲腰背,用力拉伸手腳,蹬腳跟曲腳趾,無論起臥穿衣要寬大鬆祖,充分地仰俯拉伸,與天地相應,從而避免生病。躺臥時"吹""呴"吐納,導引體內邪氣外出,春天要兩次"呴",一次"呼",一次"吹";夏天要兩次"呼",一次"呴",一次"吹";冬天要兩次"吹",一次"呴",一次"呼"。

【按語】

"八經之引"是"伸腹折腰,力伸手足,軵踵曲指,去起寬宣,偃治巨引"的概括,指動作導引。"吹呴呼吸天地之精氣"指"偃臥吹呴,引陰,春日再呴,壹呼壹吹;夏日再呼,壹呴壹吹;冬日再吹,壹呴壹呼",即吐納導引。

【簡文】

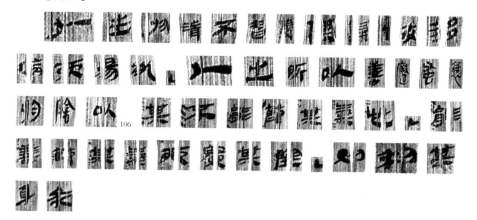

【釋文】

人生於清(情)①,不智(知)②愛其氣,故多病而易(易)③死。人之所以善蹶④,蚤(早)衰於陰⑤,以106其不能節其氣也。能善節其氣而實其陰(陰)⑥,則利其身⑦矣。

【校注】

① 清,"情"的訛字。情,情志。

② 智,"知"的借字。知,知道,懂得。

③ 易,"易"的訛字。易,容易。

④ 蹶,倒下。《説文·足部》:"蹶,僵也。"《説文·人部》:"僵,偃也。"段玉裁注:"僵謂仰倒。"《吕氏春秋·貴卒》:"鮑叔御公子小白僵。"善蹶,容易倒下,引申爲容易死亡。

⑤ 陰,五臟。《素問·著至教論》:"并於陰,則上下無常,薄爲腸澼。"王冰注:"陰謂藏也。"《素問·調經論》:"喜怒不節,則陰氣上逆。"[1]喜怒會導致陰氣上逆,"陰氣"指臟氣。《靈樞·百病始生》:"喜怒不節則傷臟,臟傷則病起於陰也。"[2]喜怒的情緒過多易傷及臟氣,而喜怒致病的原因在於傷臟氣,故病起於陰,也説明"陰"指"臟氣"。

⑥ 實其陰,實其五臟。

⑦ 利其身,利於其身體。

【譯文】

人生來都是有情志的,如果不愛惜自己的氣,就會更加容易生病,而且容易死亡。人之所以容易死亡,五臟之氣過早衰損,是因爲不能節制氣的消耗。如果善於節制氣的損耗而充實五臟之氣,就會有利於身體的保養。

【簡文】

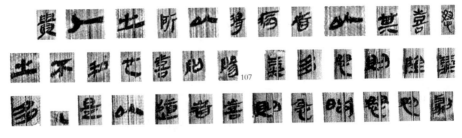

107

---

[1]郭靄春主編:《黄帝内經素問校注》,人民衛生出版社,2013年,第533頁。

[2]郭靄春編著:《黄帝内經靈樞校注語譯》,天津科學技術出版社,1989年,第434頁。

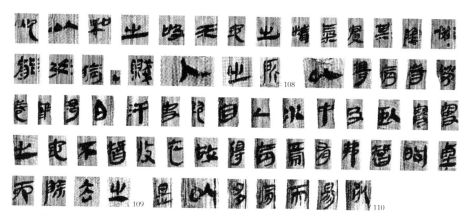

【釋文】

貴人①之所以得病者，以其喜怒之不和②也。喜則陽107氣多，怒則陰（陰）氣多。是以道（導）者③喜則急昫（呴）、怒則劇炊（吹）以和之，吸天地之精氣，實其陰（陰），故能毋病。賤人④之所108以得病者，勞卷（倦）飢渴，白汗⑤夬（決）⑥絶，自入水中，及臥寒突⑦之地，不智（知）收⑧衣，故得病焉。有（又）弗智（知）昫（呴）虖（呼）而除去之，109是以多病而易死。110

【校注】

① 貴人，富貴之人。

② 和，调和。

③ 道，“導”的借字。《説文·寸部》段玉裁注：“經傳多假道爲導，義本通也。”導者，導引之人。

④ 賤人，貧賤之人。

⑤ 白汗，大汗。[1]

⑥ 夬，“決”的訛字。《説文·水部》：“決，下流也。”指汗液流出。

⑦ 突，穿透。《説文·穴部》：“突，穿也。”指透風的地方。

⑧ 收，帽子，此處用作動詞，指戴帽子。《史記·五帝本紀》：“（堯）黃收純衣。”司馬貞《索隱》：“收，冕名。其色黃，故曰黃收，象古質素也。”《禮記·郊特牲》：“野夫黃冠。黃冠，草服也。”黃收，草帽。

---

[1] 范登脉：《“白汗”正詁》，《醫古文知識》2002 年第 1 期，第 26 頁。

【譯文】

富貴的人之所以容易生病,是因爲喜怒情緒不調和。喜樂過度則陽氣外浮,惱怒則陰氣上衝。導引之人喜樂過度時緊急吐氣發"呴"聲,惱怒時劇烈吐氣發"吹"聲,對情緒引起的亂氣進行調和,吸收天地的精氣,充實人體的五臟,因而可以免於生病。貧賤的人之所以生病,是因爲勞倦過度,飢飽失常,大汗淋漓而徑自入水受冷,以及睡在在寒冷透風的地方却不知道戴帽穿衣等,因此會生病。而且他們也不知道用"呴""呼"等導引法祛除侵入人體的邪氣,故生病較多且容易死亡。

【簡文】

【釋文】

● 治身欲與天地相求,猶橐籥①也,虛而不屈②,勤(動)③而俞(愈)④出。開⑤玄府⑥,啓繆門⑦,闔五臧(臟)⑧,逢(達)⑨九竅,利啓闔奏(腠)₁₁₁理,此利身之道也。燥則婁(屢)⑩虖(呼)婁(屢)臥,濕則婁(屢)炊(吹)毋臥實陰(陰),暑則精婁(屢)昫(呴),寒則勞身。此與燥濕寒暑相應(應)之道也。₁₁₂

【校注】

① 橐籥,古代冶煉時用以鼓風吹火的裝置,猶今之風箱。

② 屈,竭盡。《漢書·食貨志》:"生之有時,而用之亡度,則物力必屈。"顏師古曰:"屈,盡也。"虛而不屈,雖然空虛無物,其氣却不會窮盡。

③ 勤,"動"的訛字。

④ 俞,"愈"的借字。

⑤ 開,簡文爲▨,整理小組認爲本字爲"閉"字。《引書》"閉息以利交筋"亦有"閉"字,是完整的,爲▨,與本字不同。因竹簡中間有竪裂紋,導致右側顯示不清。字的下半部分似"開"字的殘餘,推斷此字宜爲"開"字。

⑥ 玄府,汗孔。

⑦ 繆,調和。《淮南子·天文》:"姑洗生應鐘,比於正音,故爲和。應鐘生蕤賓,不比正音,故爲繆。"王念孫《讀書雜志·淮南內篇》:"蕤賓是徵之變音,故亦不入於正音。不入於正音,則命名當有以別之,故謂之曰繆。繆之言穆,穆亦和也,言其調和正音也。"繆門,調和之門戶。

⑧ 臧,古同"臟",內臟。

⑨ 逢,"達"的訛字。達,通暢。

⑩ 婁,通"屢",多次,屢次。《漢書·嚴助傳》:"朝廷多事,婁舉賢良文學之士。"《説文·女部》段玉裁注:"婁之義又爲數也。此正如窗牖,麗廔之多孔也。而轉其音爲力住切。俗乃加尸旁爲屢字,古有婁無屢也。"

【譯文】

保養身體要效仿天地,好比一個大風箱,空虛但不窮盡,不斷運動就會產生越來越多的風力。打開汗孔,開啟調和之門,五臟內合,通利九竅,有利於腠理開合,這就是保養身體的方法。體內有燥氣,則多發"呼"聲調和,多躺卧休息;體內有濕氣,則多發"吹"聲調和,少躺卧,充實五臟;體內有暑氣,則專注吐氣多發"呴"聲;體內有寒氣,則多運動,鍛煉身體。這是與燥氣、濕氣、寒氣、暑氣相應的解決方法。

【按語】

"治身欲與天地相求,猶橐籥也。"治病要取法天地,人體與天地一樣,猶如一個大風箱，天地雖然廣闊空虛，但能量不會竭盡，人體之氣也不會窮盡。拉動風箱會產生能量，通過不斷呼吸吐納、導引屈伸也可使人體之氣充盈不竭。

《素問·調經論》："玄府不通，衛氣不得泄越。"[1]汗孔閉合，則衛氣鬱閉於內。《素問·水熱穴論》："腎汗出……外不得越於皮膚，客於玄府……所謂玄府者，汗空也。"[2]汗不能出於皮膚，故停留於汗孔，空即孔，玄府即汗孔。導引療法有發汗的效果，即開啓玄府，但是整理小組的釋文作"閉玄府"，文意不通。

從字形上看，"閉"似爲"開"字。觀察 ，發現此字並不完整，因竹簡中間有竪裂紋，導致中間靠右側部分不能顯示。《引書》中"閉息以利交筋"的"閉"字是完整的，書寫爲 。二者有所不同。第一，"門"的書寫不同，前者"門"的右側一竪上下突出，後者右側一竪很短，没有超出上下兩横。第二，下半部分的書寫不同，前者在下半部分一竪的左側有兩横（或一横一撇），右側因裂紋不顯示；後者顯示完整，在下半部分一竪左邊爲一横，右邊爲一横一折，但是這一折没有越過竪綫到達竪綫左邊。《引書》中没有其他"開"字，故無法對照。查《張家山漢簡文字編》，張家山漢簡中"開"字的字形有： （《二年律令》）、 （《二年律令》）、 （《蓋廬》）。"閉"字的字形有： （《脉書》）、 （《脉書》）、 （《脉書》）、 （《引書》）、 （《引書》）。《引書》中 的下面半個字形，與《蓋廬》《二年律令》中"開"字的左半部分相似。因此，從含義和字形兩方面推斷，此字宜爲"開"字。

---

[1] 郭靄春主編：《黃帝内經素問校注》，人民衛生出版社，2013年，第534頁。
[2] 同上書，第514—515頁。

第三章 《引書》解析

一、總 述

《引書》從日常養生、導引術式、病因、病機、病症、治法、治則等方面全面闡述了導引療法的内容,既有理論指導,又有實踐方法,堪稱一部中醫導引療法教科書。全文結構緊湊,内容完整有序,没有涉及巫術等内容,是一部導引發展成熟時期的作品,在中醫史上具有重要的文獻學和臨床學價值,對其内涵的挖掘和闡發具有重要意義。

《引書》各個部分排列井然有序,内容互不重複,前後文字相互呼應。大致按照原文順序,本章將其内容分爲六個部分進行論述。

第一,四時養生。從"春産、夏長、秋收、冬藏,此彭祖之道也"到"入宫從昏到夜少半止之,益之傷氣"。記述了順應四季節氣的日常活動,如小便、洗漱、吐納、飲食、房事時間等方面的具體操作,並將導引蘊含在其中。《引書》是一部重於實踐應用的導引指導書,反映了秦漢時期日常養生遵循四季節氣變化的規律,體現了天人相應的觀念。

第二,導引處方。從"舉胻交股,更上更下卅,曰交股"到"武指者,前左足,右手前指,伸臂"。記述了 41 個導引動作,有具體名稱和動作描述。41 條導引法的排列順序有一定的規律:前 9 條導引法,句式均爲"××(動作),曰××(名稱)",都是下肢動作,用於腿脚部的鍛煉;後 32 條導引法,句式均爲"××(名稱)者,××(動作)"。41 條導引法就是 41 個處方,這些導引處方不是盲目堆砌,而是進行過分類整理的,可以針對不同的病情加以運用,後文部位導引中就運用了其中的 6 條導引處方。

第三,病症導引。從"引内癉,危坐,仰頭"到"其齲也,益涿之"。記述了

44 種病症及其所用的導引療法,疾病種類包括内科、骨傷科、五官科、外科、男科等,另有一種難以釋讀的病症。病症導引部分的臨床應用特色表現爲:導引動作應用最多,呼吸吐納次之,十餘種病症使用了工具輔助,五種病症採用了他人輔助。説明肢體的牽引和呼吸吐納是主要導引方法,工具輔助比較常見,同時也存在他人輔助導引的現象,可見秦漢時期出現了專門指導和幫助人們用導引行氣療病的醫生。

第四,部位導引。從"閉息以利交筋"到"此物皆三而已"。記述人體24 個部位的導引方法,從頭到足,無一遺漏,説明導引具有預防和治療兩方面的作用。

第五,病因病機。對病因病機的認識分爲三個方面。第一是外氣因素,提出"暑""濕""風""寒""雨""露"六種外氣致病,病機論述緊扣導引療法的特點。氣候變化擾亂人體氣機,外邪侵襲人體體表,進而由表及裏,病機分析層層深入,論述完整。第二是情志因素,指出"人生於情,不知愛其氣,故多病而易死",情志不合多引起臟氣耗傷而致病。第三是生活條件,因生活貴賤而病,指出物質條件的匱乏以及生活環境的窘迫同樣可以致病,同時強調"貴人"善於採用導引吐納驅邪養生,"賤人"則不懂通過導引的方法驅逐邪氣,將此作爲"賤人"多病的原因之一,強調了導引的重要性。《引書》對外感或内傷引起的疾病都採用導引的方法進行治療,論述非常嚴密,後世導引書籍中對病因病機的論述無出其右者。

第六,治則治法。《引書》導引療法的治療總綱出自老子《道德經》第五章:"天地之間,其猶橐籥乎? 虛而不屈,動而愈出。"認爲通過不斷呼吸吐納、導引屈伸,可使人體之氣充盈不竭。《引書》的治療原則遵循人與自然相應的原則,保持人的筋脉通利、氣息和調,針對異常氣候變化引起的疾病採用動作導引和吐納導引,針對不同的季節採用相應的呼吸吐納方法預防疾病,注重情緒對人體之氣的影響,採用吐納導引的方法調和因情緒變化所引起的氣機逆亂。

本書將《引書》中的導引動作拍攝成照片和視頻[1],全面、立體、直觀地

---

[1] 觀看演示視頻,請掃本書附錄十中的二維碼。

展現《引書》的全部內容,更有助於對文字的內涵進行深入理解。其中有名稱而無動作描述的導引式,包括"熊經""前據""虎顧""猿行""後復""鷂落""周脉循腠理""鷄伸""反摇""反旋""復據""禹步""前厥""反腕""趺指"等,將結合字義、作用的部位和治療的病症、相關記載等,擬定其動作。

二、四 時 養 生

(一) 原　　文

春産、夏長、秋收、冬藏,此彭祖之道也。春日,早起之後,棄水,澡漱,洒齒,呴,被髮,遊堂下,逆露之清,受天之精,飲水一杯,所以益壽也。入宫從昏到夜大半止之,益之傷氣。夏日,數沐,希浴,毋暮起,多食菜。早起,棄水之後,用水澡漱,疏齒,被髮,步足堂下,有閒而飲水一杯。入宫從昏到夜半止,益之傷氣。秋日,數浴沐,飲食飢飽恣身所欲。入宫以身所利安,此利道也。冬日,數浴沐,手欲寒,足欲温,面欲寒,身欲温,卧欲暮起,卧伸必有正也。入宫從昏到夜少半止之,益之傷氣。

(二) 解　　析

《引書》開篇即論長壽養生之道,提出:"春産、夏長、秋收、冬藏,此彭祖之道也。"這與《内經》養生思想是一致的,《素問·四氣調神大論》有"春氣之應,養生之道""夏氣之應,養長之道""秋氣之應,養收之道""冬氣之應,養藏之道"[1]等論述。《靈樞·本神》曰:"智者之養生也,必順四時而適寒暑……如是則僻邪不生,長生久視。"[2]順應四時寒暑變化進行調攝是養生延年的重要内容。《素問·上古天真論》曰:"和於陰陽,調於四時。"王冰注:"適中於四時生長收藏之令,參同於陰陽寒暑升降之宜。"[3]人與天地相應,

---

[1] 郭靄春主編:《黄帝内經素問校注》,人民衛生出版社,2013年,第15—19頁。
[2] 郭靄春編著:《黄帝内經靈樞校注語譯》,天津科學技術出版社,1989年,第82頁。
[3] 郭靄春主編:《黄帝内經素問校注》,人民衛生出版社,2013年,第12頁。

順應四時陰陽寒暑變化，遵循"春産、夏長、秋收、冬藏"的自然規律，方能像彭祖一樣長生久視。《春秋繁露·循天之道》曰："天地之化，春氣生而百物皆出，夏氣養而百物皆長，秋氣殺而百物皆死，冬氣收而百物皆藏。"[1]春夏秋冬爲天地之氣變化而生，順應四時之變即順應天地之化。《管子·形勢解》云："春者，陽氣始上，故萬物生。夏者，陽氣畢上，故萬物長。秋者，陰氣始下，故萬物收。冬者，陰氣畢下，故萬物藏。故春夏生長，秋冬收藏，四時之節也……起居時，飲食節，寒暑適，則身利而壽命益。起居不時，飲食不節，寒暑不適，則形累而壽命損。"[2]強調了養生不僅要適應四時節氣變化，還要飲食節制，起居規律。可見，順應四時之變的養生思想在秦漢時期便形成了。

養生必合於道，《素問·上古天真論》曰："上古之人，其知道者，法於陰陽，和於術數，食飲有節，起居有常，不妄作勞，故能形與神俱，而盡終其天年，度百歲乃去。"[3]上古之人保養生命必合於大道，遵循天地陰陽時節之變化，按照四時氣候變化安排生活，飲食有節制，起居有定法，不過度勞累，從而保持神形和調而健旺，得以無疾病而盡其自然壽命，百餘歲乃終。《内經》按照養生成就從高到低將人分爲"真人""至人""聖人""賢人"等不同的層次，其"把握陰陽，呼吸精氣，獨立守神，肌肉若一，故能壽敝天地，無有終時，此其道生""去世離俗，積精全神""外不勞形於事，内無思想之患，以恬愉爲務，以自得爲功"[4]等境界，正是中醫氣功追求的目標。導引是中醫氣功的主要方法，《引書》開篇講四時日常調攝，暗合《内經》"調於四時"之旨。不同之處是，《引書》更加詳細地叙述了四季日常的養生方法，涉及起居時間、小便、洗漱、刷牙、吐納、活動、飲水、房事時間、沐浴、飲食、寒溫等方面（詳見表3-2-1）。對日常起居調攝内容描述得如此詳盡，在同時期其他書籍中並不常見。

---

[1] 曾振宇注説：《春秋繁露》，河南大學出版社，2009年，第362—363頁。
[2] 〔唐〕房玄齡注，〔明〕劉績補注：《管子》，劉曉藝校點，上海古籍出版社，2015年，第392頁。
[3] 郭靄春主編：《黄帝内經素問校注》，人民衛生出版社，2013年，第3頁。
[4] 同上書，第12—13頁。

表 3-2-1 四 時 養 生

季 節	春 季	夏 季	秋 季	冬 季
起居時間	早起	毋暮起……早起		臥欲暮起,臥伸必有正
小便	棄水	棄水		
洗漱	澡漱	用水澡漱		
刷牙	洒齒	疏齒		
吐納	呴			
活動	被髮,遊堂下,逆露之清,受天之精	被髮,步足堂下		
飲水	飲水一杯	有閒而飲水一杯		
房事時間	入宮從昏到夜大半止之,益之傷氣	入宮從昏到夜半止,益之傷氣	入宮以身所利安	入宮從昏到夜少半止之,益之傷氣
沐浴		數沐,希浴	數浴沐	數浴沐
飲食		多食菜	飲食飢飽恣身所欲	
寒溫				手欲寒,足欲溫,面欲寒,身欲溫

從上表可以看出,四季均提到房事時間,三季提到起居時間(春、夏、冬)、沐浴(夏、秋、冬),飲食在夏、秋二季提到,小便、洗漱、刷牙、活動、飲水僅在春、夏二季提到,吐納僅在春季提到,寒溫僅在冬季提到,説明不同季節養生的側重點有所不同。《引書》詳細記述了每個季節的養生內容,因四季不同的氣候特點産生差異化的日常養生保健方式。

春日,陽氣升發,去陳出新,育養萬物。《素問・四氣調神大論》曰:"春三月,此謂發陳。"[1]春季養生要吐故納新。"生而勿殺,予而勿奪,賞而勿罰,此春氣之應養生之道也。"王冰注:"春氣發生,施無求報,故養生者,必順於時也。"[2]春日順時養生,要給予、隨順,不能嗔怒,要充分疏發肝氣,促進各臟器氣機調和。"夜卧早起,廣步於庭,被髮緩形,以使志生。"《引書》亦提到"早起""被髮""遊堂下"等相同內容。除此之外,《引書》對春日日常起居調攝還有更加細緻的描述。《引書》曰:"春日,早起之後,棄水,澡漱,洒齒,呴,被髮,遊堂下,逆露之清,受天之精,飲水一杯,所以益壽也。入宮從昏到夜大半止之,益之傷氣。"晨起後小便、洗臉、刷牙,這些內容與現代人的生活習慣是一致的,説明秦漢時期已經開始重視晨起的衛生保健。清潔之後,做吐納導引,調匀呼吸,呼氣時緩慢柔和地發"呴"的聲音,用以調暢肝臟氣機,順應春季升發之氣。春季與肝相應,《太清·導引服氣存思》:"嘘屬肝。""嘘"與"呴"同音,通過發"嘘"聲以調達肝氣。春季清晨用"呴"字吐納導引,是與季節相應的肝臟保養方法。披髮而不束,亦爲疏發之意。堂下漫步,迎面撲來晨露清新之氣,感受明淨天氣之精華的滋養,身心愉悦暢達。然後飲一杯溫水,醒脾益胃,使胃腸開始蠕動,引起食欲,爲早餐做準備。這些是春季早上需要做的養生保健之法。房事時間則安排在日暮到夜半之後,超過這個時間就會傷到正氣。

夏日,萬物繁茂,花團錦簇,一派盛象。《素問·四氣調神大論》:"夏三月,此謂蕃秀。"王冰注:"陽自春生,至夏洪盛,物生以長,故蕃秀也。"[3]《引書》:"夏日,數沐,希浴,毋暮起,多食菜。早起,棄水之後,用水澡漱,疏齒,被髮,步足堂下,有閒而飲水一杯。入宮從昏到夜半止,益之傷氣。"夏天宜早起,充分利用白天的陽氣。《素問·四氣調神大論》:"夜卧早起,無厭於日,使志無怒,使華英成秀,使氣得泄,若所愛在外,此夏氣之應,養長之道也。"[4]夏季日長夜短,有利於樹木生長繁茂,要多在户外活動,出汗使氣得

---

[1] 郭靄春主編:《黄帝内經素問校注》,人民衛生出版社,2013 年,第 15 頁。
[2] 同上。
[3] 同上書,第 17 頁。
[4] 同上。

以宣泄，這是夏日養護生長之道。《素問·四氣調神大論》："春夏養陽。"[1]
春夏要藉助該季節陽氣旺盛以長養自身陽氣。"沐""浴"是去除頭身之垢。
《論衡·譏日》："沐者，去首垢也，洗去足垢，盥去手垢，浴去身垢，皆去一形
之垢。"頭在上，爲陽，天氣炎熱，易汗出，宜多洗頭去除頭垢。夏季的高溫天
氣促使皮膚腠理開泄，而洗浴亦有疏泄腠理、打開毛孔的作用，故夏季洗浴
也要有度，以免疏泄太過而耗傷正氣。夏季萬物繁茂，是各種蔬菜生長成熟
的季節，要多吃時令蔬菜，補充人體水分和營養。夏日清晨早起之後，用水
洗臉、刷牙，先清潔日常生理衛生。披散着頭髮，在堂下漫步一會兒，充分感
受夏季朝陽之陽氣。然後飲一杯水，醒脾開胃。房事時間安排在黃昏到子
時之間，否則會傷氣。

　　秋日，繁華落幕，萬物平定。《素問·四氣調神大論》："秋三月，此謂容
平。"王冰注："萬物夏長，華實已成，容狀至秋，平而定也。"[2]自然萬物由夏
之繁盛到秋之衰落，故秋季養生亦當順應時氣，注重收斂心神。《引書》曰：
"秋日，數浴沐，飲食飢飽恣身所欲。入宮以身所利安，此利道也。"秋季要多
洗頭洗澡，保持身體清爽，與秋季乾燥相應。飲食多少根據身體需要而定，
秋季開始長養氣血，爲冬藏做準備。房事亦根據身體需要而定，這是利於養
生之道。《素問·四氣調神大論》："秋冬養陰。"[3]充足的睡眠利於養陰。
《素問·四氣調神大論》："天氣以急，地氣以明，早卧早起，與鷄俱興，使志安
寧，以緩秋刑，收斂神氣，使秋氣平，無外其志，使肺氣清，此秋氣之應，養收
之道也。"[4]秋季天高雲淡，風氣漸盛，少雨少霧，氣候乾燥，天氣明朗。此
時要早睡早起，使心神安定，以緩和秋季的肅殺之氣，要收斂自己的精神，避
免耗散神氣。秋燥亦傷肺，故秋季要保持肺氣暢通，清燥潤肺。這是與秋氣
相應的養護收斂之道。

　　冬日，萬物蟄伏。《素問·四氣調神大論》："冬三月，此謂閉藏。"王冰

---

[1]郭靄春主編：《黃帝內經素問校注》，人民衛生出版社，2013年，第23頁。
[2]同上書，第18頁。
[3]同上書，第23頁。
[4]同上書，第18頁。

注:"草木凋,蟄蟲去,地户閉塞,陽氣伏藏。"[1]冬季草木凋零,動物魚蟲開始蟄伏,冰雪寒冷,陽氣閉藏。《引書》曰:"冬日,數浴沐,手欲寒,足欲溫,面欲寒,身欲溫,臥欲暮起,臥伸必有正也。入宫從昏到夜少半止之,益之傷氣。"冬季要多洗頭洗澡,洗浴用熱水,可以促進全身氣血運行,陽氣敷布全身,有助於身體和肢體末端保持溫暖。手和臉要保持涼爽,足和身體要保持溫暖。手和臉没有衣物遮蓋,故手與面部的溫度要與外界相應,纔不容易生病。足和身體有衣物保暖,是陽氣伏藏之處,要保持溫暖,以免耗散陽氣。《脉書》:"氣者,利下而害上,從煖而去清,故聖人寒頭而煖足。"氣沉在下爲有利,浮在上會生病,因此足要溫暖,頭要清爽。冬季宜晚起,保持睡眠充足,睡覺姿勢要舒展。房事時間安排在黄昏到子時之前,否則會傷氣。冬季要注重養護陽氣,《素問·四氣調神大論》:"水冰地坼,無擾乎陽,早臥晚起,必待日光,使志若伏若匿,若有私意,若已有得,去寒就溫,無泄皮膚,使氣亟奪,此冬氣之應,養藏之道也。"[2]冬季天凍地坼,冰雪皚皚,寒氣逼人,陽氣伏藏於内。此時養生要早臥晚起,日出而起,日落則息。神氣内藏,避免外泄。保持身體溫暖,不要過度發汗而消耗正氣。這是與冬氣相應的養護閉藏之道。

綜上所述,《引書》是一部非常實用的中醫臨床書籍。《引書》和《素問》的春季養生思想是一致的,前者重實踐,後者則側重理論指導。《引書》具有很強的實用性,對起居飲食描述得更加細緻,如小便、洗漱、刷牙、飲水、房事時間等,並且採用吐納導引法疏通臟腑氣機。二者雖然側重點有所區別,但都遵循"春産、夏長、秋收、冬藏"的原則。《素問·四氣調神大論》:"賊風數至,暴雨數起,天地四時不相保,與道相失,則未央絶滅。唯聖人從之,故身無奇病,萬物不失,生氣不竭。"王冰注:"道非遠於人,人心遠於道,唯聖人心合於道,故壽命無窮。從,猶順也,謂順四時之令也。然四時之令不可逆之,逆之則五臟内傷而他疾起。"[3]四時氣候變遷是一直存在的,我們要做的就

---

[1]郭靄春主編:《黄帝内經素問校注》,人民衛生出版社,2013年,第19頁。
[2]同上。
[3]同上書,第21頁。

是認清四時氣候的變化，順應其變化，調整自己的養生方式，使身體適應自然環境而免於疾病的發生。《論六家要旨》："夫春生夏長，秋收冬藏，此天道之大經也，弗順則無以爲天下綱紀，故曰'四時之大順，不可失也'。"[1]《內經》重視四時精神調攝，《引書》中春日養生採用呼吸吐納調達肝氣，勿使肝氣壅滯，就是導引調節情志的方法。養生之道，不僅要適應四時之寒温，還要隨順季節之氣調節情志，使陰陽之氣不過度耗散，這樣纔能延年益壽。

秦漢時期四時養生的理論和實踐體系已經形成，具體應用除導引外，還有四時服氣法，如馬王堆帛書《却穀食氣》："春食一去濁陽，和以銑光、朝霞……夏食一去湯風，和以朝霞、沆瀣……秋食一去□□、霜霧，和以輸陽、銑光……冬食一去淩陰，和以端陽、銑光、輸陽、輸陰。"這些日常養生方法充分體現了天人相應的中醫思想，符合《內經》所提倡的"不治已病治未病，不治已亂治未亂"的理念，可見秦漢時期"治未病"的觀念已經深入人心。

三、導引處方

《引書》記載了 41 條具體的導引法，是目前發現的最早的導引術式的文字描述。導引術式是導引療法的具體操作，是實踐導引療法的核心內容。《引書》記載的導引術式非常完整，包括導引名稱和操作方法兩部分。

（一）舉胻交股，更上更下卅，曰交股

【操作】

交股：卧位，兩小腿抬起，兩大腿交叉，交替上下，三十次。（圖 3-3-1、圖 3-3-2）

---

[1]〔漢〕司馬遷著：《史記》，易行、孫嘉鎮校訂，綫裝書局，2006 年，第 544 頁。

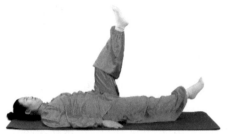
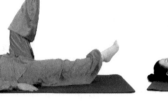

圖 3-3-1　交股 1　　　　　　　圖 3-3-2　交股 2

【機理探討】

兩腿伸直,上下交替運動,大腿相交。因兩腿騰空,需要腰腹部力量的支撐。兩腿上下運動,可以舒暢下肢經絡,包括足三陰經(足太陰脾經、足厥陰肝經、足少陰腎經)和足三陽經(足陽明胃經、足少陽膽經、足太陽膀胱經)。下肢六經絡屬的臟腑分布在腹部及腰部,其中脾、胃、肝、膽均與飲食消化相關,腎、膀胱主水液,腎氣充盛與否與人體健康息息相關。《素問·靈蘭秘典論》:"腎者,作强之官,伎巧出焉。"腰部是否强壯、腎氣是否强盛,直接關係到人體運動是否靈活。因此,該動作功效爲强腰固腎,健運胃腸。

(二) 伸脛屈指卅,曰尺汙

【操作】

尺汙:卧位,伸小腿,屈脚趾,三十次。(圖 3-3-3、圖 3-3-4)

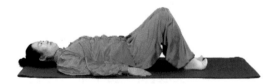

圖 3-3-3　尺汙 1

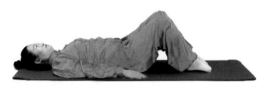

圖 3-3-4　尺汙 2

【機理探討】

小腿伸直,兩脚背屈、蹠屈,脚趾向上、向下活動,可以活動小腿、腕關節和脚趾。腿足部筋脉連及腰腹,也可以治療腰腹部病症。故其功效爲健胻活腕,活絡脚趾,强腰運脾。

(三) 附足離翁,摇卅,曰斂指

【操作】

斂指:臥位,兩足并攏抬起,一開一合,擺動三十次。(圖 3-3-5、圖 3-3-6)

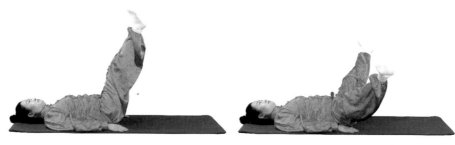

圖 3-3-5　斂指 1　　　　　圖 3-3-6　斂指 2

【機理探討】

躺臥,兩腿抬起,左右開合,可以鍛煉兩腿及腰腹部。下肢六經連及腰腹。故其治療功效爲舒筋健腿,固腎健脾。

【按語】

後文有:"趺指以利足氣。"

(四) 伸胻直踵,并摇卅,曰埤垸

【操作】

埤垸:臥位,伸小腿,豎脚跟,合并兩腿,摇動三十次。(圖 3-3-7、圖 3-3-8)

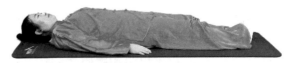

圖 3 - 3 - 7　埤堄 1

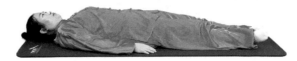

圖 3 - 3 - 8　埤堄 2

【機理探討】

　　兩小腿伸直,脚跟蹬直,兩脚相并,左右摇動,可以拉伸小腿後部筋脉,同時疏通下肢六經,活動腰腹部。故其功效爲舒筋健腿,强腰固腎,健運脾胃。

（五）纍足,指上,摇之,更上更下卅,曰纍動

【操作】

　　纍動:卧位,脚趾朝上,兩脚一上一下,踵、趾相接,摇動,兩脚上下更替,共三十次。(圖 3 - 3 - 9、圖 3 - 3 - 10)

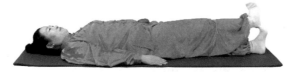

圖 3 - 3 - 9　纍動 1

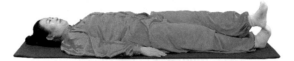

圖 3 - 3 - 10　纍動 2

【機理探討】

　　躺卧,兩腿抬起,兩脚踵、趾相接,上下疊放,左右摇動,可以鍛煉下肢筋脉及腰腹部。其功效爲健腿强腰,健運胃腸。

（六）左右屈肕，更進退卅，曰襲前

【操作】

襲前：臥位，兩小腿屈曲，交替進退，三十次。（圖 3 - 3 - 11、圖 3 - 3 - 12）

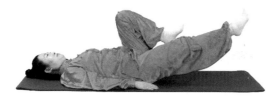

圖 3 - 3 - 11　襲前 1

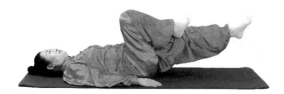

圖 3 - 3 - 12　襲前 2

【機理探討】

躺臥，兩腿抬起，兩小腿前後交替前伸，可以鍛煉下肢及腰腹部。其功效爲健腿通絡，固腎運脾。

（七）以足摩肕，陰陽各卅而更

【操作】

臥位，以一側足按摩另一側小腿，內側面和外側面各三十次，然後兩腿更替，動作如前。（圖 3 - 3 - 13、圖 3 - 3 - 14、圖 3 - 3 - 15、圖 3 - 3 - 16）

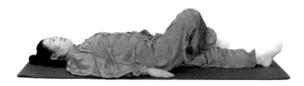

圖 3 - 3 - 13　以足摩肕 1

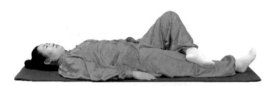

圖 3 - 3 - 14　以足摩胻 2

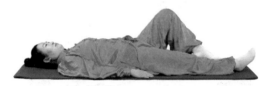

圖 3 - 3 - 15　以足摩胻 3

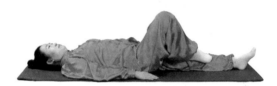

圖 3 - 3 - 16　以足摩胻 4

【機理探討】

躺卧，一側足摩擦另一側小腿内外側面，兩腿交替進行。該動作可疏通位於兩腿内側面的足三陰經。故其功效爲健腿舒筋，固腎健脾。

（八）正伸兩足卅，曰引陽筋

【操作】

引陽筋：卧位，伸直兩脚，三十次。（圖 3 - 3 - 17、圖 3 - 3 - 18）

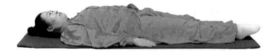

圖 3 - 3 - 17　引陽筋 1

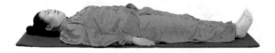

圖 3 - 3 - 18　引陽筋 2

【機理探討】

躺卧,兩脚蹠屈,牽拉足陽明胃經,活動脚及小腿部。其功效爲强健腿脚,健運脾胃。

（九）摩足跗各卅而更

【操作】

卧位,以一側足按摩另一側足背三十次,然後兩脚更換,動作如前。（圖3－3－19、圖3－3－20）

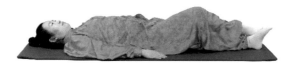

圖3－3－19　摩足跗1

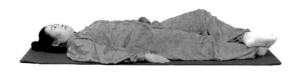

圖3－3－20　摩足跗2

【機理探討】

躺卧,一足摩擦另一足足背,兩足交替進行。該動作可以疏通脚背部的足三陽經氣血,活動腿部。其功效爲活絡腿足,健運脾胃。

（十）引尻者,反錯手,背而前俯

【操作】

引尻:兩手手指交叉,置於身後,身體前俯。（圖3－3－21、圖3－3－22）

【機理探討】

站立,兩手身後交叉上舉,身體彎腰前俯,可以大幅度拉伸腰部,治療腰背部疾患。背部爲足太陽經走行,該經位於人體背面,從頭至足,通過前俯可以最大限度拉伸足太陽膀胱經,暢通足太陽膀胱經氣血。腰部以下足太

129

陽膀胱經走行與坐骨神經分布有重合之處,通過拉伸足太陽經,可以强腰固腎,舒筋活絡。

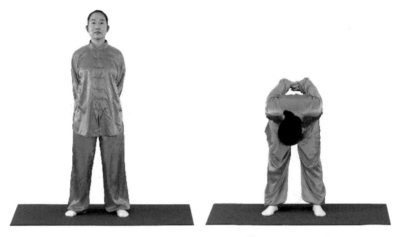

圖 3 - 3 - 21　引尻 1　　　　圖 3 - 3 - 22　引尻 2

(十一) 陽見者,反錯手,背而仰,後顧

【操作】

陽見:兩手手指交叉,置於身後,上身和頭部後仰,目視後方。(圖 3 - 3 - 23、圖 3 - 3 - 24)

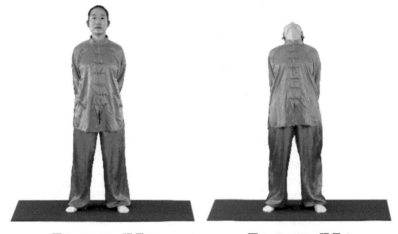

圖 3 - 3 - 23　陽見 1　　　　圖 3 - 3 - 24　陽見 2

【機理探討】

兩手交叉向後用力,頭部後仰,可以拉伸面部、頸部筋脉,活動項部、肩背部筋脉。頭部爲手三陽經(手陽明大腸經、手太陽小腸經、手少陽三焦經)和足三陽經(足陽明胃經、足少陽膽經、足太陽膀胱經)相交之處,頭部後仰,有助於手、足三陽經特別是足陽明胃經和足太陽膀胱經的氣血通暢。故該式功效爲活絡肩頸,疏通腰背,寬胸理氣。

【按語】

後文有:"引辟……陽見十。""陽見以利目。"

(十二) 窮視者,反錯手,背而俯,後顧踵

【操作】

窮視:兩手手指交叉,置於身後,身體前俯,頭轉向後,最大程度地看自己的脚跟。(圖 3‐3‐25、圖 3‐3‐26)

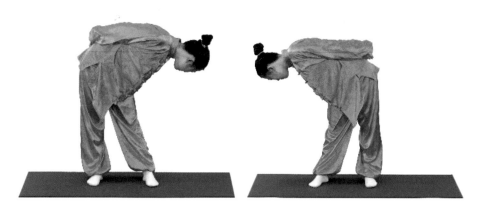

圖 3‐3‐25　窮視 1　　　　　圖 3‐3‐26　窮視 2

【機理探討】

兩手交叉向後用力,頭部旋轉向後看脚跟,可以拉伸體側足少陽膽經,治療胸脅脹滿等體側病症。肝、膽筋脉相互絡屬,肝開竅於目,亦可治療目病。故該式功效爲疏肝理氣,寬脅明目。

（十三）側比者，反錯手，背而卑，突肩

【操作】

側比：兩手手指交叉，置於身後，頭偏向一側，聳肩。（圖 3 - 3 - 27、圖 3 - 3 - 28）

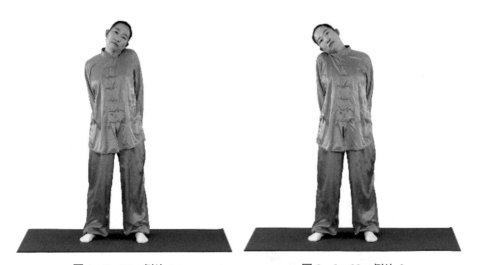

圖 3 - 3 - 27　側比 1　　　　　　圖 3 - 3 - 28　側比 2

【機理探討】

兩手後背，兩肩上聳，頭部偏向一側，可以活動肩頸部肌肉，拉伸頭頸側面。耳在頭側，爲手三陽經行經之處，可以治療頸肩不適、耳鳴、耳聾等。該姿勢功效爲活絡頸肩，疏筋聰耳。

【按語】

後文有："引辟……側比十。""側比以利耳。"

（十四）梟沃者，反錯手，背而揮頭

【操作】

梟沃：兩手手指交叉，置於身後，頭部左右擺動。（圖 3 - 3 - 29、圖 3 - 3 - 30）

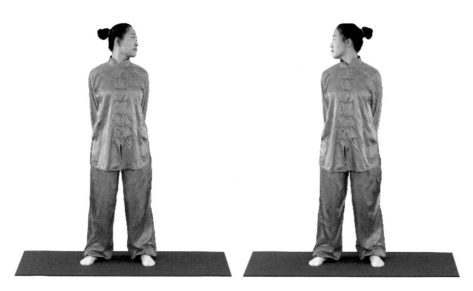

圖3-3-29 梟沃1　　　　　　圖3-3-30 梟沃2

【機理探討】

兩手交叉於身後,頭部左右擺動,可以拉伸頭頸側面筋脉。本動作與"側比"相比,沒有聳肩動作,更側重頭部擺動的靈活性。其功效爲健運頭頸,疏通肩背。

【按語】

後文有:"引瘛……梟沃卅……梟沃卌……梟沃五十。""引辟……梟沃十。""梟沃以利首輠。"

(十五) 旋伸者,錯手,撟而後揮

【操作】

旋伸:兩手手指交叉,兩手高舉並向後擺動。(圖3-3-31、圖3-3-32)

【機理探討】

兩手交叉,向上舉高並向後擺動,可以拉伸體前足陽明胃經及體側足少陽膽經,梳理三焦氣機。故該動作功效爲健脾疏肝,理氣舒筋。

133

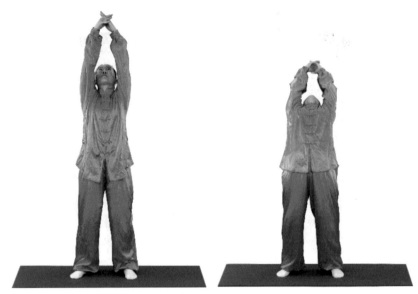

圖 3 - 3 - 31　旋伸 1　　　　　　圖 3 - 3 - 32　旋伸 2

（十六）梟鵜者，反錯手，背而縮頸甄頭

【操作】

梟鵜：兩手手指交叉，背於身後，縮頸，頭部上下抖動。（圖 3 - 3 - 33、圖 3 - 3 - 34）

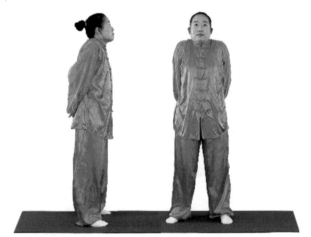

圖 3 - 3 - 33　梟鵜 1

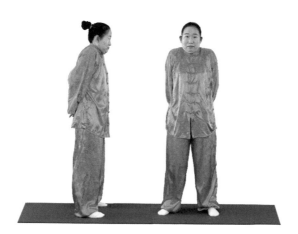

圖 3-3-34 梟鶉 2

【機理探討】

兩手背於身後，縮頸，頭部上下抖動，可以充分活動頸部的前後面。活動前面利於咽喉、胸肺；活動後面，足太陽膀胱經行於頭項及背部，聳肩並上下抖頭，可較大幅度活動足太陽經。故該動作功效爲舒頸活絡，宣肺利咽。

【按語】

後文有："梟鶉以利柎項。"

（十七）折陰者，前一足，錯手，俯而反鈎之

【操作】

折陰：一足向前，兩手手指交叉，彎腰低頭前俯，兩手向前努至前足。（圖 3-3-35、圖 3-3-36）

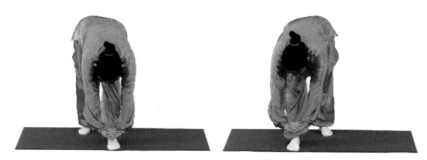

圖 3-3-35 折陰 1　　　　圖 3-3-36 折陰 2

【機理探討】

一足向前,兩手交叉努向前足,可以拉伸腰背部,收縮腹部。故該動作功效爲活絡腰背,健運胃腸。

(十八) 雋周者,錯兩手而俯仰,并揮之

【操作】

雋周:兩手手指交叉,身體前俯,然後身體後仰,兩手相并,左右擺動。(圖3-3-37、圖3-3-38、圖3-3-39、圖3-3-40)

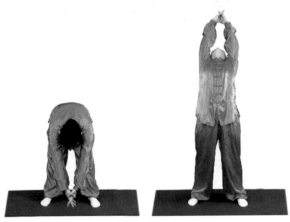

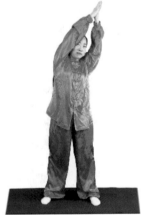

圖3-3-37　雋周1　　　　圖3-3-38　雋周2

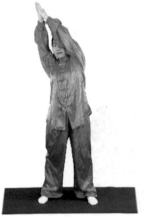

圖3-3-39　雋周3　　　　圖3-3-40　雋周4

【機理探討】

　　兩手交叉,身體先前俯再後仰,兩手左右擺動。前俯時拉伸腰背及腿後部,即足太陽膀胱經;後仰時拉伸胸腹及大腿前側,即足陽明胃經;左右擺動時拉伸體側面,即足少陽膽經。故該動作可以進行整體活動,功效爲舒筋活絡,疏肝健脾,理氣活血。

（十九）蠱興者,屈前膝,伸後,錯兩手,據膝而仰

【操作】

　　蠱興:前腿屈曲,後腿伸直,兩手手指交叉,兩手按於前膝,仰身。（圖3－3－41、圖3－3－42)

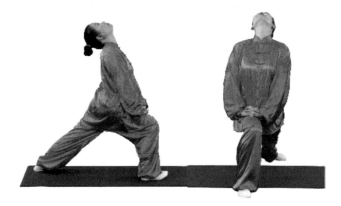

圖3－3－41　蠱興1

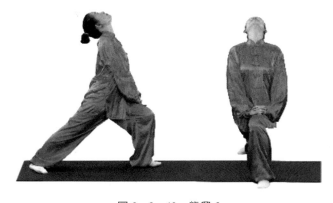

圖3－3－42　蠱興2

【機理探討】

兩腿前後打開,前曲後伸成弓步,兩手交叉按於前腿並仰身,可以拉伸後腿及腰背部,舒展胸腹部。故該動作功效爲健腿强腰,理氣健脾。

(二十) 引膝者,屈前膝,伸後,錯手,撟而後旋

【操作】

引膝: 前腿屈膝,後腿伸直,兩手手指交叉,兩手舉起向後旋轉。(圖3-3-43、圖3-3-44)

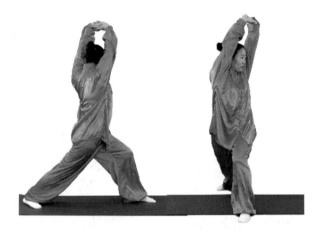

圖3-3-43 引膝1

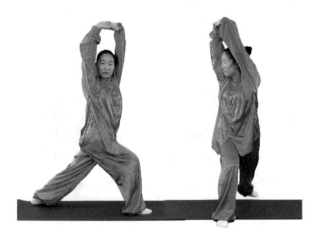

圖3-3-44 引膝2

【機理探討】

弓步，兩腿前屈後伸，兩手交叉，向上舉起並旋向後方，可以拉伸肩背部、脅肋部及後腿。故該動作功效爲強健肩背，理氣舒脅，固腰健腿。

（二十一）蛇甄者，反錯手，背，囓而甄頭

【操作】

蛇甄：兩手手指交叉，背於身後，頭部上下振動並叩齒。（圖 3－3－45、圖 3－3－46）

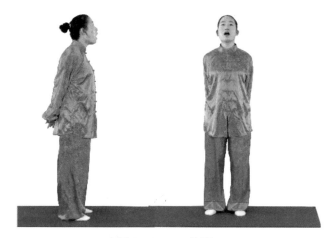

圖 3－3－45　蛇甄 1

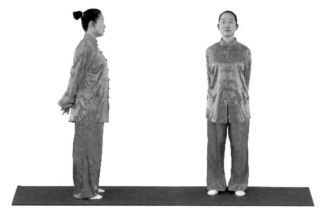

圖 3－3－46　蛇甄 2

【機理探討】

兩手交叉於背後,頭部上下振動並叩齒出聲,可以活動頸部前後側及頭部。上下牙齒隨着頭部上下振動而咬合出聲,可以堅固牙齒。齒爲骨之餘,腎主骨,叩齒有固腎作用。故該式動作功效爲活絡頭頸,堅齒固腎。

【按語】

前文有:"梟鸇者,反錯手,背而縮頸甄頭。"

(二十二) 傅尻,手傅☐

【操作】

略。

(二十三) 大決者,兩手據地,前後足出入間

【操作】

大決:兩手按在地上,兩足一前一後,在兩手間交替轉換前後位置。(圖 3 - 3 - 47、圖 3 - 3 - 48)

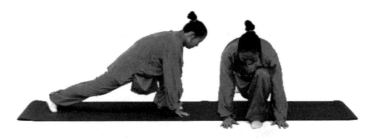

圖 3 - 3 - 47　大決 1

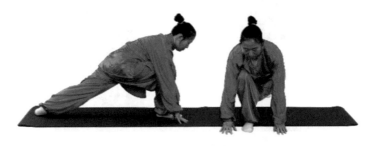

圖 3 - 3 - 48　大決 2

【機理探討】

兩手按地,兩腿弓步,前後大張,牽拉前陰部,前後轉換兩足,可以拉伸大腿根部及內側筋脉。足厥陰肝經循行在大腿內側並繞陰器,該姿勢可以拉伸足厥陰經。故其功效爲舒筋利陰,活絡腰腿。

(二十四) □□者,大決足,右手據左足而俯,左右

【操作】

□□:兩腿左右張開,俯身,右手按左足,然後左手按右足。(圖 3 - 3 - 49、圖 3 - 3 - 50)

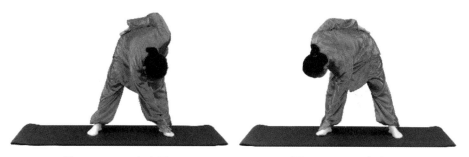

圖 3 - 3 - 49　大決足 1　　　　　圖 3 - 3 - 50　大決足 2

【機理探討】

兩足左右張開,身體前俯,右手按左足,然後左手按右足,可以扭轉腰背,拉伸身體側面,同時拉伸兩腿的內側面。兩腿內側是足三陰經(足太陰脾經、足厥陰肝經、足少陰腎經)循行之處,通過對兩腿內側的伸拔,可以調節脾、肝、腎三臟,疏通腰、腿氣血。故該式動作功效爲疏肝理氣,健脾固腎,強腰健腿。

(二十五) 鴟落者,□□腰,撟一臂與足而偃

【操作】

鴟落:一手叉腰,另一側手、足同時抬起並仰身。(圖 3 - 3 - 51、圖 3 - 3 - 52)

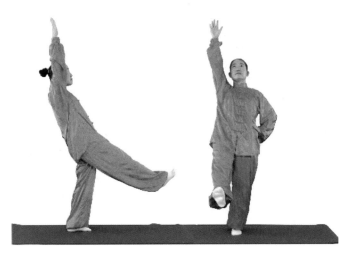

圖 3－3－51　鷄落 1

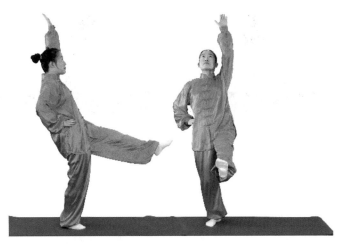

圖 3－3－52　鷄落 2

【機理探討】

一手叉腰，另一側手、脚一起上舉並仰身。單腿站立可以增强腿部力量，一側手、脚上舉仰身，可以擴展胸腹部，拉伸足陽明胃經。因此該動作功效爲强腿健腰，寬胸理氣，健脾和胃。

【按語】

後文有："引肩痛……鷄落三百。""鷄落以利腋下。"

（二十六）猿據者，右手據左足，撟左手，負而俯，左右

【操作】

猿據：右手按左足，舉左手上撐，然後左手按右足，舉右手上撐。（圖
3－3－53、圖3－3－54）

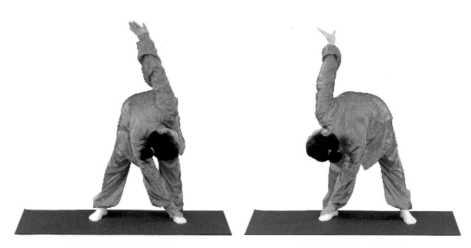

圖3－3－53　猿據1　　　　　　　　圖3－3－54　猿據2

【機理探討】

左手按右足，右手上撐，反之亦然，可以拉伸大腿後側，充分扭轉腰背
部，伸拔脅肋部。大腿後側和腰背部是足太陽膀胱經循行處，脅肋部是足少
陽膽經循行處。故該動作功效爲强腰健腿，舒脅理氣。

【按語】

後文有："引肩痛……猿行三百。"

（二十七）參倍者，兩手奉，引前而旁軵之

【操作】

參倍：兩手如捧物狀，牽引到身前，兩臂用力向中間合掌推手。
（圖3－3－55、圖3－3－56）

143

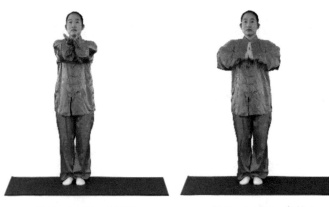

圖 3-3-55　參倍 1　　　　圖 3-3-56　參倍 2

【機理探討】

　　兩手如捧物狀，牽引至身前，可以轉動肩關節，活絡肩背部。兩手用力互推，肩臂及胸部用力，兩臂爲手三陽經（手太陽小腸經、手少陽三焦經、手陽明大腸經）和手三陰經（手太陰肺經、手厥陰心包經、手少陰心經）循行處，兩臂用力可以增强肩臂力量，疏通上肢筋脉。故該動作功效爲疏通肩背，强健臂肘。

（二十八）懸前者，俯，撟兩手而仰，如尋狀

【操作】

　　懸前：先俯身，然後抬起手臂並仰身，像兩臂向天空無限延伸的樣子。（圖 3-3-57、圖 3-3-58）

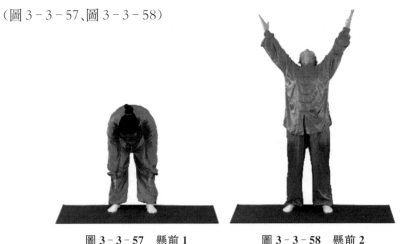

圖 3-3-57　懸前 1　　　　圖 3-3-58　懸前 2

【機理探討】

俯身,兩臂張開向上,仰身,目視天空,兩上肢充分伸展,擴胸,仰頭,可以充分打開胸廓。體前爲足陽明胃經循行處,可疏通脾胃氣機,舒暢心肺,舒展上肢筋脉。故該動作功效爲寬胸理氣,健脾和胃,疏通肩臂。

（二十九）搖肱者,前揮兩臂,如擊狀

【操作】

搖肱:兩臂向前揮動,像擊打物體的樣子。（圖3-3-59、圖3-3-60）

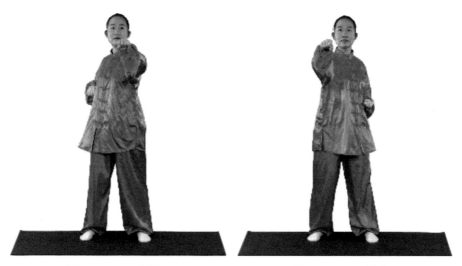

圖3-3-59 搖肱1　　　　　圖3-3-60 搖肱2

【機理探討】

兩臂交替前擊,可增強肩背及上肢力量,促進肩關節靈活。故該動作功效爲强健肩臂,活絡肘手。

（三十）反指者,并兩手,撟而後偃,極之

【操作】

反指:兩手相并,舉起兩手並後仰,達到最大限度。（圖3-3-61、圖3-3-62）

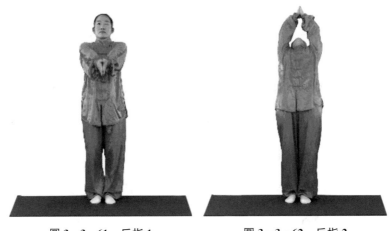

圖 3-3-61　反指 1　　　　　　圖 3-3-62　反指 2

【機理探討】

　　兩手相并舉起,盡力指向後方,身體後仰,可以拉伸肩背及身體正面,增強腰背部力量。故該動作功效爲健脾和胃,强腰健背,活絡肩臂。

(三十一) 其下者,屈前膝,伸後,危撟一臂,力引之

【操作】

　　其下:前腿屈曲,後腿伸直,高舉一臂,用力拉伸。(圖 3-3-63、圖 3-3-64)

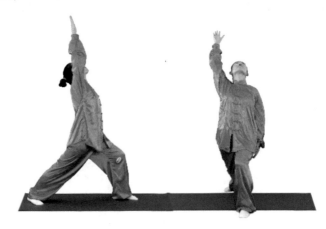

圖 3-3-63　其下 1

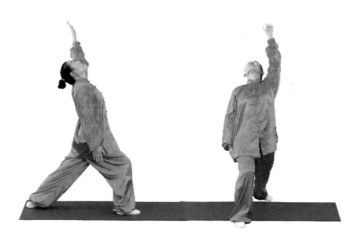

圖 3 - 3 - 64　其下 2

【機理探討】

　　兩腿弓步，一臂向上舉，可增強腰腿力量，拉伸下肢筋脉。故該動作功效爲强健腰腿，疏通肩背。

（三十二）臬引者，前一足，危撟一臂而偃

【操作】

　　臬引：一足向前，高舉一臂而後仰。（圖 3 - 3 - 65、圖 3 - 3 - 66）

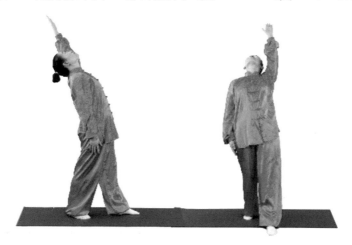

圖 3 - 3 - 65　臬引 1

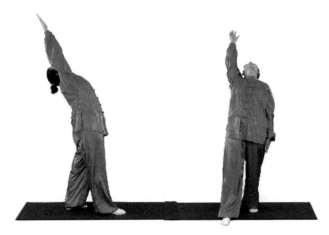

圖 3－3－66　枭引 2

【機理探討】

兩腿弓步，一臂向上舉而後仰，可增强腰部以及後腿的支撑力量，擴展胸腹部。故該動作功效爲强健腰腿，寬胸理氣。

（三十三）引陰者，反錯撟手而俯，極之

【操作】

引陰：兩手手指於身後交叉，兩手上舉，身體前俯，達到最大限度。（圖 3－3－67、圖 3－3－68）

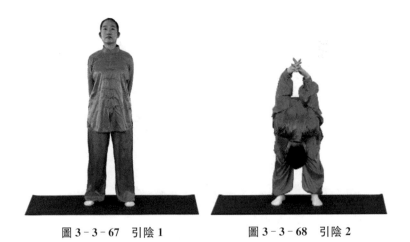

圖 3－3－67　引陰 1　　　　圖 3－3－68　引陰 2

【機理探討】

兩手交叉背於身後,兩手向上,身體前俯,可較大程度拉伸兩下肢後側足太陽膀胱經及腰部的筋脉。故該動作功效爲固腰健腿,舒筋活絡。

(三十四)引陽者,前錯手而仰,極之

【操作】

引陽:兩手手指於身前交叉,身體後仰到最大程度。(圖3-3-69、圖3-3-70)

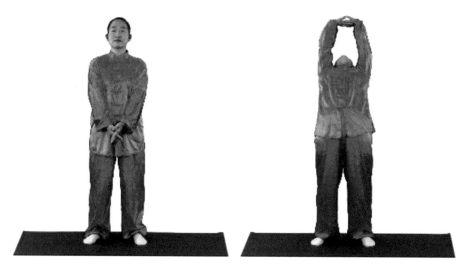

圖3-3-69 引陽1　　　　　圖3-3-70 引陽2

【機理探討】

兩手交叉向上,身體後仰。身體正面爲足陽明胃經循行處,頭爲諸陽之會,爲手、足三陽經相交之所。該動作可最大限度拉伸人體正面,包括頭、面、頸、胸、腹及下肢前側。故其功效爲舒胸展頸,理氣健脾,舒筋活絡。

(三十五)復鹿者,撟兩手,負而俯,極之

【操作】

復鹿:舉兩手並向上撐,向前俯身,達到極限。(圖3-3-71、圖3-3-72)

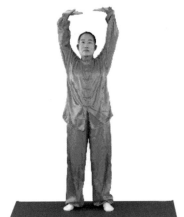
圖 3-3-71　復鹿 1

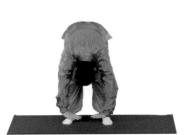
圖 3-3-72　復鹿 2

【機理探討】

兩手上撐，俯身向下，可以拉伸大腿後側及腰背部筋脉。該動作功效爲強健腰腿，疏通肩背。

（三十六）虎偃者，并兩臂，後揮肩上，左右

【操作】

虎偃：兩臂相并，兩手在左右兩肩上向後揮動。（圖 3-3-73、圖 3-3-74）

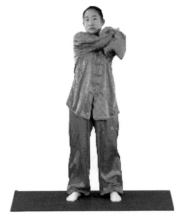
圖 3-3-73　虎偃 1

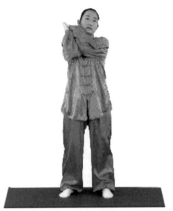
圖 3-3-74　虎偃 2

【機理探討】

兩臂相并，兩肩關節向内合，可以拉伸肩關節後側及兩脅部位。故其功效爲疏通肩背，活血通絡。

（三十七）甬莫者，并兩手，左右上下揮之

【操作】

甬莫：兩手相并，上下左右揮動。（圖 3 - 3 - 75、圖 3 - 3 - 76、圖 3 - 3 - 77、圖 3 - 3 - 78）

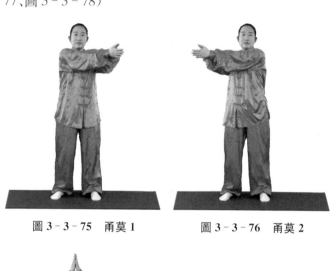

圖 3 - 3 - 75　甬莫 1　　　　　圖 3 - 3 - 76　甬莫 2

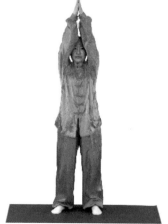
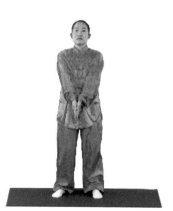

圖 3 - 3 - 77　甬莫 3　　　　　圖 3 - 3 - 78　甬莫 4

【機理探討】

兩手相并,兩肩向內合,兩手上下左右揮動,可以拉伸肩關節後側及背部肩胛骨部位。故該動作功效爲活絡肩背,疏通筋脉。

(三十八) 復車者,并兩臂,左右危揮,下正揮之

【操作】

復車:兩臂相并,兩手高舉,左右擺動,然後向下向前揮動。(圖3－3－79、圖3－3－80、圖3－3－81)

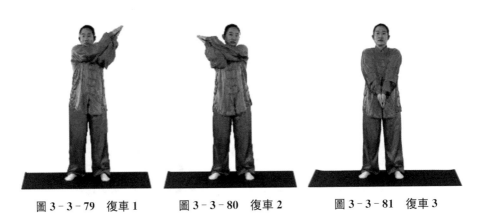

圖3-3-79　復車1　　　圖3-3-80　復車2　　　圖3-3-81　復車3

【機理探討】

兩臂相并,先上舉擺動,再向前上下揮動,可以轉動肩關節,活動肩背部。故該動作功效爲健運肩背,舒筋活絡。

(三十九) 鼻胃者,俯而左右招兩臂

【操作】

鼻胃:俯身並左右舉起兩臂。(圖3-3-82)

【機理探討】

俯身,兩臂上舉,可以拉伸肩部前側,活動肩關節及背部。故該動作功效爲健運肩背,舒筋活絡。

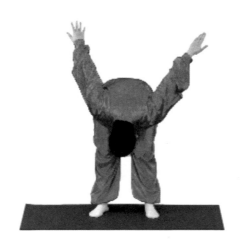

圖 3 - 3 - 82 鼻胃

(四十) 度狼者，兩手各撫腋下，旋膺

【操作】

度狼：兩手置於腋下，旋轉胸部。（圖 3 - 3 - 83、圖 3 - 3 - 84、圖 3 - 3 - 85）

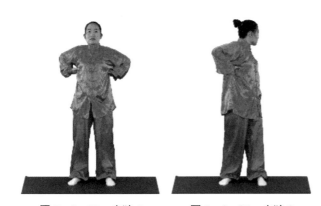
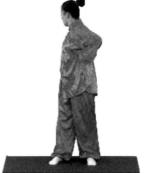

圖 3 - 3 - 83 度狼 1　　　圖 3 - 3 - 84 度狼 2　　　圖 3 - 3 - 85 度狼 3

【機理探討】

兩手置於腋下，旋轉胸部，可以拉伸脅肋部，轉動肩背部。故該動作功效爲疏通胸脅，健運肩背。

（四十一）武指者，前左足，右手前指，伸臂

【操作】

武指：左足向前，右臂伸直指向前方。（圖 3－3－86）

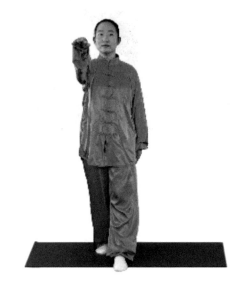

圖 3－3－86　武指

【機理探討】

一下肢及對側上肢伸直前伸，可以鍛煉下肢力量，拉伸下肢及腰背筋脉。故該動作功效爲强腿健腰，活絡肩背。

（四十二）分析與探討

本部分共列 41 條具體的導引方法，按照句式分爲兩類：第一類爲第1—9 條導引法，句式爲"××（動作），曰××（名稱）"；第二類爲第 10—41 條導引法，句式爲"××（名稱）者，××（動作）"。41 條導引法就是 41 個處方，導引處方是導引療法辨病或辨證施功的基礎，可以針對不同的病症加以運用，後文部位導引中就運用了其中的 6 條導引處方。從撰寫方式上看，《引書》在當時可作爲一部導引療法的教科書，供導引醫生學習使用。

本書將 41 條導引法的動作特點歸納如下（表 3－3－1）：

表 3‐3‐1 導引法的動作特點

序號	術式名稱	術　式　動　作	備　　注
1	交股	(坐位或臥位)兩小腿抬起,兩大腿交叉,交替上下三十次	腿腳部動作
2	尺汙	(坐位或臥位)伸小腿,屈腳趾,三十次	腿腳部動作;仿生
3	僉指	(坐位或臥位)兩足并攏抬起,一開一合,搖動三十次	腿腳部動作
4	埤垸	(坐位或臥位)伸小腿,竪腳跟,兩腿相并,搖動三十次	腿腳部動作
5	纍動	(坐位或臥位)兩腳一上一下,踵、趾相接,足趾朝上,搖動,上下交替三十次	腿腳部動作
6	襲前	(坐位或臥位)兩小腿屈曲,交替進退三十次	腿腳部動作
7	—	以一側足按摩另一側小腿的内側面和外側面各三十次,然後兩腿更換如前進行	腿腳部動作
8	引陽筋	(坐位或臥位)同時伸直兩腳,共三十次	腿腳部動作
9	—	(坐位或臥位)以一側足摩擦另一側足背三十次,然後兩腳更換,如前進行	腿腳部動作
10	引尻	兩手手指交叉,置於身後,身體前俯	前俯
11	陽見	兩手手指交叉,置於身後,身體後仰,目視身後	後仰
12	窮視	兩手手指交叉,置於身後,身體前俯,頭轉向後,目視腳跟	側面向後看
13	側比	兩手手指交叉,置於身後,頭偏向一側,聳肩	側面偏頭
14	鳧沃	兩手手指交叉,置於身後,頭部左右擺動	左右擺頭;仿生
15	旋伸	兩手手指交叉,兩手高舉並向後擺動	前後擺手

序號	術式名稱	術　式　動　作	備　注
16	梟鵙	兩手手指交叉,背於身後,縮頸,頭部上下振動	縮頸振頭;仿生
17	折陰	一足向前,兩手手指交叉,俯身,反手够脚	彎腰低頭前俯
18	褢周	兩手手指交叉,身體前俯,後仰,兩手相并,揮動	先前俯再後仰,揮動兩手;仿生
19	蟗興	前腿屈曲,後腿伸直,兩手手指交叉按於前膝,仰身	跨步後仰;仿生
20	引胠	前腿屈膝,後腿伸直,兩手手指交叉,上舉,向後旋轉	跨步舉手後旋
21	蛇甄	兩手手指交叉,背於身後,頭部上下振動並叩齒	振頭叩齒;仿生
22	傅尻	按住臀部	
23	大决	兩手按在地上,兩足前後出入兩手之間	
24	—	兩腿左右分開,俯身,右手按左足,然後左手按右足	左手按右足,左右轉換
25	鵡落	一手(叉)腰,另一側手、足舉起並仰身	一側手、足抬起;仿生
26	猿據	右手按左足,舉左手向上撑,俯身,然後左手按右足,舉右手上撑,俯身	右手按左足,舉左手,左右輪換;仿生
27	參倍	兩手如捧物狀,牽引兩手到身前,兩臂一齊用力向中間合掌推手	兩手合掌
28	懸前	俯身,然後舉起兩手並仰身,像兩臂延伸的樣子	兩手張開上舉
29	搖肱	兩臂向前揮動,像擊打物體的樣子	兩手向前擊出
30	反指	兩手相并,舉起兩手並後仰,達到最大限度	兩手合掌,仰身後指

續　表

序號	術式名稱	術　式　動　作	備　　注
31	其下	前腿屈曲,後腿伸直,高舉一臂,用力拉伸	跨步,舉一手拉伸
32	杲引	一脚向前,高舉一臂而後仰	一脚向前,舉一手後仰
33	引陰	兩手手指於身後交叉,兩手上舉,身體前俯,達到最大限度	兩手身後交叉上舉,前俯
34	引陽	兩手手指於身前交叉,身體後仰到最大程度	兩手身前交叉,後仰
35	復鹿	舉兩手並向上撐,向前俯身,達到極限	舉兩手俯身;仿生
36	虎偃	兩臂相并,在左右兩肩上向後揮動	兩臂相并,左右後揮;仿生
37	甬莫	兩手相并,上下左右揮動兩手	兩手相并,上下左右揮動
38	復車	兩臂相并,兩手高舉,左右擺動,然後向下向前揮動	兩臂兩手相并,先左右擺,再從前面落下
39	鼻胃	俯身並左右舉起兩臂	俯身舉兩臂;仿生
40	度狼	兩手置於腋下,旋轉胸部	兩手叉腋下,旋轉上身;仿生
41	武指	左足向前,右臂伸直指向前方	伸臂指前方

從上表可以總結出兩條規律:

第一,從術式動作看,第 1—9 條導引法都是下肢動作,用於腿脚部的鍛煉,均在坐位或臥位完成。其術式分別爲:(1)兩大腿交替交叉;(2)伸小腿,屈脚趾;(3)兩足并攏抬起,一開一合;(4)伸小腿及脚跟,兩腿合并搖動;(5)兩脚一上一下,踵、趾相接,足趾朝上,搖動;(6)屈兩小腿,一進一退;(7)以一側足按摩另一側小腿的内側面和外側面,兩腿交替進行;(8)同時伸直兩脚;(9)以一側足摩擦另一側足背,兩足交替進行。從動作次數看,前 9 條導引法每個動作做 30 次,其餘 32 條導引法則無次數要求,説

157

明前9條導引法是一個較獨立的下肢導引治法模塊。另外,前9條中有一個仿生動作,模仿尺蠖的姿勢。

第二,在第10—41條導引法中,有11個仿生動作,模仿的動物有鳧、鴟、大蟻、蛇、鵝、猿、鹿、虎、狼、蛤蟆(或蠅)等。這32條導引動作也有一定的規律可循:第10—21條均有"錯手",即兩手手指交叉的動作;第10—12條的"引尻""陽見""窮視"分別爲身體的前俯、後仰、側面旋後;第13、14、16、17、21條均爲頭部動作,"側比""鳧沃""梟鵒""折陰""蛇甄"分別爲偏頭、擺頭、抖頭、低頭、振頭;第19、20條爲跨步姿勢時的後仰和舉手後旋動作;第24、26條均有左手按右足、右手按左足的姿勢;第27、28、29、30條均爲兩手同時用力,分別爲合掌、張開上舉、前擊、合掌後指;第31、32條均有高舉一臂;第33、34條的"引陰""引陽"姿勢相反,前者前俯,後者後仰;第36、37、38條均有兩手相并的姿勢。説明該部分導引法是按照一定規律編排的,撰寫時進行過分類整理,不是盲目堆砌。

四、病症導引

本部分列舉44種疾病及其導引療法,展現了秦漢時期導引療法的臨床應用情況。

(一)病症導引詳解

【原文】

引內癉,危坐,仰頭,左手撫項,右手撫左手,上扼,俯,極,因徐縱而精呴之,端仰而已,定;又復之五而⋯⋯左右皆十而已。

【操作】

導引治療內熱,正身端坐,抬頭,左手按住項部,右手抓住左手,用力向上拉(圖3-4-1),俯身,達到極限(圖3-4-2),然後緩慢放鬆回正並專注呼氣,同時發"呴"的聲音,直到頭部上仰(圖3-4-3),停止並回到正位。再做這個動作五次⋯⋯左右都做十次。

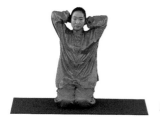
圖 3-4-1 引内癉 1

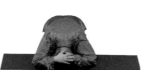
圖 3-4-2 引内癉 2

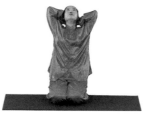
圖 3-4-3 引内癉 3

【按語】

1. 病因病機治法分析

鬱熱内結，通過導引吐納疏導熱邪外出，宣發内熱。先用手按住項部盡力前俯，然後慢慢直起身體仰頭，同時發"呴"聲以散熱。通過兩手按項，使頭部先向下收斂，再向上舒展，加强疏發的功效，使"呴"字發音更加深長，有利於熱邪的排出。

2. 相關導引文獻記載

《導引圖》中的"沐猴讙引炅中"是治療熱證的。

《太清導引養生經》（以下簡稱《太清》）："兩手却據，仰頭向日，以口納氣，因而咽之，數十。除熱、身中傷、死肌。"（王子喬八神導引法）[1]

《諸病源候論》（以下簡稱《病源》）："覆卧去枕，立兩足，以鼻内氣四十所，復以鼻出之。極令微，氣入鼻中，勿令鼻知。除身中熱，背痛。"（病熱候）[2]

《太清》和《病源》兩條導引除熱方法的共同點是：（1）均用了呼吸方法，如《太清》"以口納氣，因而咽之，數十"，《病源》"以鼻内氣四十所，復以鼻出之。極令微，氣入鼻中，勿令鼻知"；（2）均用"納氣"法，即吸氣的方法，《太清》"以口納氣"，《病源》"以鼻内氣"。

《引書》也用呼吸方法除熱，呼吸方法爲"精呴"，這是它與《太清》《病源》的共同之處。《莊子·刻意》曰："吹呴呼吸。""呴"爲一種呼吸方法。《太清》"仰頭向日，以口納氣"，吸入日光之氣，是大口吸氣的方法；《病源》"以鼻内氣四十所，復以鼻出之。極令微，氣入鼻中，勿令鼻知"，以鼻吸氣呼氣，呼吸

---

[1] 丁光迪校注：《太清導引養生經養性延命録》，中國中醫藥出版社，1993 年，第 30 頁。
[2] 丁光迪主編：《諸病源候論校注》，人民衛生出版社，2013 年，第 250 頁。

細微,鼻子都不能感受到氣息的存在。

《引書》多處用到"呴"的方法,如:

(1)"春日,早起之後,棄水,澡漱,洒齒,呴,被髮,遊堂下,逆露之清,受天之精,飲水一杯,所以益壽也。"春日清晨,發"呴"的聲音,既可吐出一夜濁氣,又可吸入春日清晨清新之氣。

(2)"引内癉,危坐,仰頭,左手撫項,右手撫左手,上扼,俯,極,因徐縱而精呴之,端仰而已,定。"此處"呴"爲祛熱的方法。

(3)"引癉病之始也,意回回然欲步,體浸浸痛。當此之時,急治八經之引,急呼急呴,引陰。潰顔以寒水如餐頃,去水,以兩手據兩顫,上撫顔而上下摇之,口呼。"此處"呴"爲祛熱的方法。

(4)"伸左足,右手據右膝,左手撫左股,而引左之股三,又引右股三。□,因呴之卅,去臥,據側而精呼之卅,精呴之卅,精吹卅。端伏,吸精氣而咽之,膜少腹,以力引陰,三而已。""呴""呼""吹"相對於"吸"而言,爲呼氣的方法,通過不同的呼氣方法祛除體内的邪氣。

(5)"苦腹脹,夜日伏臥而精吹之卅;無益,精呼之十;無益,精呴之十;無益,復精吹之卅;無益,起,治八經之引。"採用"吹""呼""呴"的方法祛除腹脹,即祛除體内濁氣。

(6)"是以必治八經之引,吹呴呼吸天地之精氣,伸腹折腰,力伸手足,軹踵曲指,去起寬亶,偃治巨引,以與相求也,故能毋病。""吹""呴""呼"與"吸"相對,前三者爲呼氣的方法。

(7)"偃臥吹呴,引陰,春日再呴,壹呼壹吹;夏日再呼,壹呴壹吹;冬日再吹,壹呴壹呼。""呴"與春相應,"呼"與夏相應,"吹"與冬相應,這個順序與後世的六字訣是一致的——春—噓—肝,夏—呼—脾,冬—吹—腎。《引書》的這條内容是目前發現的有關六字訣的最早記載。在六字訣中,"噓"爲呼氣時發聲的方法。《養性延命録》曰:"納氣有一,吐氣有六。納氣一者,謂吸也;吐氣六者,謂吹、呼、唏、呵、噓、呬,皆出氣也……噓以散滯……"[1]

---

[1] 丁光迪校注:《太清導引養生經養性延命録》,中國中醫藥出版社,1993年,第96—97頁。

(8)“喜則陽氣多,怒則陰氣多。是以導者喜則急呴、怒則劇吹以和之,吸天地之精氣,實其陰,故能毋病。賤人之所以得病者,勞倦飢渴,白汗決絶,自入水中,及卧寒突之地,不知收衣,故得病焉。又弗知呴呼而除去之,是以多病而易死。”説明“呴”可以除去多餘的陽氣。

(9)“燥則屢呼屢卧,濕則屢吹毋卧實陰,暑則精屢呴,寒則勞身。此與燥濕寒暑相應之道也。”説明“呴”用以去暑熱。

綜上所述,“呴”可以祛熱,祛體内瘀滯之氣,是呼氣方法。《漢書・王褒傳》顔師古注:“呴、嘘,皆開口出氣也。”後世文獻中無“呴”的發聲療病法,而有“嘘”的方法,兩字同音,應爲音同字異。《抱朴子・内篇》:“得胎息者,能不以鼻口嘘吸,如在胞胎之中,則道成矣。”[1]“嘘”爲吐氣,“吸”爲納氣。《太清・導引服氣存思》:“導引思氣者,呵屬心……如大熱大開口,小熱小開口,亦須作意,量宜治之,過度則必損……導引思氣者,嘘屬肝,肝主目,目温赤,嘘以治之。”[2]説明“嘘”是祛熱的一種方法,爲開口呼吸。《抱朴子》《養性延命録》《太清》與《引書》等一脉相承,認爲“呴(嘘)”是祛除内熱的一種呼氣方法,即“呴”以祛熱。

【原文】

項痛不可以顧,引之,倓卧,□目,伸手足□〼已,令人從前後舉其頭,極之,因徐直之,休,復之十而已;因□也,力拘毋息,須臾之頃,汗出走腠理,極已。

【操作】

導引治療項部僵痛不能回頭看,躺卧,閉目,手足伸展……令人前後活動其頭部,達到最大限度(圖 3－4－4),慢慢將頭扶正(圖 3－4－5),停止,做這些動作十次。動作最大限度處,用力屏住呼吸,頃刻之間,腠理就會出汗,屏息到極限爲止。

---

[1] 李敖主編:《朱子語類・太平經・抱朴子》,天津古籍出版社,2016 年,第 544 頁。
[2] 丁光迪校注:《太清導引養生經養性延命録》,中國中醫藥出版社,1993 年,第 42—43 頁。

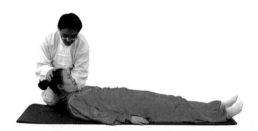

圖 3-4-4 項痛不可以顧 1

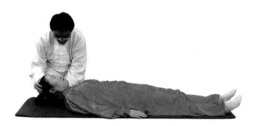

圖 3-4-5 項痛不可以顧 2

【按語】

1. 病因病機治法分析

外感風寒，邪氣不得泄，肌肉僵直，導致項痛不能回頭看。治療時令他人幫助，前後大幅度活動頭部，疏鬆局部僵硬的肌肉組織，活動病竈處，可以促進病竈處氣血運行，有利於邪氣的祛除。頸部處於一個極限的位置並且屏住呼吸，很快就會出汗，汗出肌解，可以迅速緩解剛痙症狀。

2. 相關導引文獻記載

《導引圖》中的"引項"即導引治療項部疾病。

《太清》：（1）"以右手從頭上來下，又挽下手，愈頸不能反顧視。"（寧先生導引養生法）[1]（2）"導引服，踞地壁角中，兩手抱膝，低頭，不息九通。愈頸痛腰脚。一曰，治勞，他同。"（導引服氣存思）[2]（3）"大箕坐，以兩手捉兩足五趾，自極，低頭至地，不息十二通。治頸項腰背痛，又令人耳目聰明。"（導引各書異同事）[3]（4）"伏，蹲踞，以兩手抱兩膝，低頭，不息九通。治頸

---

[1] 丁光迪校注：《太清導引養生經養性延命錄》，中國中醫藥出版社，1993 年，第 6 頁。
[2] 同上書，第 42 頁。
[3] 同上書，第 48 頁。

痛、勞極、腰痛、百節蹉錯。"(導引各書異同事)[1]

《病源》：(1)"一手長舒，令掌仰，一手捉頦，挽之向外，一時極勢二七，左右亦然。手不動，兩向側極勢，急挽之二七。去頸骨急强，頭風腦旋，喉痹，髀內冷注，偏風。"(偏風候)[2](2)"凡人常覺脊背皆倔强而悶，不問時節，縮咽髀內，仰面努髀井向上，頭左右兩向按之，左右三七，一住，待血行氣動定，然始更用。初緩後急，不得先急後緩。若無病人，常欲得旦起，午時、日没三辰如用，辰別二七。除寒熱病，脊腰頸項痛，風痹，口内生瘡，牙齒風，頭眩盡除。"(風痹候)[3](3)"坐一足上，一足橫鋪安膝下押之；一手捺上膝向下，急；一手反向取勢長舒，頭仰向前，共兩手一時取勢，捺搖二七。左右迭互亦然。去髀、胸、項、掖脉血遲澀，攣痛悶疼。"(虛勞體痛候)[4](4)"端坐，右手持腰，鼻內氣七息，左右戾頭各三十止。除體瘀血，項頸痛。"(卒被損瘀血候)[5]

《太清》與《病源》均爲單人動作。《太清》方法(1)可以活動上背部，頸部也會受到牽拉。《太清》除(1)外，(2)(3)(4)均有"低頭""不息"，"低頭"爲單人主動將頭向前運轉，"不息"即閉息，與《引書》"毋息"同。《太清》方法(2)"兩手抱膝，低頭"，方法(3)"以兩手捉兩足五趾，自極，低頭至地"，方法(4)"以兩手抱兩膝，低頭"，三個低頭動作都是將頭向前曲到極致並拉伸脊柱的動作。當頭部運轉到極致並且閉氣以後，會出現汗出的效果。

《病源》方法(1)"一手捉頦，挽之向外，一時極勢"，方法(2)"仰面……頭左右兩向按之"，方法(4)"左右戾頭"，這三條均採用左右運轉頸部的方式來柔順頸部的僵直肌肉。《病源》方法(3)採取"頭仰向前"，與方法(2)"仰面"均採取仰頭的方式。説明頸項痛的治療，從項部前後運轉擴展到項部前後左右均進行運轉，不過《病源》中没有閉息汗出的方法。

《引書》與《太清》方法上更爲相近。治療項痛不可以顧主要有兩點：第一，

[1] 丁光迪校注：《太清導引養生經養性延命録》，中國中醫藥出版社，1993年，第48頁。
[2] 丁光迪主編：《諸病源候論校注》，人民衛生出版社，2013年，第18頁。
[3] 同上書，第22頁。
[4] 同上書，第76頁。
[5] 同上書，第709頁。

通過前後運轉頸部以柔順頸部筋肉;第二,通過閉息發汗的方法以鬆肌解痙。

【原文】

引瘅病之始也,意回回然欲步,體浸浸痛。當此之時,急治八經之引,急呼急呴,引陰。漬顏以寒水如餐頃,去水,以兩手據兩顴,上撫顏而上下搖之,口呼。呼,皆十而已。

【操作】

導引治療熱病初起,內心煩亂,坐立不安,身體漸漸感到疼痛。這時候要迅速採取導引來治療,快速吐氣並發"呼""呴"的聲音,將陰邪引出。額頭浸入冷水約一頓飯的時間,把兩手放在頭部兩側並按在額頭上,上下搖動頭,口吐氣並發"呼"聲(圖3-4-6、圖3-4-7)。這些動作都做十次爲止。

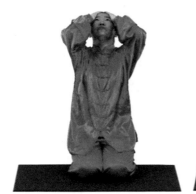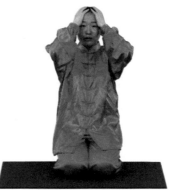

圖3-4-6 引瘅病之始1　　　　圖3-4-7 引瘅病之始2

【按語】

1. 病因病機治法分析

外感熱病初期,感受寒濕邪氣,身體疼痛,外感寒邪入裏化熱,內熱漸盛,心中煩亂。治療時緊急導引八經之脉,快速吐氣發"呼""呴"聲,將侵入體內的寒濕外邪引出,並排出邪氣鬱閉而化的裏熱。將額頭浸入冷水中,類似現代物理退燒的做法。兩手按住額頭,上下搖動,口中吐氣發"呼"的聲音,藉助頭部晃動,加強"呼"字吐納祛熱的功效。

2. 相關導引文獻記載

《太清》："兩手却據,仰頭向日,以口納氣,因而咽之,數十。除熱、身中傷、死肌。"(王子喬八神導引法)[1]

《病源》:(1)"舉左手,頓左足,仰掌,鼻內氣四十息之。除身熱背痛。"(傷寒候)[2](2)"覆臥去枕,立兩足,以鼻內氣四十所,復以鼻出之。極令微,氣入鼻中,勿令鼻知。除身中熱,背痛。"(病熱候)[3]

【原文】

病腸之始也,必前脹。當脹之時,屬意少腹而精吹之,百而已。

【操作】

尿道疾病初起,前陰脹滿。這個時候,意念集中在少腹,專注吐氣並發"吹"聲(圖3-4-8),一百次爲止。

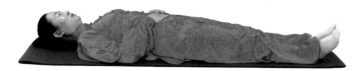

圖3-4-8　病腸之始

【按語】

1. 病因病機治法分析

下焦陽氣虛衰,運化水濕無力,水氣留於下焦,導致尿道脹滿。治療時,意念專注在少腹,小口吐氣並發"吹"的聲音,通過意念將氣引至病竈處,用"吹"字發聲疏散下焦水寒之氣。

2. 相關導引文獻記載

《病源》:(1)"偃臥,令兩手布膝頭,邪踵置尻下,口內氣,振腹自極,鼻出氣七息。去淋、數小便。"(諸淋候)[4](2)"蹲踞,高一尺許,以兩手從外屈

---

[1]丁光迪校注:《太清導引養生經養性延命錄》,中國中醫藥出版社,1993年,第30頁。

[2]丁光迪主編:《諸病源候論校注》,人民衛生出版社,2013年,第151頁。

[3]同上書,第250頁。

[4]同上書,第292頁。

膝内入，至足跗上，急手握足五趾，令内曲，極力一通，令内曲入。利腰髖，治淋。"（諸淋候）[1]（3）"以兩足踵布膝，除癃。"（氣淋候）[2]

【原文】

病肌瘤，引之之方，右手把杖，嚮壁，毋息，左足蹠壁，倦而休；亦左手把杖，右足蹠壁，亦倦而休。頭氣下流，足不痿痹，首不腫軌，毋事恒服之。

【操作】

腳氣病導引的方法，右手握住木杖，面向牆壁，屏住呼吸，左腳踩踏牆壁（圖3－4－9），疲倦了就停止；然後左手握住木杖，右腳踩牆壁（圖3－4－10），也是疲倦了就停止。頭部邪氣會流向下方，腳不會軟弱無力，頭不會腫，鼻不會流涕，空閑時要常常這樣去做。

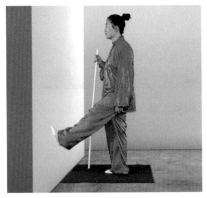 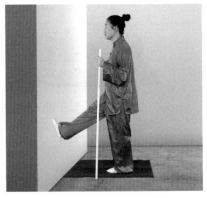

圖3－4－9　病肌瘤1　　　　圖3－4－10　病肌瘤2

【按語】

1. 病因病機治法分析

濕邪浸淫下肢，鬱久不化，腳和小腿腫痛無力。治療時持杖，屏氣並用腳踢牆壁，直到疲倦爲止。因小腿無力，用木杖輔助站立。腳踢牆壁，可以鍛煉小腿力量，活躍小腿和腳的氣血，促進病竈處的氣血運行，祛除腿腳的水氣濕

---

[1]丁光迪主編：《諸病源候論校注》，人民衛生出版社，2013年，第292頁。
[2]同上書，第294頁。

邪。平時常常這樣去做,可以使頭氣下降,預防腿腳腫痛及頭腫、鼻流涕等。

2. 相關導引文獻記載

《養性延命録》:"平旦便轉訖,以一長柱杖策腋,垂左腳於床前,徐峻盡勢,掣左腳五七,右亦如之。療腳氣疼悶,腰腎間冷氣冷痹,及膝冷腳冷並主之。"[1]

《太清》:"立,左右搖兩脛。引除腳氣。"(慎修内法)[2]

《病源》:(1)"坐,兩足長舒,自縱身,内氣向下,使心内柔和適散;然後屈一足,安膝下努,長舒一足,仰足趾向上使急;仰眠,頭不至席,兩手急努向前,頭向上努挽。一時各各取勢,來去二七,遞互亦然。去腳疼,腰髖冷,血冷,風痹,日日漸損。"(腳氣緩弱候)[3](2)"覆臥,傍視,立兩踵,伸腰,以鼻内氣,自極七息。除腳中弦痛,轉筋,腳酸疼,腳痹弱。"(腳氣緩弱候)[4](3)"舒兩足坐,散氣向涌泉,可三通,氣徹到。始收右足屈卷,將兩手急捉腳涌泉,挽。足踏手挽,一時取勢。手足用力,送氣向下,三七,不失氣。數尋,去腎内冷氣,膝冷,腳疼也。"(腳氣緩弱候)[5](4)"一足屈之,足趾仰,使急;一足安膝頭。散心,兩足跟出氣向下。一手拓膝頭向下急捺,一手向後拓席,一時極勢。左右亦然,二七。去膝髕疼急。"(腳氣緩弱候)[6](5)"一足踏地,一足向後,將足解溪安端上。急努兩手,偏相向後,側身如轉,極勢二七。左右亦然。去足疼痛,痹急,腰痛也。"(腳氣緩弱候)[7]

馬王堆《導引圖》亦有患者用杖保持平衡並進行足部鍛煉的圖形,與《引書》所描述的動作非常接近。

從《引書》《養性延命録》《病源》《太清》的導引方法上看,主要有器械、呼吸、動作三個方面。用導引法針對足部進行鍛煉,或是納氣向下至足部,如"散氣向涌泉",或以足部進行動作導引,如"仰足趾向上使急",均是將氣或

---

[1] 丁光迪校注:《太清導引養生經養性延命録》,中國中醫藥出版社,1993年,第101頁。
[2] 同上書,第2頁。
[3] 丁光迪主編:《諸病源候論校注》,人民衛生出版社,2013年,第278頁。
[4] 同上。
[5] 同上。
[6] 同上。
[7] 同上。

氣血導引到足部,體現了"引氣至病所"的理念,説明氣是一種能量,將氣引至患處,可以治療病竈處的問題。《引書》採用"杖""壁"爲工具,輔助鍛煉足部,《養性延命録》與之最相近,採用"長柱杖"進行足部的輔助鍛煉,而《太清》和《病源》均未採用工具。《太清》動作簡單,僅是摇晃小腿,《病源》採取坐式或卧式居多,這樣可以照顧到足部的無力,同時也避免了器械的使用。從導引方式的變化上可以看出,隨着導引的發展,導引方法開始多樣化,並且逐漸有去器械化的趨勢。總之,脚氣的治療方法主要有三種:(1)持杖輔助鍛煉足部;(2)納氣至足部;(3)足部動作導引。

【原文】

引詘筋,跨立,據兩股,壹倚左,伸右股,膝附地;壹倚右,伸左足股,膝附地,皆三而已。

【操作】

導引治療筋脉屈曲,叉開腿站立,兩手按在兩大腿上。一次偏向左邊,右腿伸直,膝關節靠近地面(圖3-4-11);一次偏向右邊,左腿伸直,膝關節靠近地面(圖3-4-12),都做三次爲止。

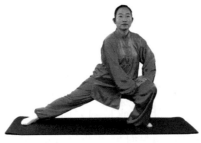 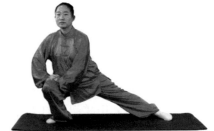

圖3-4-11 引詘筋1　　　　　圖3-4-12 引詘筋2

【按語】

病因病機治法分析

腿部的静脉曲張是氣血不暢,瘀血滯留在局部造成的。治療時跨立,一側腿屈,伸直下壓另一側腿。在腿部伸直下壓的過程中,可以拉伸腿脚筋脉,活躍腿脚氣血,促進局部的氣血運行,祛瘀生新,減少瘀血在腿脚部的滯留，從而減輕靜脉曲張的症狀。

【原文】

苦兩足步不能鈎而膝善痛，兩胻善寒，取木繕削之，令其大杷，長四尺，係其兩端。以新纍懸之，令其高地四尺，居其上，兩手控纍而更蹶之，朝爲千，日中爲千，暮食爲千，夜半爲千，旬而已。

【操作】

苦於兩脚抬起無力而膝痛，兩小腿容易感到寒冷。拿一根木頭來修治，將其製成大杷，長四尺，將兩端綁起來，用新繩子將其懸掛起來，高於地面四尺，人坐在上面，兩手拉住繩索，交替踢脚（圖 3 - 4 - 13、圖 3 - 4 - 14）。每天早上做一千次，中午做一千次，傍晚做一千次，子時做一千次，做十天爲止。

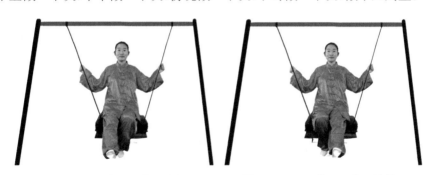

圖 3 - 4 - 13　苦兩足步不能鈎 1　　　　圖 3 - 4 - 14　苦兩足步不能鈎 2

【按語】

1. 病因病機治法分析

寒濕侵襲下肢，陽氣虚損，氣血運行不暢，導致兩足無力、膝痛、小腿寒冷。治療時因下肢疼痛無力，站立不穩，做一個似鞦韆樣的工具，人坐在上面，可以懸空兩脚。交替踢脚，早、中、晚、夜半各一千次，促進兩腿脚氣血運行，袪除寒濕，陽氣來復，除瘀化滯，增强腿脚力量，改善膝痛腿寒症狀。

2. 相關導引文獻記載

《導引圖》有"引痹痛"。

《太清》：（1）"偃卧，屈膝，令兩膝頭內向相對，手翻兩足，生腰，以口納氣，填腹自極，七息。除痹疼熱痛，兩脚不隨。"（王子喬八神導引法）[1]（2）"偃臥，展兩手，外踵，指相向，亦鼻納氣，自極，七息。除兩膝寒，脛骨疼。"（王子喬八神導引法）[2]

《病源》：（1）"兩手反向拓席，一足跪，坐上，一足屈如，仰面，看氣道衆處散適，極勢振之四七。左右亦然。始兩足向前雙踏，極勢二七。去胸腹病，膝冷臍悶。"（虛勞膝冷候）[3]（2）"臥展兩脛，足十指相柱，伸兩手身旁，鼻內氣七息。除兩脛冷，腿骨中痛。"（虛勞膝冷候）[4]（3）"兩足趾向下柱席，兩涌泉相拓，坐兩足跟頭，兩膝頭外扒，手身前向下盡勢，七通。去勞損，陰疼膝冷，脾瘦腎乾。"（虛勞膝冷候）[5]（4）"兩手抱兩膝，極勢，來去搖之七七，仰頭向後。去膝冷。"（虛勞膝冷候）[6]（5）"互跪，兩手向後，手掌合地，出氣向下，始漸漸向下，覺腰脊大悶，還上，來去二七。身正，左右散氣，轉腰三七。去臍下冷悶，膝頭冷，解溪內疼痛。"（虛勞膝冷候）[7]（6）"偃臥，令兩手布膝頭，取踵置尻下，以口納氣，腹脹自極，以鼻出氣，七息。除陰下濕，少腹裏痛，膝冷不隨。"（虛勞陰下癢濕候）[8]（7）"凡學將息人，先須正坐，并膝頭、足。初坐，先足趾相對，足跟外扒，坐上少欲安穩，須兩足跟向內相對，坐上，足趾外扒，覺悶痛，漸漸舉身似欷便，坐足上，待共兩坐相似不痛，始雙竪足跟向上，坐上，足趾并反而向外。每坐常學，去膀胱內冷，面冷風，膝冷，足疼，上氣腰疼，盡自消適也。"（腰痛候）[9]

較《引書》而言，《太清》和《病源》的導引方法有了新的特點：第一，在導引動作的基礎上配合了呼吸吐納的方法，如《太清》"以口納氣，填腹自極，七息""鼻納氣，自極，七息"；第二，動作複雜程度和難度提高，如《病源》"偃臥，

[1]丁光迪校注：《太清導引養生經養性延命録》，中國中醫藥出版社，1993年，第30頁。
[2]同上書，第31頁。
[3]丁光迪主編：《諸病源候論校注》，人民衛生出版社，2013年，第89頁。
[4]同上書，第90頁。
[5]同上。
[6]同上。
[7]同上。
[8]同上書，第93頁。
[9]同上書，第96頁。

令兩手布膝頭,取踵置尻下";第三,動作次數減少,如《病源》"兩足趾向下柱席,兩涌泉相拓,坐兩足跟頭,兩膝頭外扒,手身前向下盡勢,七通";第四,減少輔助工具的使用,《太清》和《病源》在本病的導引法中均未用輔助工具。

【原文】

引踝痛,在右足內踝,引右股陰筋;在外踝,引右股陽筋;在左足內踝,引左股陰筋;在外踝,引左股陽筋,此皆三而已。

【操作】

導引治療足踝痛,右足內踝痛,拉伸右大腿內側筋脉(圖3-4-15);右足外踝痛,拉伸右大腿外側筋脉(圖3-4-16);左足內踝痛,拉伸左大腿內側筋脉(圖3-4-17);左足外踝痛,拉伸左大腿外側的筋脉(圖3-4-18)。每個動作都做三次。

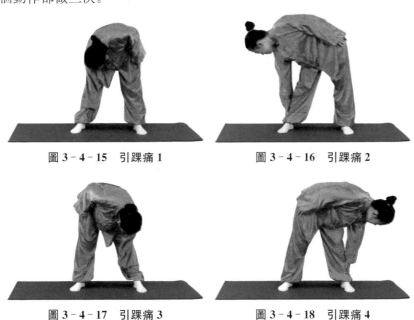

圖3-4-15　引踝痛1　　　　　圖3-4-16　引踝痛2

圖3-4-17　引踝痛3　　　　　圖3-4-18　引踝痛4

【按語】

病因病機治法分析

足踝痛,局部筋脉受損,氣血運行不暢。通過拉伸病竈處筋脉,活躍局部氣血,促進病竈處祛瘀生新,修復受損部位的筋脉。

【原文】

引膝痛,右膝痛,左手據權,力揮右足,千而已;左膝痛,右手據權,而力揮左足,千而已。左手勾左足指,後引之,十而已;又以左手據權,右手引右足指,十而已。

【操作】

導引治療膝痛,右膝痛,左手扶住木柱,用力擺動右脚(圖3-4-19),做一千次爲止;左膝痛,右手扶住木柱,用力擺動左脚(圖3-4-20),一千次爲止。左手勾住左脚趾向後牽拉(圖3-4-21),十次爲止;然後左手扶住木柱,右手勾住右脚趾向後牽拉(圖3-4-22),十次爲止。

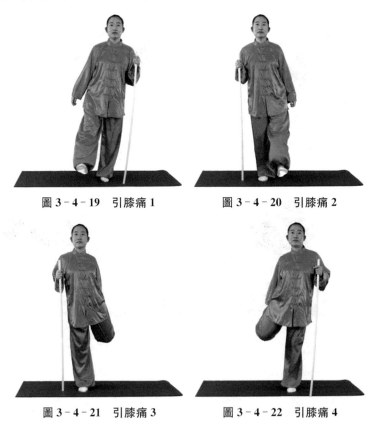

圖3-4-19　引膝痛1　　　　　圖3-4-20　引膝痛2

圖3-4-21　引膝痛3　　　　　圖3-4-22　引膝痛4

【按語】

1. 病因病機治法分析

膝痛,多爲感受風寒濕邪所致,邪氣鬱積日久,或鬱久化熱,腫脹疼痛,或氣滯血瘀導致疼痛。治療時健側肢體扶住柱子,擺動患側下肢一千次,促進患肢氣血運行,筋脉疏通,排出寒濕邪氣。患側上肢勾住患肢脚趾用力向後牽拉,拉伸膝關節的筋脉。擺動患肢可以從橫向疏通膝關節筋脉,向後拉伸患肢則是縱向拉伸膝關節筋脉,兩個動作全方位對膝關節進行疏通。

2. 相關導引文獻記載

《導引圖》亦有"引膝痛",動作與《引書》不同,且不以工具輔助。

《病源》:(1)"兩足跟相對,坐上,兩足指向外扒;兩膝頭挂席,兩向外扒使急;始長舒兩手,兩向取勢,一一皆急三七。去五勞,腰脊膝疼,傷冷脾痹。"(虛勞候)[1](2)"雙足互跪,安穩,始抽一足向前,極勢,頭面過前兩足趾,上下來去三七。左右換足亦然。去臂、腰、背、髀、膝內疼悶不和,五臟六腑氣津調適。"(虛勞體痛候)[2](3)"一足屈之,足趾仰使急,一足安膝頭。散心,兩足跟出氣向下。一手拓膝頭向下急捺,一手向後拓席,一時極勢。左右亦然,二七。去膝髀疼急。"(脚氣緩弱候)[3]

《病源》採用的導引方法並非僅針對膝痛,治療範圍有所擴大,可治"臂、腰、背、髀、膝內疼悶不和,五臟六腑氣津調適",單一疾病的針對性不强,後世導引普遍有這個特點。

【原文】

股□□□痛,引之。端坐,其在左,伸左足,撟右臂,力引之;其在右,伸右足,撟左臂,而力引之,十而已。

---

[1]丁光迪主編:《諸病源候論校注》,人民衛生出版社,2013年,第62頁。
[2]同上書,第76頁。
[3]同上書,第278頁。

【操作】

大腿痛,採用導引治療。正坐,痛在左側大腿,伸左脚,抬高右臂,用力拉伸(圖3-4-23);痛在右側大腿,伸右脚,抬高左臂,用力拉伸(圖3-4-24),做十次爲止。

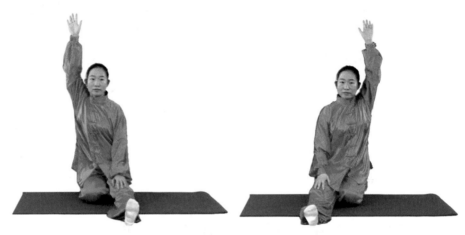

圖3-4-23　股□□□痛1　　　　　圖3-4-24　股□□□痛2

【按語】

病因病機治法分析

大腿部氣血瘀滯,筋脉不暢而疼痛。治療時跪坐,伸患側下肢,舉健側手臂,用力拉伸,可以疏通大腿筋脉,暢通大腿病竈處氣血,促進患處筋脉修復。

【原文】

苦兩手少氣,舉之不鈞,指端浸浸善痹,假縛兩肘於兩脅,而力揮之,朝、日中、夜半皆爲千,旬而已。

【操作】

苦於兩手無力抬舉,指尖漸漸感到疼痛,用繩索將兩肘固定於兩脅(圖3-4-25),用力甩手(圖3-4-26、圖3-4-27),早晨、中午、晚上子時都做一千次,做十天爲止。

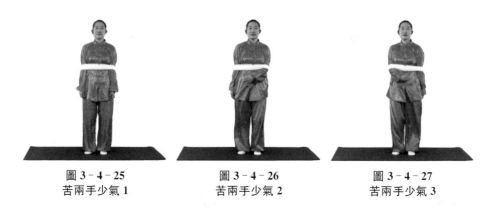

圖 3 - 4 - 25　　　　　　圖 3 - 4 - 26　　　　　　圖 3 - 4 - 27
苦兩手少氣 1　　　　　苦兩手少氣 2　　　　　苦兩手少氣 3

【按語】

病因病機治法分析

　　上肢氣血鬱閉，筋脉不暢，日久經氣虧虛，氣血不足，導致兩手無力抬起，指尖麻木疼痛。將兩臂綁在身體上，依靠身體帶動，用力甩手，早、中、晚各一千次。促進上肢氣血運行，暢通手臂筋脉，疏通瘀滯脉絡，充盛氣血，增強手臂力量，改善上肢瘀痹症狀。

【原文】

　　引腸澼，端伏，加頤枕上，交手頸下，令人踐其腰，毋息，而力舉尻，三而已。其病不能自舉者，令人以衣爲舉其尻。

【操作】

　　導引治療痢疾，患者俯臥，下巴放在枕頭上，兩手相交置於頸下，讓另一人踐在其腰上（圖 3 - 4 - 28），患者屏住呼吸，用力抬舉臀部（圖 3 - 4 - 29），三次爲止。如果患者因病痛不能自行抬舉臀部，令他人藉助衣服助其抬起臀部。

【按語】

1. 病因病機治法分析

　　痢疾多因寒濕或濕熱瘀滯腸胃所致。治療時俯臥，兩手交叉放在下巴下面，屏住呼吸，讓其他人踐住患者的腰，患者用力抬起臀部，這樣可以促進收腹提肛。一方面，收腹的過程可擠壓按摩腸道；另一方面，提肛能收縮肛

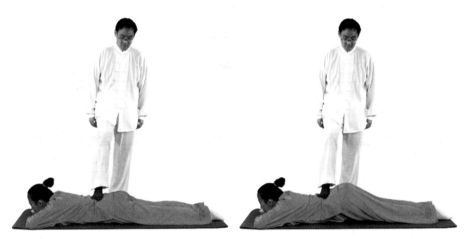

圖 3 - 4 - 28　引腸澼 1　　　　圖 3 - 4 - 29　引腸澼 2

門。按摩腸道可以促進胃腸氣機協調，升降有序；收縮肛門可以增强肛門力量，也可以減少下痢。如果病久氣虛，無力抬起臀部，就由他人幫助，藉助衣服拉起患者臀部，祇要臀部抬起，就會有收腹提肛的效果。

2. 相關導引文獻記載

《病源》："泄下有寒者，微引氣，以息内腹，徐吹息。以鼻引氣，氣足復前即愈。其有熱者，微呼以去之。"（冷熱痢候）[1]

《引書》治療痢疾的導引特點是：（1）需他人幫助；（2）屏住呼吸。《病源》對"泄下"的治療分寒熱，採用吐納的方法，先吸氣入腹，寒者用"吹"法，熱者用"呼"法。這種吐納方法與《引書》一脈相承，《引書》有"夏日再呼""冬日再吹"，夏日用呼"法"以除熱，冬日用"吹"法以散寒。

【原文】

引背痛，熊經十，前據十，端立，跨足，前後俯，手傅地，十而已。

【操作】

導引治療背痛，"熊經"（圖 3 - 4 - 30）十次，"前據"（圖 3 - 4 - 31）十次，

---

[1] 丁光迪主編：《諸病源候論校注》，人民衛生出版社，2013 年，第 356 頁。

筆直站立,兩足跨步,前後俯身,兩手按地(圖 3 - 4 - 32、圖 3 - 4 - 33、圖 3 - 4 - 34、圖 3 - 4 - 35),十次爲止。

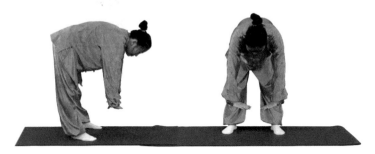

圖 3 - 4 - 30　引背痛 1

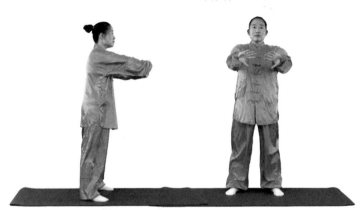

圖 3 - 4 - 31　引背痛 2

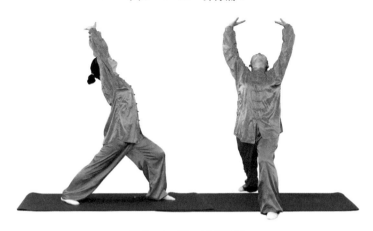

圖 3 - 4 - 32　引背痛 3

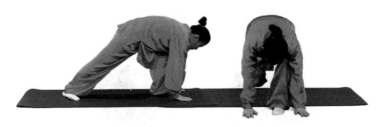

圖 3-4-33　引背痛 4

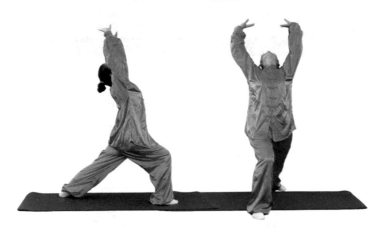

圖 3-4-34　引背痛 5

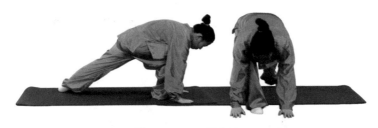

圖 3-4-35　引背痛 6

【按語】

1. 病因病機治法分析

　　背部經氣受損,筋脉運行不暢,導致背痛。熊經、前據等導引術式均有利於拉伸背部筋脉。前據,字面意思爲向前下按,該動作可以明顯牽引背部筋脉。跨立,前俯,兩手按地,亦是拉伸背部的一種方法。通過拉伸牽引背部筋脉,促進背部氣血運行,疏通背部經氣,修復病竈處損傷。

2. 相關導引文獻記載

《養性延命録》："熊戲者,正仰,以兩手抱膝下,舉頭,左擗地七,右亦七,蹲地,以手左右托地各七。"(導引按摩篇)[1]

《太清》:(1)"端坐,生腰,舉左手,仰其掌,却右臂,覆右手。以鼻納氣,自極,七息,息間稍頓右手。除兩臂背痛,結氣也。"(王子喬八神導引法)[2] (2)"踞,兩手抱兩膝頭,以鼻納氣,自極,七息。除腰痹背痛。"(王子喬八神導引法)[3] (3)"大箕坐,以兩手捉兩足五趾,自極,低頭至地,不息十二通。治頸項腰背痛,又令人耳目聰明。"(導引各書異同事)[4] (4)"卧,以手摩腹至足,以手持引之,不息十二通。治脚痹濕,及腰背痛。"(導引各書異同事)[5]

《病源》:"雙足互跪,安穩,始抽一足向前,極勢,頭面過前兩足趾,上下來去三七。左右換足亦然。去臂、腰、背、髀、膝内疼悶不和,五臟六腑氣津調適。"(虛勞體痛候)[6]

《太清》《病源》中採用多種姿勢,如端坐、踞、大箕坐、卧、互跪等,均可以拉伸背部的肌肉,同時與呼吸配合,使筋脉拉伸的作用發揮到最大化。《養性延命録》"熊戲"的動作或與"熊經"有關。

《引書》中無"熊經""前據"兩式的動作描述。根據《引書》中"熊經以利胸背"、馬王堆《導引圖》"熊經"的動作以及成玄英注釋《莊子》時所説"如熊攀樹而自懸"等,可知"熊經"用以鍛煉背部,猶如手脚抱樹而攀。"據"即"按",故"前據"宜爲向前按的動作。後文"引肩痛"中"前據"治療肩後痛,故需向前拉伸肩臂。本書據此擬定這兩個動作。

【原文】

引腰痛,兩手之指夾膌,力軵以仰,極之;兩手奉尻,伷頭,插之,頭手皆

---

[1] 丁光迪校注:《太清導引養生經養性延命録》,中國中醫藥出版社,1993年,第102—103頁。

[2] 同上書,第29頁。

[3] 同上書,第30頁。

[4] 同上書,第48頁。

[5] 同上。

[6] 丁光迪主編:《諸病源候論校注》,人民衛生出版社,2013年,第76頁。

下至踵,三而已。

【操作】

導引治療腰痛,兩手手指按住脊柱兩側,用力撐住腰部並向後仰,達到極限(圖3-4-36);兩手捧臀部,低頭,手沿腿部向下撫摩,頭和手都向下至腳跟(圖3-4-37),三次爲止。

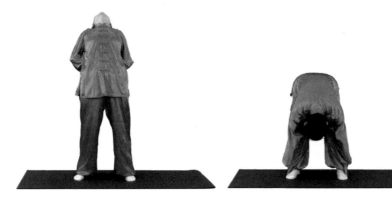

圖3-4-36　引腰痛1　　　　　圖3-4-37　引腰痛2

【按語】

1. 病因病機治法分析

腰痛多由於腰部經氣不利所致。治療時,使腰部用力前突或後彎,可以充分拉伸腰部筋脉,暢通腰部氣血,調整腰部肌肉韌帶,促進病竈處氣血運行,增强腰部力量,活血化瘀,舒筋活絡。

2. 相關導引文獻記載

《太清》:(1)“以兩手據右膝,上至腰胯,極,起頭,五息止,引腰。”(慎修內法)[1](2)“伸兩脚,兩手指着足五趾上。愈腰折不能低仰;若血久瘀,爲之即愈。”(寧先生導引養生法)[2](3)“竪足五趾,愈腰脊痛、不能反顧視者。”(寧先生導引養生法)[3](4)“可候病者,以向陽明仰卧,以手摩腹至足,

<hr />

[1] 丁光迪校注:《太清導引養生經養性延命錄》,中國中醫藥出版社,1993年,第1頁。
[2] 同上書,第6頁。
[3] 同上。

以手持引足,住,任臂十二,不息十二通。愈足濕痹,不任行,腰脊痛。"(寧先生導引養生法)[1](5)"反兩手,據膝上,仰頭像鱉取氣,致大黃元氣至丹田,令腰脊不知痛。"(寧先生導引養生法)[2](6)"仰臥,兩手牽膝置心上,五息止。愈腰痛。"(彭祖穀仙臥引法)[3](7)"踞,兩手抱兩膝頭,以鼻納氣,自極,七息。除腰痹背痛。"(王子喬八神導引法)[4](8)"以兩手抱兩膝,着胸前,不息三通。治腰痛,腎疝及背脊中疼痛。"(導引各書異同事)[5](9)"大箕坐,以兩手捉兩足五趾,自極,低頭至地,不息十二通。治頸項腰背痛,又令人耳目聰明。"(導引各書異同事)[6](10)"交趺坐,以兩手交叉着頭下,自極,不息六通。治腰痛不能反顧。"(導引各書異同事)[7]

《病源》:(1)"兩足跟相對,坐上,兩足指向外扒;兩膝頭拄席,兩向外扒使急;始長舒兩手,兩向取勢,一一皆急三七。去五勞,腰脊膝疼,傷冷脾痹。"(虛勞候)[8](2)"雙足互跪,安穩,始抽一足向前,極勢,頭面過前兩足趾,上下來去三七。左右換足亦然。去臂、腰、背、髀、膝內疼悶不和,五臟六腑氣津調適。"(虛勞體痛候)[9](3)"長舒兩足,向身角上,兩手捉兩足趾急搦,心不用力,心氣并在足下,手足一時努縱,極勢三七。去踹、臂、腰疼。"(虛勞體痛候)[10](4)"一手向上極勢,手掌四方轉回,一手向下努之,合手掌努指,側身欹形,轉身向似看,手掌向上,心氣向下,散適,知氣下緣上,始極勢,左右上下四七亦然。去髀井、肋、腰、脊疼悶。"(腰痛候)[11](5)"凡人常覺脊强,不問時節,縮咽髃內,仰面努搏井向上也。頭左右兩向挼之,左右三

---

[1]丁光迪校注:《太清導引養生經養性延命録》,中國中醫藥出版社,1993年,第7頁。

[2]同上書,第8頁。

[3]同上書,第21頁。

[4]同上書,第30頁。

[5]同上書,第48頁。

[6]同上。

[7]同上。

[8]丁光迪主編:《諸病源候論校注》,人民衛生出版社,2013年,第62頁。

[9]同上書,第76頁。

[10]同上。

[11]同上書,第96頁。

七,一住,待血行氣動定,然始更用,初緩後急,不得先急後緩。若無病人,常欲得旦起、午時、日沒三辰如用,辰別三七。除寒熱,脊、腰、頸痛。"(腰痛候)[1] (6) "凡學將息人,先須正坐,并膝頭、足。初坐,先足趾相對,足跟外扒,坐上少欲安穩,須兩足跟向内相對,坐上,足趾外扒,覺悶痛,漸漸舉身似欹便,坐足上,待共兩坐相似不痛,始雙竪足跟向上,坐上,足趾并反而向外。每坐常學,去膀胱内冷,面冷風,膝冷,足疼,上氣腰疼,盡自消適也。"(腰痛候)[2] (7) "一足踏地,一足向後,將足解溪安端上。急努兩手,偏相向後,側身如轉,極勢二七。左右亦然。去足疼痛,痹急,腰痛也。"(脚氣緩弱候)[3]

《太清》的導引方法特點有二。第一,動作以拉伸腰部爲主。"以兩手據右膝,上至腰胯,極,起頭",兩手放在右膝,彎腰抬頭,達到自己的極致。"伸兩脚,兩手指着足五趾上",坐式伸脚,兩手指放在兩脚趾上,這樣可以拉伸腰部。"竪足五趾",通過竪起五個脚趾,使腰部肌肉收緊,脚趾放下,肌肉放鬆。"仰臥,兩手牽膝置心上,五息止",仰臥,兩手抱膝,將兩大腿壓向胸部,可以拉伸腰部關節肌肉,這個動作也是現代臨床治療腰椎間盤突出引起的腰痛的常用方法。"踞,兩手抱兩膝頭",蹲坐,兩手抱膝,拉伸腰部的關節和肌肉。第二,拉伸腰部的動作與呼吸吐納配合,在《太清》治療腰痛的導引法中占了一半,説明這是導引的一個發展趨勢。"以手摩腹至足,以手持引足,住,任臂十二,不息十二通",以手握足,閉息,可以最大程度拉伸腰部並保持一段時間。"反兩手,據膝上,仰頭像鱉取氣,致大黃元氣至丹田",反兩手放在膝蓋上,仰頭可以拉伸腰部,吸氣至丹田,小腹鼓起,腰部撑起,可以最大限度地向上、下、左、右拉伸腰部。"以兩手抱兩膝,着胸前,不息三通",以兩手抱兩膝,閉氣,拉伸腰部並保持一段時間。"大箕坐,以兩手捉兩足五趾,自極,低頭至地,不息十二通",兩腿張開坐,兩手握住兩足趾,低頭至地,閉氣。"交跌坐,以兩手交叉着頭下,自極,不息六通",盤腿坐,兩手交叉壓項部,閉氣,拉伸腰部。

---

[1] 丁光迪主編:《諸病源候論校注》,人民衛生出版社,2013年,第96頁。
[2] 同上。
[3] 同上書,第278頁。

《病源》也是以拉伸腰部爲主,但動作較《太清》複雜。"兩足跟相對,坐上,兩足指向外扒;兩膝頭拄席,兩向外扒使急;始長舒兩手,兩向取勢,一一皆急",跪坐,足趾向外,兩臂伸直,上下拉伸腰部。"雙足互跪,安穩,始抽一足向前,極勢,頭面過前兩足趾",拉伸腰部。"長舒兩足,向身角上,兩手捉兩足趾急搦,心不用力,心氣并在足下,手足一時努縱,極勢",坐式,兩手握兩足,拉伸腰部。"一手向上極勢,手掌四方轉回,一手向下努之,合手掌努指,側身欹形,轉身向似看,手掌向上,心氣向下,散適,知氣下緣上,始極勢",拉伸旋轉上身,拉伸腰部。"縮咽髆內,仰面努搏井向上也。頭左右兩向捩之",仰頭,拉伸頸部、脊柱、腰部。"雙竪足跟向上,坐上,足趾并反而向外",跪坐,兩足趾向外,腰部挺直,可拉伸腰部關節。"一足踏地,一足向後,將足解溪安端上。急努兩手,偏相向後,側身如轉,極勢",拉伸腰部並轉動。由是觀之,導引動作多樣化也是後世導引的一個發展趨勢。

總之,從《引書》《太清》《病源》三者的內容可以看出,後世導引有三個方面的發展變化:一是導引動作更加多樣化;二是導引動作與呼吸吐納的配合越來越普遍;三是從一病一導引法的模式發展到一導引法治療多病的模式。

【原文】

支尻之上痛,引之,爲木鞠,俠臥,以當痛者,前後摇之,三百而休;舉兩足,指上,手撫席,舉尻以力引之,三而已。

【操作】

腰臀部疼痛,用導引治療,做木球,躺臥,用木球頂住痛點,身體前後摇動木球(圖3-4-38),三百次後停止;兩足舉起來,竪直向上,手放在席上(圖3-4-39),抬起臀部並用力拉伸(圖3-4-40),三次爲止。

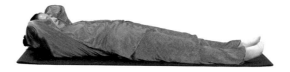

圖3-4-38 支尻之上痛1

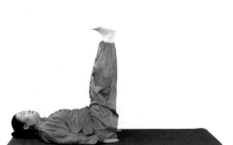
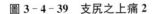
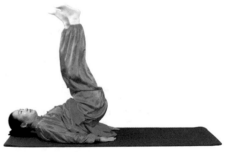

圖 3 - 4 - 39　支尻之上痛 2　　　　　圖 3 - 4 - 40　支尻之上痛 3

【按語】

1. 病因病機治法分析

腰臀部筋脉瘀滯,經氣不利,導致疼痛。治療時用木球頂住痛處,前後搖動木球,藉助身體的力量加強木球對病竈處的按摩,不僅可以針對瘀滯的局部病竈活血化瘀,還可以整復錯位的小關節,促進局部氣血暢通和筋脉修復。兩腿伸直抬起,兩手放於席上,抬起臀部向上舉,拉伸腰臀部筋脉,有利於鍛煉腰臀部的肌肉力量,這個動作也是現代治療腰痛的常用方法。

2. 相關導引文獻記載

《太清》:(1)"舉右手,展左手,坐,右脚上掩左脚,愈尻完痛。"(寧先生導引養生法)[1](2)"極力左右振兩臀,不息九通。愈臀痛、勞倦,風氣不隨。"(寧先生導引養生法)[2](3)"向北方箕踞,以手挽足五趾,愈伏兔瘻,尻筋急。"(寧先生導引養生法)[3]

《病源》:"極力左右振兩臀,不息九通,愈臀痛、勞倦,風氣不隨。振兩臀者,更互蹍踚,猶言蹛。九通中間,偃伏皆爲之,名蛤蟆行氣。久行不已,愈臀痛、勞倦,風氣不隨,不覺痛癢,作種種形狀。"(風身體手足不隨候)[4]

《太清》"舉右手,展左手,坐,右脚上掩左脚",可以拉伸腰臀部;"極力左

---

[1]丁光迪校注:《太清導引養生經養性延命録》,中國中醫藥出版社,1993 年,第 6 頁。

[2]同上書,第 7 頁。

[3]同上書,第 7—8 頁。

[4]丁光迪主編:《諸病源候論校注》,人民衛生出版社,2013 年,第 15 頁。

右振兩臀,不息九通",通過振臀、閉氣,疏通臀部氣血;"箕踞,以手挽足五趾",拉伸腰臀部筋脉。《病源》"極力左右振兩臀,不息九通",用力敲打臀部,閉氣,可以治療臀部氣血瘀滯引起的疼痛。以上均爲治療腰臀部疾患的導引法。

【原文】

益陰氣,亘坐跨股,勿相侮食,左手據地,右手把飯,垂到口,因吸飯氣,極,因飯之;據兩股,折腰,伸少腹,力極之,乃啜咽,又復之,三而已。

【操作】

補益脾氣,坐式,兩腿伸展,兩大腿分開,不要輕慢食物,左手按在地上,右手拿着飯,將飯垂到嘴邊,吸食飯氣(圖3-4-41),達到極限時,將飯吃入口中(圖3-4-42);兩手按住兩腿,彎腰,拉伸少腹,達到極限(圖3-4-43),然後將飯吃下去。再做這個動作,三次爲止。

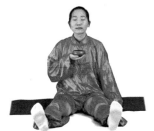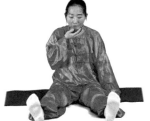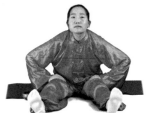

圖3-4-41 益陰氣1　　圖3-4-42 益陰氣2　　圖3-4-43 益陰氣3

【按語】

1.病因病機治法分析

脾胃是後天之本,氣血生化之源,脾胃虛弱,運化無力,就會導致氣血生化乏源,百病因起。"益陰氣"爲健脾胃、補氣血之法,用吃飯和導引兩種方法配合,充分調動脾胃氣機的運行,健脾益胃。操作時,充分吸食米飯氣,饭食入口,先不吞咽,彎腰拉伸少腹,然後吞咽食物。通過飯氣刺激唾液和胃酸分泌,調動脾胃氣機運行,産生食欲。拉伸少腹,不僅促進胃腸蠕動,而且可以舒暢脾胃氣機,有利於食物的運化。待脾胃氣機充分調動起來,米飯入胃,即可促進食物的充分消化吸收。脾胃氣机升降有序,胃腸蠕動正常,纔能保證攝入的食物源源不斷地化生爲氣血。

2. 相關導引文獻記載

《太清》:"導引思氣者,呼屬脾,脾主中宫土,如氣微熱,腹肚脹滿,氣悶不泄,以呼治之。"(導引服氣存思)[1]

《病源》:"項前後兩角緩舒手,如是似向外扒,放縱身心,搖三七,遞互亦然。去太倉不和,臂腰虛悶也。"(脾胃不和不能飲食候)[2]

《病源》中,兩手在頸部前後運動,向後擴張胸部,放鬆身體,前後搖動,可以疏通脾胃氣機,進而疏散瘀滯之氣。《太清》中,通過呼氣時發"呼"的聲音,加强脾胃運化功能。其特點爲:(1)治氣微熱,因"呼"可以祛熱,這與《引書》是一致的;(2)治肚腹脹滿,"呼"可以促進脾胃運化,消除飲食積滯;(3)治氣悶不泄,"呼"可以疏通瘀滯的氣機。《太清》以"呼"字發聲健運脾胃,應爲六字訣與臟腑對應關係的較早出處。《引書》的導引方法則更加直接,脾胃不和,就以飯爲引子,吸食飯氣,調動脾胃氣機,同時配合導引,該方法非常符合脾胃的運化機理。

【原文】

引□,其在左,反左手頭上,右手勾左手而力引之;其在右,反右手頭上,左手勾右手而力引之。危坐,跨股,□手交指以摩面,以下揗之至股,而前鮒手,反而舉之,而力引之,壹上壹下,壹左壹右而休。

【操作】

導引治療□病,病在左側,反左手背置於頭上,右手勾住左手用力拉伸(圖3-4-44);病在右側,反右手背置於頭上,左手勾住右手用力拉伸(圖3-4-45)。正坐,兩腿跨步,兩手手指相交摩擦面部(圖3-4-46),沿身體向下撫摩至大腿(圖3-4-47),向前推兩手(圖3-4-48),反手向上舉,用

---

[1] 丁光迪校注:《太清導引養生經養性延命録》,中國中醫藥出版社,1993年,第43頁。

[2] 丁光迪主編:《諸病源候論校注》,人民衛生出版社,2013年,第414頁。

力拉伸，一上一下（圖 3 - 4 - 49、圖 3 - 4 - 50），一左一右（圖 3 - 4 - 51、圖 3 - 4 - 52），然後停止。

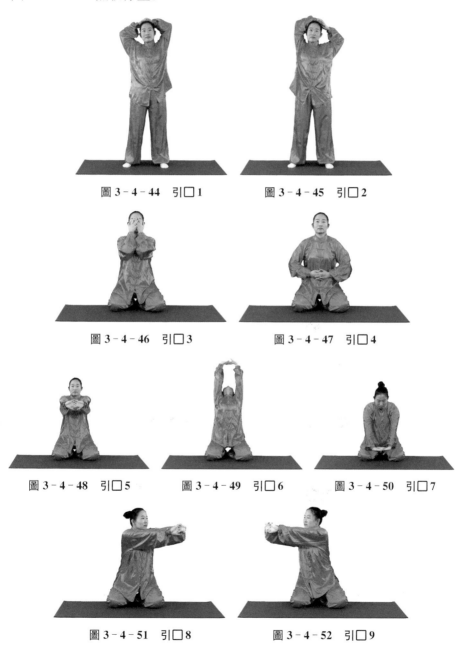

圖 3 - 4 - 44　引□ 1　　　　圖 3 - 4 - 45　引□ 2

圖 3 - 4 - 46　引□ 3　　　　圖 3 - 4 - 47　引□ 4

圖 3 - 4 - 48　引□ 5　　圖 3 - 4 - 49　引□ 6　　圖 3 - 4 - 50　引□ 7

圖 3 - 4 - 51　引□ 8　　　　圖 3 - 4 - 52　引□ 9

【按語】

病因病機治法分析

治療脅肋部經氣不利,一手反手置於頭上,另一手用力拉伸,可以對左右脅肋部位的進行牽拉。兩手交叉,從面部向下撫摩至大腿,再反手向前撐,然後向上舉,向上、下、左、右方向拉伸,可以對兩側脅肋部筋脉進行充分牽拉,活躍脅肋部氣血,修復受損筋脉。

【原文】

引足下筋痛,其在左足,伸左足,右股危坐,右手據地,左手勾左足指;其右也,伸右足,左股危坐,左手據地,右手勾右足指,力引之,三而已。

【操作】

導引治療足下筋痛,痛在左足,伸左足,右腿正坐,右手按住地面,左手勾拉左脚趾(圖3-4-53);痛在右側,伸右足,左腿正坐,左手按住地面,右手勾住右脚趾(圖3-4-54),用力牽拉,三次爲止。

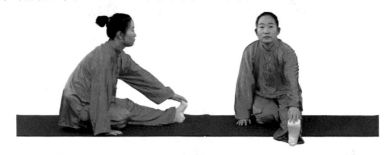

圖3-4-53 引足下筋痛1

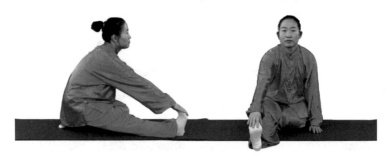

圖3-4-54 引足下筋痛2

【按語】

1. 病因病機治法分析

足底筋脉疼痛，筋脉瘀滯不暢。治療時，患肢伸直，健側下肢跪坐，手臂按地，患側手拉患側脚趾，用力拉伸患肢，舒展足底筋脉，暢通足底氣血，促進足底部受損筋脉的修復。

2. 相關導引文獻記載

《太清》："覆臥，傍視，立兩踵，生腰，以鼻納氣，自極，七息。除脚中弦痛，轉筋，脚酸疼。"（王子喬八神導引法）[1]

《病源》：（1）"坐，兩足長舒，自縱身，內氣向下，使心內柔和適散，然始屈一足，安膝下，努長舒一足，仰足趾向上，使急，仰眠，頭不至席，兩手急努向前，頭向上努挽，一時各各取勢，來去二七，迭互亦然。去脚疼，腰髖冷，血冷，風痹，日日漸損。"（風冷候）[2]（2）"大踑坐，以兩手捉兩足五趾，自極，低頭，不息九通。治頸、脊、腰、脚痛，勞疾。"（虛勞體痛候）[3]（3）"舒兩足坐，散氣向涌泉，可三通，氣徹到。始收右足屈卷，將兩手急捉脚涌泉，挽。足踏手挽，一時取勢。手足用力，送氣向下，三七，不失氣之行度。數尋，去腎內冷氣，膝冷脚疼。"（虛勞膝冷候）[4]（4）"叉踑，兩手反向拓席，漸漸向後，努臍腹向前散氣，待大急還放，來去二七。去臍下冷，脚疼，五臟六腑不和。"（病冷候）[5]（5）"一足踏地，一足向後，將足解溪安踹上。急努兩手，偏相向後，側身如轉，極勢二七。左右亦然。去足疼痛，痹急，腰痛也。"（脚氣緩弱候）[6]

《太清》與《病源》雖然採用姿勢不同，但都起到了拉伸足部筋脉的作用。《太清》中，俯臥，兩脚跟竪起，伸腰，吸氣到最大化。《病源》方法（1），坐，吸氣放鬆，屈一足，伸一足，通過竪足趾，同時抬起頭部，拉伸腰、腿、脚的筋脉。

---

[1] 丁光迪校注：《太清導引養生經養性延命録》，中國中醫藥出版社，1993 年，第 31 頁。

[2] 丁光迪主編：《諸病源候論校注》，人民衛生出版社，2013 年，第 30—31 頁。

[3] 同上書，第 76 頁。

[4] 同上書，第 90 頁。

[5] 同上書，第 252 頁。

[6] 同上書，第 278 頁。

《病源》方法(3)，舒張兩足坐，吸氣下至涌泉穴，以手握足，拉伸腿足的筋脈。《病源》方法(4)，兩腳交叉蹲下，兩手向後按在席上，吸氣，腹部鼓起，吸氣到最大程度後慢慢呼氣，一吸一呼爲一次，連續十四次。《病源》方法(5)，兩腳交叉跪地，兩手交叉撐直，向身後側旋轉到最大程度。

總之，對於關節、筋脈及肌肉的疼痛等問題，多通過導引動作或呼吸吐納進行局部的拉伸，可以將全身的氣血津液向病竈聚攏，從而促進局部病邪的祛除。這是"引氣至病所"的一種具體體現。

【原文】

引蹶，危坐，伸左足，右足支尻，右手撫股，左手勾左足之指而引，極之，左右皆三而已。

【操作】

導引治療蹶症，正坐，伸左腳，右腳支撐臀部，右手按住大腿，左手勾左腳趾，用力牽拉到極限，左右都做三次爲止。(圖3-4-55、圖3-4-56)

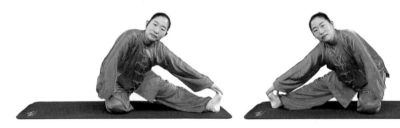

圖3-4-55　引蹶1　　　　　　　　圖3-4-56　引蹶2

【按語】

1. 病因病機治法分析

氣血瘀滯，陽氣鬱閉於內，不達肢末，導致兩足逆冷。治療時，患肢伸直，健側足支住臀部，手按大腿，患側手拉住患側腳趾，用力拉伸，舒展腿足部筋脈，暢通腿足部位氣血，增強氣血運行，使陽氣運行至肢體末端，溫煦兩足。

2. 相關導引文獻記載

《導引圖》有"俛厥"式。

《太清》：（1）"正偃臥，端展足臂，以鼻納氣，自極，七息，搖足三十而止，除胸、足中寒，周身痹，厥逆。"（王子喬八神導引法）[1]（2）"偃臥，左足踵拘右足拇指，以鼻納氣，自極，七息。除厥逆。疾人脚錯踵，不拘拇指，依文用之。"（王子喬八神導引法）[2]

《病源》：（1）"偃臥，展兩脛兩手，足外踵指相向，以鼻内氣，自極七息。除死肌、不仁、足寒。"（風不仁候）[3]（2）"凡學將息人，先須正坐，并膝頭、足。初坐，先足趾相對，足跟外扒。坐上，欲安穩，須兩足跟向内相對，坐上，足趾外扒。覺悶痛，漸漸舉身似款便，坐上。待共内坐相似不痛，始雙豎足跟向上，坐上，足趾并反向外。每坐常學。去膀胱内冷氣，膝冷，兩足冷疼，上氣，腰痛，盡自消適。"（風冷候）[4]

《太清》和《病源》的導引動作也是對腿足部位氣血的疏通，包括兩種方式。（1）抖動，如《太清》方法（1），臥位，吸氣，搖足，通過抖動足部，促進足部氣血疏通。（2）拉伸足部。《太清》方法（2），臥位，左脚跟按住右脚大拇指，拉緊脚底，深呼吸，疏通足部氣血。《病源》方法（1），臥位，舒展四肢，兩脚跟向外，脚趾相對，深呼吸，疏通足部氣血。《病源》方法（2），正坐，先練習兩足跟向外，然後兩足跟向裏，最後兩足跟向上，可以疏通足部氣血。總之，抖動與拉伸病竈局部都可以促進氣血津液運行到病竈而發揮作用。

從《導引圖》"俛厥"和《引書》"引蹶"動作可以看出，二者的側重點都是拉伸腿足，以增益腿足的氣血。"引蹶"通過導引促進腿足氣血運行，可以治療腿足氣血凝滯或不足而引起的足冷等症。

【原文】

引瘲，端立，抱柱，令人□其腰，毋息，而力引尻。

---

［1］丁光迪校注：《太清導引養生經養性延命録》，中國中醫藥出版社，1993年，第30頁。

［2］同上書，第31頁。

［3］丁光迪主編：《諸病源候論校注》，人民衛生出版社，2013年，第19頁。

［4］同上書，第31頁。

【操作】

導引治療小便不利,正立,抱住柱子,使他人推患者的腰部,屏住呼吸,用力拉伸臀部(圖3－4－57)。

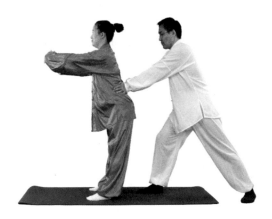

圖3－4－57　引癃

【按語】

1. 病因病機治法分析

小便不利,多爲陽氣不足,水寒之氣不能氣化所致。治療時,患者抱住柱子,令他人固定其腰部,患者屏住呼吸,用力拉伸臀部。此導引與"引腸澼"的治療方法有異曲同工之妙,固定腰部,用力拉伸臀部,有助於收腹提肛,同時收縮會陰。收腹可以擠壓按摩膀胱以及男性前列腺,促進小便排出;收縮會陰,有利於尿道的暢通。

2. 相關導引文獻記載

《太清》:(1)"坐地,掩左手,以右手指搭肩挽之,傾側,愈膝腰及小便不通。"(寧先生導引養生法)[1](2)"正偃卧,直兩足,兩手捻胞所在,令赤如油囊裹丹。除陰下濕,小便難,頰,小腹重不便。腹中熱,但口納氣,鼻出之數十,不須小咽氣。即腹中不熱者,七息已,温氣咽之十所。"(王子喬八神導引法)[2]

---

[1] 丁光迪校注:《太清導引養生經養性延命録》,中國中醫藥出版社,1993年,第6頁。

[2] 同上書,第30頁。

《病源》：(1)"以兩足踵布膝,除癃。"(氣淋候)[1](2)"偃卧,以兩手布膝頭,取踵置尻下,以口内氣,腹脹自極,以鼻出氣七息。除氣癃,數小便,莖中痛,陰以下濕,小腹痛,膝不隨也。"(氣淋候)[2](3)"反叉兩手着背上,推上使當心許,趺坐,反到九通。愈不能大小便,利腹,愈虛羸也。"(大小便難候)[3]

《太清》和《病源》主要有兩種針對小腹部進行導引的方式,均可以起到收縮小腹和會陰部位的作用,通過對膀胱功能的鍛煉,促進小便的排出。第一,呼吸意念導引。《太清》方法(2),卧位,兩手捻小腹膀胱處,若小腹覺得熱,口吸鼻出呼吸數十次;若腹中不熱,則呼吸七次,溫氣咽下十餘次。《病源》方法(2),卧,兩手放在兩膝上,脚跟置於臀下,吸氣到小腹,小腹脹滿到最大時,以鼻出氣。這個呼吸方法與《引書》"病腸之始"的導引法相近。第二,動作導引。《病源》方法(1),以兩足跟置於兩膝上。《病源》方法(3),坐位,兩手置於背後,向上推到心臟位置。《太清》方法(1),坐位,一側肩部向前下方扭轉,通過兩手向後牽拉、縮腹,提升膀胱功能。

【原文】

□□上□,敦踵,壹敦左,壹敦右,三百而已。伸左足,右手據右膝,左手撫左股,而引左之股三,又引右股三。□,因呴之卅,去卧,據側而精呼之卅,精呴之卅,精吹卅。端俛,吸精氣而咽之,膜少腹,以力引陰,三而已。

【操作】

喘咳上氣,頓足跟,左足頓一下(圖3-4-58),右足頓一下(圖3-4-59),三百下爲止。伸左脚,右手按住右膝,左手按住左側大腿,用力拉伸左側大腿(圖3-4-60)三次,同樣的姿勢右側大腿也做三遍(圖3-4-61)。躺卧,發"呴"聲吐氣(圖3-4-62)三十次,從卧位坐起,按住兩側席子,專注吐氣發"呼"聲三十次、"呴"聲三十次、"吹"聲三十次(圖3-4-63)。放鬆躺卧,吸入精氣並下咽,小腹脹滿隆起,用力牽拉陰部(圖3-4-64),三次爲止。

---

[1] 丁光迪主編：《諸病源候論校注》,人民衛生出版社,2013年,第294頁。
[2] 同上。
[3] 同上書,第304頁。

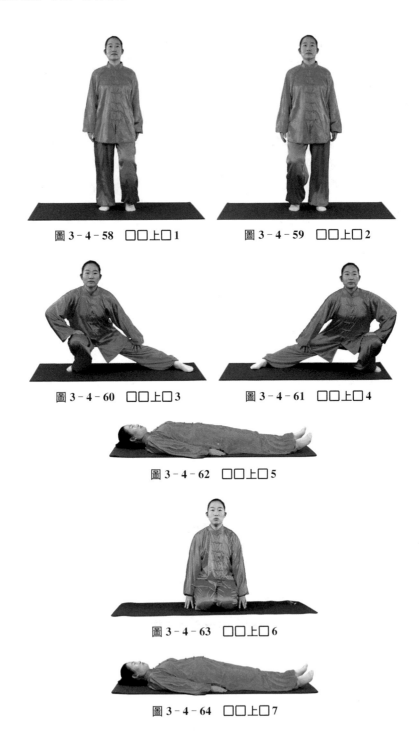

圖 3 - 4 - 58　□□上□1

圖 3 - 4 - 59　□□上□2

圖 3 - 4 - 60　□□上□3

圖 3 - 4 - 61　□□上□4

圖 3 - 4 - 62　□□上□5

圖 3 - 4 - 63　□□上□6

圖 3 - 4 - 64　□□上□7

【按語】

1. 病因病機治法分析

肺氣上逆，導致喘咳上氣，頓足以清肅上逆之肺氣。後文記載"敦踵以利胸中"，通過敦脚跟振動胸中肺臟，促進肺氣肅降。左右拉伸下肢，有利於脾胃氣機升降，脾屬土，肺屬金，土生金，脾胃之氣健旺，升降協調，有利於肺氣肅降。躺臥，呼氣並發"呼""呴""吹"等音，祛除肺内寒熱邪氣，清肅肺氣。最後吸氣入少腹，提會陰，促進肺氣下納於腎，增强呼吸的深度，減輕肺氣上逆。

2. 相關導引文獻記載

《太清》：（1）"還臥，不息七通。愈胸中痛，咳。"（寧先生導引養生法）[1]（2）"兩足内相向，五息止。引心肺，去咳逆上氣。"（彭祖穀仙臥引法）[2]

《病源》：（1）"兩足兩趾相向，五息止。引心肺，去咳逆，上氣。極用力，令兩足相向，意止引肺中氣出，病人行肺内外，展轉屈伸，隨適，無有違逆。"（上氣候）[3]（2）"兩手交叉頤下，自極。致補氣，治暴氣咳。以兩手交頤下，各把兩頤脉，以頤句交中，急牽來着喉骨，自極三通，致補氣充足，治暴氣上氣、寫喉等病，令氣調長，音聲宏亮。"（卒上氣候）[4]（3）"先以鼻内氣，乃閉口，還復以鼻内氣，咳則愈。"（咳逆候）[5]（4）"還向反望、倒望，不息七通。治咳逆，胸中病，寒熱也。"（咳逆候）[6]

《太清》和《病源》採用了閉氣或深吸氣的方法鍛煉肺部功能，補充肺氣，同時促進肺氣肅降。《太清》方法（1），臥位，閉氣。《病源》方法（1），兩脚足趾相對，閉氣。《病源》方法（2），兩手交叉放在兩腮下方，從兩腮向喉骨方向捋，深吸氣以補肺氣。《病源》方法（3），鼻吸氣，閉氣，然後咳出，疏通肺氣。《病源》方法（4），往後看，閉氣。

---

［1］丁光迪校注：《太清導引養生經養性延命録》，中國中醫藥出版社，1993 年，第 5 頁。

［2］同上書，第 21 頁。

［3］丁光迪主編：《諸病源候論校注》，人民衛生出版社，2013 年，第 260—261 頁。

［4］同上書，第 262 頁。

［5］同上書，第 288 頁。

［6］同上書，第 288—289 頁。

【原文】

引瘛,卧,屈兩膝,直踵,并摇卅,日□□☑□□梟沃卅,虎顧卅,又復偠卧如前,廿而休;又起,危坐,梟沃卌,虎顧卌,復偠卧如前,卅而休;因起,梟沃五十,虎顧五十而已。

【操作】

導引治療瘛症,躺卧,兩膝屈曲,腳跟伸直(圖 3－4－65),摇動(圖 3－4－66、圖 3－4－67)三十次,每日……"梟沃"(圖 3－4－68、圖 3－4－69)三十次,"虎顧"(圖 3－4－70、圖 3－4－71)三十次,然後如前放鬆躺卧,二十次爲止;起身正坐,"梟沃"四十次,"虎顧"四十次,再如前放鬆躺卧,三十次爲止;起身,"梟沃"五十次,"虎顧"五十次爲止。

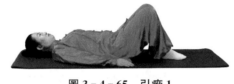

圖 3－4－65　引瘛 1

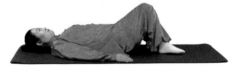

圖 3－4－66　引瘛 2

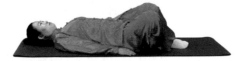

圖 3－4－67　引瘛 3

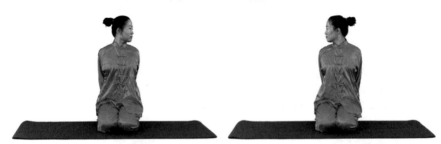

圖 3－4－68　引瘛 4　　　　　圖 3－4－69　引瘛 5

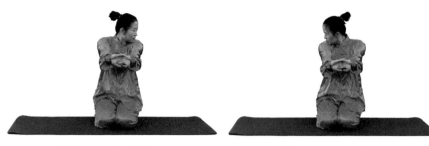

圖3-4-70　引瘚6　　　　　　圖3-4-71　引瘚7

【按語】

1. 病因病機治法分析

瘚症，陰陽之氣逆亂，正氣虛損，上衝欲脫，患者處於虛損狀態。躺卧，兩腿彎曲，搖動，活動下肢，有助於上衝之氣向下導引，增强氣血。"梟沃"抖動頭部，"虎顧"頭向後看，都是活動頭部的動作，有助於祛除上衝之氣造成的頭部脹痛等症狀。先躺卧活動再慢慢起身，循序漸進，利於正氣逐漸恢復。

2. 相關導引文獻記載

《導引圖》有"俛厥"式。

《太清》：（1）"正偃卧，端展足臂，以鼻納氣，自極，七息，搖足三十而止。除胸、足中寒，周身痹，厥逆。"（王子喬八神導引法）[1]（2）"偃卧，左足踵拘右足拇指，以鼻納氣，自極，七息。除厥逆。疾人脚錯踵，不拘拇指，依文用之。"（王子喬八神導引法）[2]

《太清》方法（1），卧位，四肢放鬆伸展，以鼻吸氣，搖足三十次，與《引書》中的動作相同。後世著作中導引動作與《引書》中的動作完全相同的情況並不多見，這一條病症和導引動作都相同。《太清》方法（2），卧位，左脚跟拘住右脚拇指，拉伸，深呼吸。這個動作也是活動腿足部位，促進腿足部位氣血暢通。

---

［1］丁光迪校注：《太清導引養生經養性延命録》，中國中醫藥出版社，1993年，第30頁。

［2］同上書，第31頁。

"虎顧"無動作描述。根據字義,"顧"即回頭看,後文有"虎顧以利項尼",該動作主要是活動頸部。結合虎的特點,擬定該動作。

【原文】

引膚痛,前膚後手十,引伸十,後反復十而已。

【操作】

導引治療胸部痛,胸部向前挺、手向後擺(圖3-4-72),十次,牽引拉伸十次;手向前擺,胸向後縮(圖3-4-73),做十次爲止。

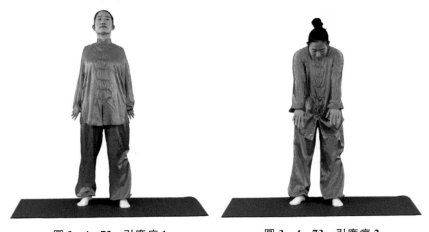

圖3-4-72 引膚痛1   圖3-4-73 引膚痛2

【按語】

1. 病因病機治法分析

胸部痛,心肺部氣血不暢。胸部前挺、後縮,有利於擴張和收縮胸腔,疏通胸部氣機,促進胸部氣血運行,化瘀通滯,舒緩胸痛。

2. 相關導引文獻記載

《太清》:(1)"次以兩手相叉,反於頭上,左右自調。引肺肝中。"(慎修內法)[1] (2)"還臥,不息七通。愈胸中痛,咳。"(寧先生導引養生法)[2]

---

[1] 丁光迪校注:《太清導引養生經養性延命錄》,中國中醫藥出版社,1993年,第2頁。
[2] 同上書,第5頁。

(3)"以兩手還踞着腋下,治胸中滿,眩,手枯。"(寧先生導引養生法)[1]
(4)"端坐,生腰,脚,兩臂覆手據地,口徐納氣,以鼻吐之。除胸中肺中痛。咽氣令溫,閉目也。"(王子喬八神導引法)[2]

《病源》:(1)"兩手反向拓席,一足跪,坐上,一足屈如,仰面,看氣道衆處散適,極勢振之四七。左右亦然。始兩足向前雙踏,極勢二七。去胸腹病,膝冷臍悶。"(虛勞膝冷候)[3](2)"肺臟病者,體胸背痛滿,四支煩悶,用噓氣出。"(肺病候)[4](3)"以兩手據地覆之,口內氣,鼻出之。除胸中、肺中病也。"(肺病候)[5](4)"以右足踐左足上。除胸痹,食熱嘔。"(胸痹候)[6]

【原文】

夜日臥瘚,覺心腹及胸中有痛者,撫之以手而精吹之,卅而已。

【操作】

夜間躺臥時手脚冰凉,自覺心胸腹痛,用手輕輕按在心胸部位,專注吐氣並發"吹"聲(圖3-4-74),三十次爲止。

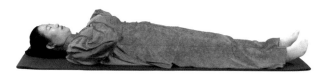

圖3-4-74 夜日臥瘚

【按語】

1. 病因病機治法分析

寒凝心脉,氣血虛弱,瘀滯不通,運行不暢,導致心胸腹痛,臥床不起。將手放在心胸部位,專注深呼吸,呼氣時發"吹"音,可散去凝滯心脉之寒氣。

---

[1]丁光迪校注:《太清導引養生經養性延命錄》,中國中醫藥出版社,1993年,第8頁。
[2]同上書,第28頁。
[3]丁光迪主編:《諸病源候論校注》,人民衛生出版社,2013年,第89頁。
[4]同上書,第317頁。
[5]同上。
[6]同上書,第564頁。

2. 相關導引文獻記載

《太清》："次以左手據腰、左膝，右手極上引；復以右手據腰、右膝，左手極上引，皆五息止。引心腹。"（慎修內法）[1]

《病源》：（1）"兩手反向拓席，一足跪，坐上，一足屈如，仰面，看氣道衆處散適，極勢振之四七。左右亦然。始兩足向前雙踏，極勢二七。去胸腹病，膝冷臍悶。"（虛勞膝冷候）[2]（2）"肺臟病者，體胸背痛滿，四支煩悶，用噓氣出。"（肺病候）[3]（3）"以兩手據地覆之，口內氣，鼻出之。除胸中、肺中病也。"（肺病候）[4]（4）"伸右脛，屈左膝，內壓之，五息。引脾，去心腹寒熱，胸臆邪脹。依經爲之，引脾中熱氣出，去心腹中寒熱，胸臆中邪氣脹滿。久行，無有寒熱、時節之所中傷，名爲真人之方。"（心腹脹候）[5]（5）"以右足踐左足上。除胸痹，食熱嘔。"（胸痹候）[6]

在《引書》中，該導引沒有動作，僅有呼吸方法。《病源》方法（2）中治療心胸痛的呼吸方法爲：肺病，呼氣時口中發"噓"的聲音，祛除滿悶之氣。《太清》與《病源》治療心胸腹痛的其他方法有：左手置於腰部、左膝，右手向上伸展，反之亦然；一足跪下，臀部坐於其上，一足屈膝，仰面，感受氣運行周流全身，然後抖動身體；平坐，伸腰，兩肘置於席上，口吸氣，鼻出氣；伸右腿，屈左膝，壓腿；右足踩在左足上。

【原文】

引心痛，係纍長五尋，繫其衷，令其高丈。兩足踐板，端立，兩手控纍，以力偃，極之，三而已。一曰：跨足，折腰控杖而力引之，三而已。一曰：危坐，手操左腕而力舉手，伸臂，以力引心，極，因下手摩面，以下抑兩股，力引之，三百而已。

---

［1］丁光迪校注：《太清導引養生經養性延命録》，中國中醫藥出版社，1993年，第1頁。

［2］丁光迪主編：《諸病源候論校注》，人民衛生出版社，2013年，第89頁。

［3］同上書，第317頁。

［4］同上。

［5］同上書，第343頁。

［6］同上書，第564頁。

【操作】

　　導引治療心痛，栓上長四丈的繩索，繫住繩索中央，使之高出地面一丈。兩脚踩在木板上，兩手拉住繩索，用力仰身，達到極限（圖3－4－75），三次爲止。一説：兩足跨立，彎腰抓住木杖，用力拉伸（圖3－4－76），三次爲止。一説：正坐，右手握住左手手腕，用力上舉，拉伸手臂，達到極限（圖3－4－77），然後將手放下來，撫摩面部（圖3－4－78），向下壓兩大腿，用力拉伸（圖3－4－79），三百次爲止。

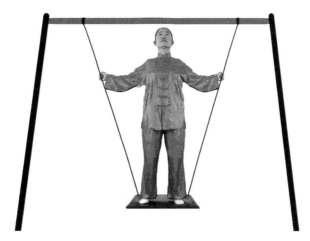

圖3－4－75　引心痛1

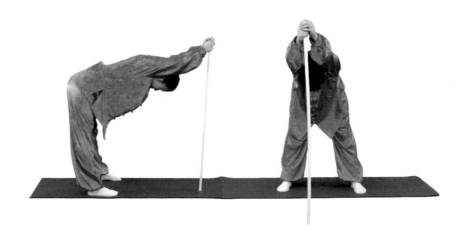

圖3－4－76　引心痛2

201

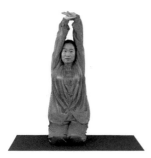
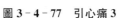
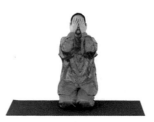
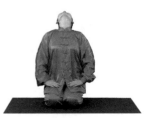

圖 3-4-77　引心痛3　　　圖 3-4-78　引心痛4　　　圖 3-4-79　引心痛5

【按語】

1. 病因病機治法分析

心脉痹阻,心氣鬱閉,氣血運行不暢,導致心痛。有三種導引方法。第一種,人站在鞦韆樣的工具上,兩手拉住繩索,用力仰身。藉助鞦韆繩索的柔韌性,增大仰身擴胸的幅度,充分打開心胸部位,疏通心胸氣機,暢通心脉,活血化瘀。第二種,跨立,扶住木杖彎腰,拉伸胸腹部,梳理胸腹部氣機。第三種,跪坐,右手拉住左手手腕,用力向上拉伸,上提胸腹部,疏通胸腹部氣血;然後兩手慢慢放下,按住大腿,上身用力拉伸,充分擴張胸部,不僅疏通胸腹部氣機,而且促進三焦氣化。脾胃氣機升降協調,氣血化生有源,氣血充盛,濡養心脉。

2. 相關導引文獻記載

《病源》:(1)"心臟病者,體有冷熱。若冷,呼氣出;若熱,吹氣出。"(心病候)[1](2)"左脅側卧,口内氣,伸臂直脚,以鼻出之。周而復始,除心下不便也。"(心病候)[2]

《病源》對於心病有兩種治法。一是呼吸方法:心臟病的患者,如果感覺冷,用"呼"以去之;如果感覺熱,用"吹"以去之。這種呼吸方法與《引書》不同,《引書》中"呼"以祛熱,"吹"以散寒。一是動作療法:左側卧,伸臂伸腿,口吸鼻呼。人的心臟在左側,因此心臟不適應選擇左側卧。

---

[1]丁光迪主編:《諸病源候論校注》,人民衛生出版社,2013年,第311頁。
[2]同上。

【原文】

引陰,端坐,張兩股,左手承下,右手撫上,折腰,伸少腹,力引尻。

【操作】

導引治療陰部病,正坐,兩腿分開,左手按住地面,右手向上撐
(圖3-4-80),彎腰,拉伸少腹,用力牽引臀部(圖3-4-81)。

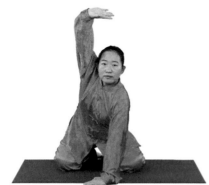 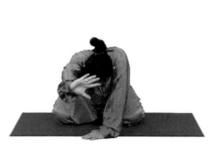

圖3-4-80 引陰1　　　　　　圖3-4-81 引陰2

【按語】

1. 病因病機治法分析

陰部氣機不利,通過牽引臀部,收腹提肛,收縮會陰,治療前後二陰的疾病。

2. 相關導引文獻記載

《太清》:(1)"又法,向南方,蹲踞,以兩手從外屈膝中入,掌足五趾,令
內曲,極力一通。利腰尻完,治淋遺尿愈。"(寧先生導引養生法)[1](2)"伸
兩脚,兩手指着足五趾上。愈腰折不能低仰;若血久瘀,爲之即愈。"(寧先生
導引養生法)[2](3)"箕踞,以兩手從曲脚內入,據地,曲脚加其手,舉尻,其
可用行氣,愈淋瀝、乳痛。"(寧先生導引養生法)[3](4)"正偃臥,卷手兩,即
握不息,順脚跟據床。治陰結,筋脉麻痿纍。"(寧先生導引養生法)[4]

[1]丁光迪校注:《太清導引養生經養性延命錄》,中國中醫藥出版社,1993年,第5頁。
[2]同上書,第6頁。
[3]同上書,第8頁。
[4]同上。

(5)"坐地,以兩手交叉其下,愈陰滿。"(寧先生導引養生法)[1] (6)"以一手上牽繩,下手自持脚。愈尻久痔及有腫。"(寧先生導引養生法)[2] (7)"踞坐,合兩膝,張兩足,不息五通。治鼻口熱瘡及五痔。"(導引各書異同事)[3]

《病源》:(1)"互跪,調和心氣,向下至足,意裏想氣索索然,流布得所,始漸漸平身。舒手傍肋,如似手掌內氣出氣不止,面覺急悶,即起;脊至地,來去二七。微減膝頭冷,膀胱宿病,腰脊強,臍下冷悶。"(膀胱病候)[4] (2)"一足踏地,一足屈膝,兩手抱犢鼻下,急挽向身,極勢。左右換易四七。去痔、五勞、三里氣不下。"(諸痔候)[5] (3)"兩手抱足,頭不動,足向口面受氣,衆節氣散,來去三七。欲得捉足,左右側身,各各急挽,腰不動。去四支、腰上下髓內冷,血脉冷,筋急悶,痔。"(諸痔候)[6] (4)"兩足相踏,向陰端急蹙,將兩手捧膝頭,兩向極勢,捺之,二七竟;身側兩向取勢,二七;前後努腰七。去心勞、痔病。"(諸痔候)[7]

《太清》和《病源》中治陰部疾病的導引法有三類。第一類,治療小便不利的導引法。《太清》方法(1),蹲下,兩手從外側經過膕窩放到兩足五趾上,向下彎曲,用力拉伸腰部,治療小便不利。《太清》方法(3),坐位,兩手置於膝關節下,抬起臀部,治療小便不利。第二類,治療痔瘡或便秘的導引法。《太清》方法(4),躺臥,兩手握起,閉氣,治療便秘(陰結)。《太清》方法(5),坐位,兩手交叉放於臀部下方,治療陰滿。《太清》方法(6),一手在上牽繩,一手在下握脚,治療痔瘡。《太清》方法(7),坐位,合兩膝,兩足分開,閉氣,治療痔瘡。《病源》方法(2),一足伸直,一足屈膝,兩手抱膝,拉伸,治療痔瘡。《病源》方法(4),兩足并攏,兩手抱膝,治療痔瘡。《病源》方法(3),兩手抱足,頭不動,治療痔瘡。第三類,治療腰痛的相關導引法。《太清》方法

[1]丁光迪校注:《太清導引養生經養性延命録》,中國中醫藥出版社,1993年,第9頁。

[2]同上。

[3]同上書,第47頁。

[4]丁光迪主編:《諸病源候論校注》,人民衛生出版社,2013年,第327頁。

[5]同上書,第656頁。

[6]同上。

[7]同上書,第656—657頁。

（2），兩腿伸直，兩手手指勾住兩足趾，治療腰痛。《病源》方法（1），跪坐，氣從上至下流布全身，兩手置於肋骨，觀想手掌有氣息出入，治療腰痛、膀胱冷。

　　從以上引文可以看出，《太清》方法（6）治療痔瘡，方法（1）和方法（3）治療小便不利，三者導引動作與《引書》"引陰"相近，因此"引陰"治療的可能爲前陰病或者後陰病。從動作看，治療前陰病和後陰病的關鍵在於"伸少腹，力引尻"，即拉伸腹部和臀部。

【原文】

　　引癩，腸癩及筋癩，左手據左股，屈左膝，後伸右足，屈右手而左顧三；又前右足，後左足，曲左手，顧右，三而已。又復撟兩手以偃，極之三；撟左臂以偃，極之；撟右臂，左手據左尻以偃，極之，此皆三而已。

【操作】

　　導引治療男陰病，左手按住左側大腿，屈左膝，右足向後伸，屈右手而向左看（圖3－4－82），三次；右足向前，左足向後，屈左手而向右看（圖3－4－83），三次爲止。然後兩手舉起，身體後仰達到極限（圖3－4－84），三次；舉起左臂仰身，達到極限（圖3－4－85）；舉起右臂，左手按住左側臀部仰身，達到極限（圖3－4－86），每個動作都做三次。

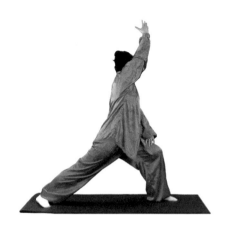
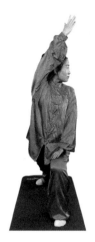

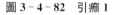

圖3－4－82　引癩1

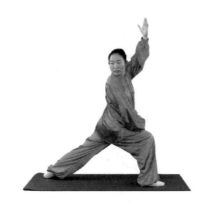
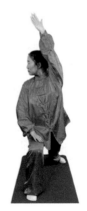

圖 3 - 4 - 83　引癩 2

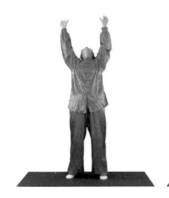
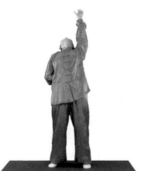
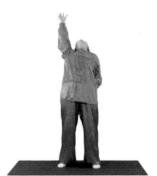

圖 3 - 4 - 84　引癩 3　　　　圖 3 - 4 - 85　引癩 4　　　　圖 3 - 4 - 86　引癩 5

【按語】

1. 病因病機治法分析

寒濕或濕熱之邪侵犯肝經而致男陰腫脹疼痛或挺縱不收等病症。治療時,一側腿前屈,一側腿後伸,向前屈一側轉身,可以拉伸後伸側腹股溝部位筋脉,加強該處的筋脉力量,作用於陰部器官。兩手舉起,身體後仰達到極限,充分拉伸腹部、會陰和兩側腹股溝位置,促進腹部的小腸、陰莖及睪丸等器官上提收縮。舉起一側手臂,另一側手按住臀部,仰身,亦可充分拉伸腹部、會陰和腹股溝位置,對腹部及會陰臟器有拉伸作用。

2. 相關導引文獻記載

《太清》:(1)"正倚壁,不息行氣,從頭至足心。愈疽、疝、大風、偏枯、諸痹。"(寧先生導引養生法)[1](2)"挽兩足趾，五息止。引腹中，去疝瘕，利九竅。"(彭祖穀仙臥引法)[2](3)"正偃臥，直兩足，兩手捻胞所在，令赤如油囊裹丹。除陰下濕，小便難，頹，小腹重不便。腹中熱，但口納氣，鼻出之數十，不須小咽氣。即腹中不熱者，七息已，溫氣咽之十所。"(王子喬八神導引法)[3](4)"以兩手抱兩膝，着胸前，不息三通。治腰痛，腎疝及背脊中疼痛。"(導引各書異同事)[4]

《病源》：(1)"蹲踞，以兩手舉足，蹲極橫。治氣衝腫痛，寒疝入上下。"(寒疝候)[5](2)"致腎氣法，蹲踞，以兩手捉趾令離地，低跟極橫挽，自然一通。愈榮衛中痛。"(寒疝候)[6](3)"坐，舒兩脚，以兩手捉大拇指，使足上頭下，極挽，五息止，引腹中氣，遍行身體。去疝瘕病，利諸孔竅，往來易行。"(疝瘕候)[7]

《引書》的動作主要是用於拉伸陰部，《太清》和《病源》的動作與《引書》不同，但都有升提陰部的作用。《太清》方法(1)，靠墙壁站立，閉氣，將氣從頭至足布散全身。《太清》方法(2)，拉兩足脚趾。《太清》方法(4)，兩手用力抱膝，閉氣。《太清》方法(3)，躺臥，伸直兩腿，兩手按摩膀胱所在，令其發紅。《病源》方法(1)，蹲坐，兩手舉足。《病源》方法(2)，蹲坐，兩手抓住脚趾，令其離地。《病源》方法(3)，坐位，伸直兩足，兩手抓起大脚趾，使頭在下，足在上。三書的不同點在於，《引書》採用的是拉伸腹部，而《太清》和《病源》採用的是收縮腹部。兩種動作均有利於陰部的鍛煉。

【原文】

引腹痛，懸纍板，令人高去地尺，足踐其上，手控其纍，後足，前應，力引

---

[1]丁光迪校注：《太清導引養生經養性延命錄》，中國中醫藥出版社，1993年，第7頁。

[2]同上書，第21頁。

[3]同上書，第30頁。

[4]同上書，第48頁。

[5]丁光迪主編：《諸病源候論校注》，人民衛生出版社，2013年，第394頁。

[6]同上。

[7]同上書，第398頁。

之,三而已。因去,伏,足距壁,固着少腹及股膝於席,兩手據突上,稍舉頭及膺而力引腹,極,因徐直之,已,又復之,三而已。因力舉尻,極,三而已。

【操作】

導引治療腹痛,懸掛繩板,使之高出地面一尺,患者腳踏在板上,兩手抓住繩索,向後伸足,向前挺胸,用力拉伸(圖3-4-87、圖3-4-88),三次爲止。然後下去,伏卧,兩足抵住牆壁,將少腹和腿膝固定在席上,兩手扶住煙囱,稍稍舉起頭和胸部,用力牽引腹部,達到極限(圖3-4-89),慢慢放直身體,停止動作,再做這個動作,三次爲止。用力舉起臀部,達到極限(圖3-4-90),三次爲止。

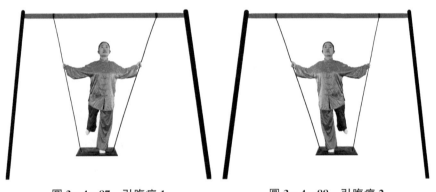

圖3-4-87 引腹痛1　　　　圖3-4-88 引腹痛2

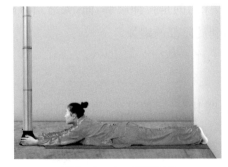
圖3-4-89 引腹痛3

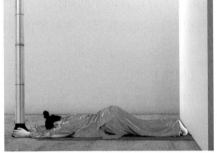
圖3-4-90 引腹痛4

【按語】

1. 病因病機治法分析

腹部氣機不利,瘀滯不通,導致腹痛。人站在鞦韆上,抓住繩索,向後伸腳,向前挺胸,可以充分拉伸腹部,疏通腹部筋脉,調和腹部臟腑氣機。俯臥,兩腳蹬墻,少腹和腿固定在席上,兩手抓住前面的煙囱,用力仰起頭和胸部,可以牽引腹部,疏通腹部氣機。用力抬起臀部,可以收腹提肛,擠壓按摩腹部臟器,調和臟氣,解鬱去滯,理氣止痛。

2. 相關導引文獻記載

《太清》:(1)"次以左手據腰,右手極上引;復以右手據腰,左手極上引,五息止。引腹中。"(慎修內法)[1](2)"偃臥,展兩手兩腳,仰足指,以鼻納氣,自極,七息。除腹中弦急切痛。"(王子喬八神導引法)[2]

《病源》:(1)"正偃臥,以口徐徐內氣,以鼻出之。除裹急、飽食。後小咽氣數十,令溫中。"(腹痛候)[3](2)"若氣寒者,使人乾嘔腹痛。口內氣七十所,大振腹,咽氣數十,兩手相摩,令熱,以摩腹,令氣下。"(腹痛候)[4](3)"端坐,伸腰,口內氣數十。除腹滿,食飲過飽,寒熱,腹中痛病。"(腹脹候)[5]

《太清》和《病源》治療腹痛主要用三種方法。一是動作導引,如《太清》方法(1),左手叉腰,右手極力向上伸展,反之亦然。二是動作導引與呼吸導引配合,《太清》方法(2),躺臥,舒展手足,足趾向上,以鼻納氣;《病源》方法(2),以口吸氣入腹,按摩腹部令熱;《病源》方法(3),正坐,伸直腰,以口吸氣。三是呼吸吐納導引,如《病源》方法(1),仰臥,以口吸氣,以鼻出氣。

【原文】

苦腹脹,夜日俠臥而精吹之卅;無益,精呼之十;無益,精呴之十;無益,復精吹之卅;無益,起,治八經之引。去臥,端伏,加兩手枕上,加頭手上,兩足距壁,興心,仰頤,引之,而固著少腹及股膝,三而已。去,臥而尻壁,舉兩

<hr>

[1] 丁光迪校注:《太清導引養生經養性延命錄》,中國中醫藥出版社,1993年,第1頁。
[2] 同上書,第31頁。
[3] 丁光迪主編:《諸病源候論校注》,人民衛生出版社,2013年,第336頁。
[4] 同上。
[5] 同上書,第338頁。

股,兩手鈎兩股而力引,極之,三而已。

【操作】

苦於腹脹,夜間躺臥,專注吐氣發"吹"聲三十次,無效則發"呼"聲十次,無效則發"呴"聲十次,無效則發"吹"聲三十次(圖3-4-91),無效則起身,採用動作導引治療。從躺臥姿勢轉換爲俯臥姿勢,兩手放在枕頭上,頭放在手上,兩腳抵住牆壁,胸部抬起,下巴上仰,拉伸,同時固定少腹和腿膝不動(圖3-4-92),三次爲止。仰臥,臀部靠牆,抬起兩大腿,兩手勾住兩大腿用力拉伸,達到極限(圖3-4-93),三次爲止。

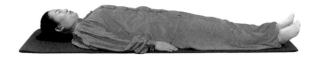

圖3-4-91　苦腹脹1

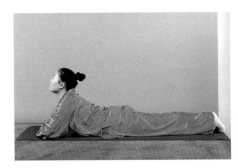

圖3-4-92　苦腹脹2

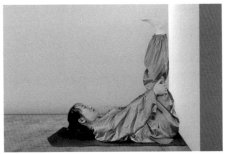

圖3-4-93　苦腹脹3

【按語】

1. 病因病機治法分析

腹脹,臥床不起,腹部氣機瘀滯不通,脹滿不舒。深呼吸,吐氣時發"吹""呼""呴"的聲音,祛除腹部寒熱瘀滯之氣。俯臥,兩手放在下巴下面,兩腳抵住牆壁,胸部和下巴抬起,少腹和腿膝不動,可以充分拉伸胸腹部,梳理胸腹部氣機,祛除瘀滯。仰臥,臀部靠牆,抬起兩腿,兩手勾住大腿用力向上拉伸,可以舒縮胸腹部,疏通胸腹部氣機,按摩胸部臟腑,理氣消脹。

2. 相關導引文獻記載

《太清》:(1)"常以朝起,布席東向爲之,息極乃止;不能息極,五通

止。先以兩手叉頭上，挽頭至地，五吸五息止。引脹氣。"（慎修内法）[1]
（2）"以兩手着項相叉，長引氣，即吐之。治毒不愈，腹中大氣。"（寧先生導引養生法）[2]（3）"若腹中滿，食飲苦飽，坐、生腰，以口納氣數十，滿、吐之，以便爲故，不便復爲之。有寒氣，腹中不安，亦行之。"（王子喬八神導引法）[3]

《病源》：（1）"正坐，兩手向後捉腕反拓席，盡勢，使腹弦弦上下七，左右換手亦然。損腹肚冷風，宿氣積，胃口冷，食飲進退，吐逆不下。"（風冷候）[4]（2）"若腹内有氣脹，先須暖足，摩臍上下並氣海，不限遍數，多爲佳。"（風邪候）[5]（3）"兩手拓肘頭，拄席，努肚上極勢，待大悶始下，來去上下五七。去脊背體内疼，骨節急强，肚腸宿氣。"（結氣候）[6]（4）"蹲坐，住心，卷兩手，發心向下。左右手摇臂，遞互欹身，盡髆勢。卷頭築肚，兩手衝脉至臍下，來去三七。漸去腹脹，肚急悶，食不消化。"（腹脹候）[7]（5）"腹中苦脹，有寒，以口呼出氣，三十過止。"（腹脹候）[8]（6）"兩手向身側一向，偏相極勢，發頂足，氣散下，欲似爛物解散。手掌指直舒，左右相皆然，去來三七。始正身，前後轉動膊腰七。去腹肚脹，膀胱、腰、脊、臂冷，血脉急强，悸也。"（腹脹候）[9]（7）"凡食訖，覺腹内過飽，腸内先有宿氣，常須食前後，兩手撩膝，左右欹身，肚腹向前，努腰就肚，左三七，右二七，轉身按腰脊極勢。去太倉腹内宿氣不化，脾痹腸瘦，臟腑不和。得令腹脹滿，日日消除。"（宿食不消候）[10]

此段論導引治療消化道脹氣。《引書》中首先採用呼吸吐納方法，若不

---

[1] 丁光迪校注：《太清導引養生經養性延命録》，中國中醫藥出版社，1993年，第1頁。
[2] 同上書，第7頁。
[3] 同上書，第29頁。
[4] 丁光迪主編：《諸病源候論校注》，人民衛生出版社，2013年，第31頁。
[5] 同上書，第44頁。
[6] 同上書，第265頁。
[7] 同上書，第338頁。
[8] 同上。
[9] 同上。
[10] 同上書，第419—420頁。

見好轉,再採用動作導引。《太清》和《病源》均用到此二法。單純動作導引的有:《病源》方法(1),正坐,兩手向後互握拉伸,擴胸;《病源》方法(2),暖足,按摩肚臍上下及氣海;《病源》方法(3),兩手肘部挂席,腹部上突;《病源》方法(4),蹲坐,静心,握拳,放於心下部位,左右揺動手臂和身體,頭部向下接近腹部,兩手衝脉至臍下;《病源》方法(6),身體側彎,發頂足,身體完全放鬆,手指伸直,回身轉正,左右轉動腰臂;《病源》方法(7),兩手按膝,左右轉身,肚腹前突。動作與呼吸配合的有:《太清》方法(1),早起,向東,吸氣到極限,兩手交叉放頭上,將頭拉到地上;《太清》方法(2),兩手交叉放於項部,長吸氣,然後吐氣;《太清》方法(3),伸腰,以口吸氣,吸滿後吐出。單純呼吸吐納的有:《病源》方法(5),"呼"以祛寒。

【原文】

引呼及咳,端立,將壁,手舉頤,稍去壁,極而已。

【操作】

導引治療哮喘及咳嗽,正立,靠住墙壁,用手抬舉下巴(圖3-4-94),稍稍遠離墙壁,達到極限爲止(圖3-4-95)。

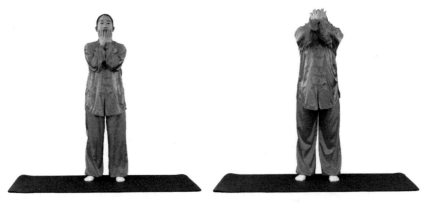

圖3-4-94　引呼及咳1　　　圖3-4-95　引呼及咳2

【按語】

1. 病因病機治法分析

咳嗽哮喘,皆因肺氣上逆,失於肅降。用力向上抬舉下巴,可以舒暢肺氣,有利於肺氣的宣發肅降,促進肺氣升降協調。

2. 相關導引文獻記載

《太清》:(1)"還臥,不息七通。愈胸中痛,咳。"(寧先生導引養生法)[1]
(2)"兩手交叉頤下,自極,利肺氣,治暴氣咳。"(寧先生導引養生法)[2]
(3)"兩足內相向,五息止。引心肺,去咳逆上氣。"(彭祖穀仙臥引法)[3]

《病源》:(1)"還向反望,側望,不息七通。治咳逆,胸中病,寒熱癲疾,
喉不利,咽乾咽塞。"(風癲候)[4](2)"兩足兩趾相向,五息止。引心肺,去
咳逆,上氣。極用力,令兩足相向,意止引肺中氣出,病人行肺內外,展轉屈
伸,隨適,無有違逆。"(上氣候)[5](3)"以兩手交頤下,各把兩頤脉,以頤句
交中,急牽來着喉骨,自極三通,致補氣充足,治暴氣上氣、寫喉等病,令氣調
長,音聲宏亮。"(卒上氣候)[6](4)"先以鼻內氣,乃閉口,咳,還復以鼻內
氣,咳則愈。向晨,去枕,正偃臥,伸臂脛,瞑目,閉口無息,極,脹腹、兩足,再
息頃間,吸腹,仰兩足,倍拳;欲自微息定,復爲之。春三,夏五,秋七,冬九。
蕩滌五臟,津潤六腑。所病皆愈。"(咳逆候)[7]

《引書》治療咳嗽上氣等,站立,靠近墻壁,兩手極力向上舉腮。《太
清》和《病源》採用的方法有四種。一是動作導引,《太清》方法(2),兩手
交叉放在兩腮下;《太清》方法(3),兩足趾相對;《病源》方法(3),兩手交
叉放在腮下,用力將兩腮引向咽喉部位。二是呼吸配合動作導引,《病
源》方法(1),往後看,閉氣;《病源》方法(4),以鼻吸氣,閉口,從而引起
咳嗽,咳出肺內濁氣。三是呼吸導引,如《太清》方法(1),躺臥,閉氣。
四是意念導引,如《病源》方法(2),兩足趾相對,深呼吸五次,然後兩足
相對,意守在肺,導引吐納與意念相結合,引氣下行,清肅肺內濁氣。

[1] 丁光迪校注:《太清導引養生經養性延命錄》,中國中醫藥出版社,1993 年,第 5 頁。
[2] 同上書,第 6 頁。
[3] 同上書,第 21 頁。
[4] 丁光迪主編:《諸病源候論校注》,人民衛生出版社,2013 年,第 40 頁。
[5] 同上書,第 260—261 頁。
[6] 同上書,第 262 頁。
[7] 同上書,第 288 頁。

【原文】

引肩痛,其在肩上,猿行三百;其在肩後,前據三百;其在肩前,後復三百;其在腋下,鵝落三百;其在兩肩之間痛,危坐,跨股,把腕,抑股,以力搖肩,百而已。

【操作】

導引治療肩痛,痛在肩上,"猿行"(圖 3 - 4 - 96)三百次;痛在肩後,"前據"(圖 3 - 4 - 97)三百次;痛在肩前,"後復"(圖 3 - 4 - 98)三百次;病痛在腋下,"鵝落"(圖 3 - 4 - 99、圖 3 - 4 - 100)三百次;兩肩之間痛,正坐,兩腿跨立,握住手腕,按住大腿,用力搖動肩部(圖 3 - 4 - 101),一百次爲止。

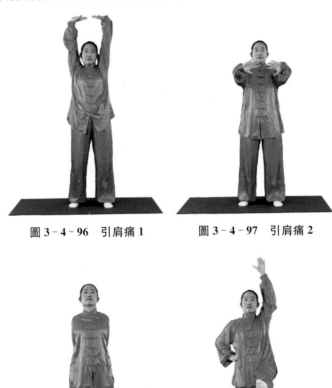
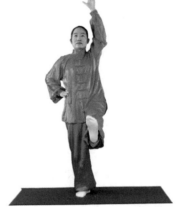

圖 3 - 4 - 96　引肩痛 1　　　　圖 3 - 4 - 97　引肩痛 2

圖 3 - 4 - 98　引肩痛 3　　　　圖 3 - 4 - 99　引肩痛 4

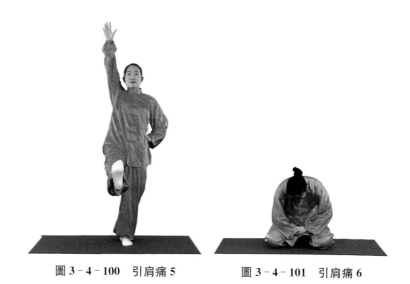

圖 3-4-100　引肩痛 5　　　　圖 3-4-101　引肩痛 6

【按語】

1. 病因病機治法分析

肩痛，筋脉不利，瘀滯疼痛。痛在肩上，用"猿行"模擬猿猴在樹間跳躍時兩手交替上拉樹枝的動作。兩手上舉，可以疏通肩上筋脉，促進肩上氣血運行。痛在肩後，用"前據"，兩手向前向下按，可以拉伸肩部後側筋脉，疏通肩後氣血。痛在肩前，用"後復"，兩手向後拉伸，可以疏通肩前筋脉，活躍肩前氣血。痛在腋下，用"鷗落"，一側手足抬起，同時仰身，用力拉伸腋下筋脉，促進腋下氣血運行。兩肩之間痛，兩手下按，用力搖動肩部，可以拉伸兩肩之間筋脉，促進氣血通暢。總而言之，利用不同的導引動作針對性地活動肩部的痛處，以達到活血化瘀、舒暢經絡、祛瘀止痛的目的。

2. 相關導引文獻記載

《養性延命錄》："猿戲者，攀物自懸，伸縮身體，上下一七；以脚拘物倒懸，左右七。坐，左右手鈎脚五，按頭各七。"（導引按摩篇）[1]

《太清》："以兩手相叉，極左右。引肩中。"（慎修内法）[2]

---

[1] 丁光迪校注：《太清導引養生經養性延命錄》，中國中醫藥出版社，1993 年，第 103 頁。
[2] 同上書，第 2 頁。

《病源》："一手拓頤，向上極勢，一手向後長舒急努，四方顯手掌，一時俱極勢，四七。左右換手皆然。拓頤，手兩向共頭欹側，轉身二七。去臂髆風、頭風，眠睡。"（頭面風候）[1]

《引書》："鳲落者，□□腰，撟一臂與足而偃。"可見"鳲落"是拉伸脅肋部的動作。"猿行""前據""後復"《引書》中無動作描述。"猿戲"與"猿行"相近。結合病症特點，"猿行"治療肩上部不適，宜向上抬臂拉伸治療，前文"猿據"亦有一手上撑的動作，據此擬定"猿行"動作。"後復"治療的是肩前部不適，宜向後牽拉肩臂，據此擬定"後復"動作。"前據"所治之病在肩後部，故要向前牽拉肩臂，這也佐證了"引背痛"中擬定的"前據"式爲前按姿勢的合理性。

【原文】

引瘛，其在脅，左手據壁，右手據尻，前左足，屈其膝，伸右足而力引之，極；因前右足，屈其膝，伸左足，各三而已。

【操作】

導引治療癲癇，病在脅肋部，左手扶住墙壁，右手按住臀部，左足前伸並屈膝，伸直右腿，用力拉伸，達到極限（圖3-4-102）；然後右足前伸並屈膝，伸直左腿，用力拉伸（圖3-4-103），各三次爲止。

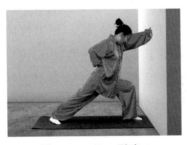 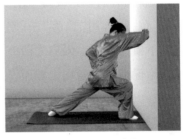

圖3-4-102　引瘛1　　　　圖3-4-103　引瘛2

【按語】

1. 病因病機治法分析

癲癇，多由熱盛傷陰、肝風內動、風痰壅盛所致。四肢抽搐，病在脅肋，站

---

[1] 丁光迪主編：《諸病源候論校注》，人民衛生出版社，2013年，第36頁。

立不穩,故一手按住墻壁支撐,同側足向前弓步,另一手按住臀部,同側足向後伸直。兩足前後拉伸,充分舒展抽搐的四肢,暢通四肢筋脉氣血,舒筋活絡。

2. 相關導引文獻記載

《太清》:"以兩手捉繩轆轤,倒懸,令脚反在其上元,愈頭眩風癲。"(寧先生導引養生法)[1]

《病源》:(1)"還向反望,側望,不息七通。治咳逆、胸中病,寒熱癲疾,喉不利,咽乾咽塞。"(風癲候)[2](2)"坐地,舒兩脚,以繩絆之,以大繩絆訖,拖轆轤上來下去,以兩手挽繩,使脚上頭下,不使離地,自極,十二通。愈頭眩、風癲。"(風癲候)[3](3)"卒左脅痛,念肝爲青龍,左目中魂神,將五營兵千乘萬騎,從甲寅直符吏,入左脅下取病去。"(脅痛候)[4](4)"右脅痛,念肺爲白虎,右目中魄神,將五營兵千乘萬騎,從甲申直符吏,入右脅下取病去。"(脅痛候)[5](5)"脅側臥,伸臂直脚,以鼻内氣,以口出之,除脅皮膚痛,七息止。"(脅痛候)[6](6)"端坐伸腰,右顧視目,口内氣,咽之三十。除左脅痛,開目。"(脅痛候)[7](7)"舉手交項上,相握自極。治脅下痛。坐地,交兩手着不周遍握,當挽。久行,實身如金剛,令息調長,如風雲,如雷。"(脅痛候)[8]

《太清》和《病源》所用的方法有三種。一是動作導引,如《太清》,兩手捉繩,倒懸;《病源》方法(2),手挽繩,頭下脚上;《病源》方法(7),兩手交叉置於項上。二是呼吸與動作配合,如《病源》方法(1),向後看,閉息;《病源》方法(5),側臥,伸臂伸腿,鼻吸口呼;《病源》方法(6),端坐,伸腰,口吸氣。三是意念導引,如《病源》方法(3),左脅痛,用意念治療;《病源》方法(4),右脅痛,用意念治療。

---

[1]丁光迪校注:《太清導引養生經養性延命録》,中國中醫藥出版社,1993年,第9頁。
[2]丁光迪主編:《諸病源候論校注》,人民衛生出版社,2013年,第40頁。
[3]同上。
[4]同上書,第102頁。
[5]同上。
[6]同上。
[7]同上。
[8]同上。

【原文】

引辟,在左頰,右手據右顫之髮,伸左手而右手引之;在右頰,引之如左,皆三而已。側比十,陽見十,梟沃十。端立,被髮敦踵三百,却步三百而休。

【操作】

導引治療口眼喎斜,病在左頰,右手按住右側頭髮,伸左手,右手牽拉左手(圖3-4-104);病在右頰,導引方法如左側(圖3-4-105),都做三次。"側比"(圖3-4-106、圖3-4-107)十次,"陽見"(圖3-4-108)十次,"梟沃"(圖3-4-109、圖3-4-110)十次。正立,披散頭髮,頓腳跟(圖3-4-111)三百次,倒走(圖3-4-112)三百步,完成動作。

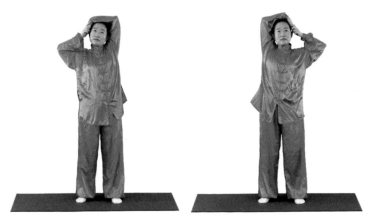

圖3-4-104　引辟1　　　　圖3-4-105　引辟2

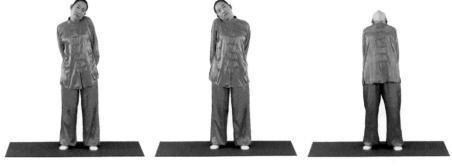

圖3-4-106　引辟3　　　圖3-4-107　引辟4　　　圖3-4-108　引辟5

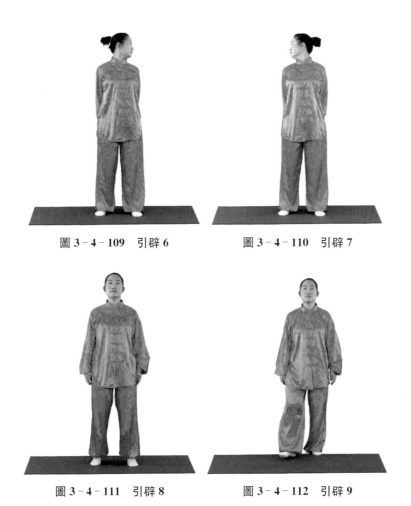

圖 3 - 4 - 109　引辟 6　　　　　　圖 3 - 4 - 110　引辟 7

圖 3 - 4 - 111　引辟 8　　　　　　圖 3 - 4 - 112　引辟 9

【按語】

1. 病因病機治法分析

口眼喎斜,乃正氣虛衰,邪風侵襲,面部經絡失養所致。兩手置於健側頭部側面的頭髮上,健側手拉患側手,牽引患側面頰,疏通患側面頰筋脉,促進氣血運行,導引正氣至病竈處,促進患處筋脉氣血的修復。"側比"左右活動頭部,"陽見"向上仰頭,"鳧沃"擺動頭部,都是頭部運動,活絡頭部筋脉,疏通頭部氣血,促進面部筋脉氣血暢通。披散頭髮,踮腳頓腳跟,疏通全身經氣,放鬆頭面部,促進患處氣血運行。倒走,舒緩形志,放鬆身心。

2. 相關導引文獻記載

《病源》：（1）"偃臥，以左足踵拘右足拇指。鼻内氣，自極七息。除癖逆氣。"（逆氣候）[1]（2）"舉兩膝，夾兩頰邊，兩手據地蹲坐，故久行之，愈伏樑。伏樑者，宿食不消成癖，腹中如杯如盤。宿癖者，宿水宿氣癖數生癥。久行，腸化爲筋，骨變爲實。"（癖候）[2]

【原文】

引喉痹，撫乳，上舉頤，令下齒包上齒，力仰，三而已。其病甚，令人騎其背，撫顏，舉頤而仰之，極而已。

【操作】

導引治療喉嚨痛，兩手輕輕按在乳上，向上抬舉下頜，使下牙齒包住上牙齒，用力仰頭（圖 3 - 4 - 113），三次爲止。病情嚴重者，令其他人騎在患者背上，按住額部，抬舉患者的下巴讓他仰起頭部，達到極限位置（圖 3 - 4 - 114）。

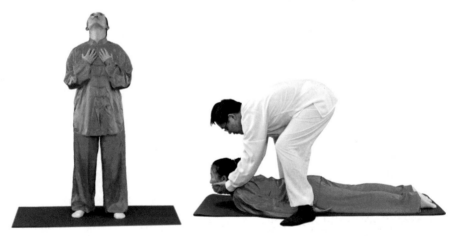

圖 3 - 4 - 113　引喉痹 1　　　　圖 3 - 4 - 114　引喉痹 2

---

[1] 丁光迪主編：《諸病源候論校注》，人民衛生出版社，2013 年，第 270 頁。
[2] 同上書，第 405 頁。

【按語】

1. 病因病機治法分析

咽喉腫痛,喉部氣血壅盛不通。用力向上舉起下巴,拉伸咽喉,疏通咽喉部筋脉氣血,活血通絡止痛。病重者,令他人輔助,騎在患者背上,用力抬起患者下巴,使其頭部上仰到極限,目的也是拉伸喉部,促進喉部氣血運行,袪除喉部瘀滯之氣。

2. 相關導引文獻記載

《病源》:(1)"一手長舒,令掌仰,一手捉頤,挽之向外,一時極勢二七,左右亦然。手不動,兩向側極勢,急挽之二七。去頸骨急強,頭風腦旋,喉痹,髀內冷注,偏風。"(偏風候)[1](2)"抱兩膝,自棄於地,不息八通。治胸中上至頭諸病,耳目鼻喉痛。"(頭面風候)[2](3)"低頭,不息六通。治耳聾,目癲眩,咽喉不利。"(風頭眩候)[3](4)"兩手交叉頤下,自極。致補氣,治暴氣咳。以兩手交頤下,各把兩頤脉,以頤句交中,急牽來着喉骨,自極三通,致補氣充足,治暴氣上氣、寫喉等病,令氣調長,音聲宏亮。"(卒上氣候)[4](5)"兩手拓兩頰,手不動,搜肘使急,腰內亦然,住定。放兩肘頭向外,肘膊腰氣散盡勢,大悶始起,來去七通。去喉痹。"(喉痹候)[5]

《病源》中一是動作導引,如《病源》方法(1),一手伸直仰掌,一手將下巴向外牽引;《病源》方法(4),兩手交叉腮下,將兩腮向喉骨牽引;《病源》方法(5),兩手按住兩頰,手不動,肘向內按,夾緊,然後兩肘向外,鬆開。二是呼吸與動作配合導引,如《病源》方法(2),抱兩膝,閉氣;《病源》方法(3),低頭,閉氣。

---

[1]丁光迪主編:《諸病源候論校注》,人民衛生出版社,2013年,第18頁。

[2]同上書,第36頁。

[3]同上書,第38頁。

[4]同上書,第262頁。

[5]同上書,第560—561頁。

【原文】

引軌,危坐,以手力揎鼻以仰,極,撫心,以力引之,三而已。去,立,跨足,以俯據地,極之,三而已。

【操作】

導引治療鼻流清涕,正坐,兩手用力撫摩鼻子(圖3-4-115)並仰頭,達到極限(圖3-4-116),兩手輕輕放在心胸部,用力牽引(圖3-4-117),三次爲止。站立起來,兩足跨步,俯身按住地面,達到極限(圖3-4-118),三次爲止。

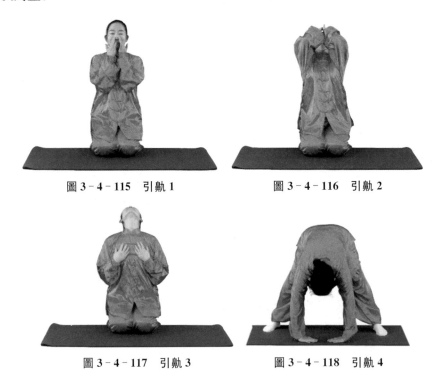

圖3-4-115　引軌1　　　　　　圖3-4-116　引軌2

圖3-4-117　引軌3　　　　　　圖3-4-118　引軌4

【按語】

1. 病因病機治法分析

鼻流清涕,外感風寒,肺氣不暢。跪坐,兩手用力撫摩鼻子並仰頭,活躍鼻部氣血筋脉,疏通肺氣。兩手按在胸部,用力拉伸胸部,充分舒展肺部,促進肺氣宣發。跨立,身體前俯,兩手按地,可以充分拉伸胸腹部,舒展心肺。

2. 相關導引文獻記載

《太清》:"以衣覆口鼻,不息九通。正臥,微鼻出内氣,愈閉塞不通。"(寧先生導引養生法)[1]

《病源》:(1)"東向坐,不息三通,手捻鼻兩孔,治鼻中患。"(鼻齆候)[2] (2)"交脚跂坐,治鼻中患,通脚癰瘡,去其涕唾,令鼻道通,得聞香臭。久行不已,徹聞十方。"(鼻齆候)[3]

《太清》和《病源》也有用手捏住鼻子的操作,如《太清》中以衣捂住口鼻,閉氣,然後躺臥,鼻微微出氣;《病源》中朝東面坐,閉氣,手按住兩鼻孔。

【原文】

引口痛,兩手指内口中,力引之;已,力張口,力張左緝,又力張右緝,吒而勿發,此皆三而已。

【操作】

導引治療口痛,兩手手指放入口中,用力拉伸,停止,用力張口(圖3-4-119),先用力擴張左側嘴角(圖3-4-120),再用力擴張右側嘴角(圖3-4-121),做張口發聲狀但不要發出聲音(圖3-4-122),每個動作都做三次爲止。

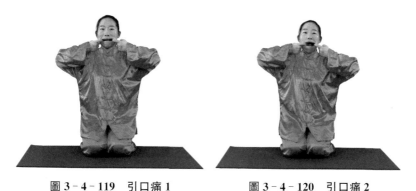

圖3-4-119　引口痛1　　　　圖3-4-120　引口痛2

[1]丁光迪校注:《太清導引養生經養性延命錄》,中國中醫藥出版社,1993年,第7頁。
[2]丁光迪主編:《諸病源候論校注》,人民衛生出版社,2013年,第536頁。
[3]同上。

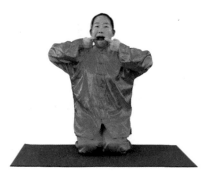
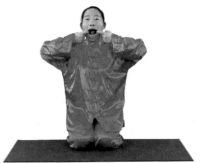

圖 3-4-121　引口痛 3　　　　　圖 3-4-122　引口痛 4

【按語】

1. 病因病機治法分析

口痛，口內氣血壅滯不暢。兩手手指放入口中，用力拉伸口部，促進口內氣血運行，通滯止痛。先用力向左側張口，再用力向右側張口，最後用力張大口，像是大喊的樣子，但不發出聲音。主動張大口有利於拉伸口部筋脉，促進口內氣血筋脉暢通，有利於口內祛瘀通滯止痛。

2. 相關導引文獻記載

《太清》："踞坐，合兩膝，張兩足，不息五通。治鼻口熱瘡及五痔。"（導引各書異同事）[1]

《病源》："凡人常覺脊背皆倔強而悶，不問時節，縮咽髃內，仰面努髃井向上，頭左右兩向挼之，左右三七，一住，待血行氣動定，然始更用。初緩後急，不得先急後緩。若無病人，常欲得旦起、午時、日没三辰如用，辰別三七。除寒熱病，脊腰頸項痛，風痹。口內生瘡，牙齒風，頭眩，終盡除也。"（風齒候）[2]

《太清》中，坐位，合膝開脚，閉氣。《病源》中，縮頸仰頭，頭左右拉伸。二者均未直接拉伸口部，而是通過腿脚和頸部的動作來瀉出口中的火熱之邪。

---

［1］丁光迪校注：《太清導引養生經養性延命録》，中國中醫藥出版社，1993 年，第 47 頁。

［2］丁光迪主編：《諸病源候論校注》，人民衛生出版社，2013 年，第 547 頁。

【原文】

失欲口不合,引之,兩手奉其頤,以兩拇指口中壓,窮耳而力舉頤,即已矣。

【操作】

下頜關節脫位引起的口不能閉合,導引治療,兩手捧兩面頰,用兩拇指按入口中,用力牽拉遠離耳朵(圖3-4-123),再用力上提下頜(圖3-4-124),即可復位。

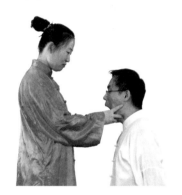 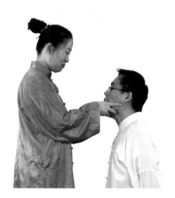

圖3-4-123　失欲口不合1　　　圖3-4-124　失欲口不合2

【按語】

病因病機治法分析

過度張口等造成下頜關節脫臼,口不能閉合。兩手大拇指放入口中,用力將下巴拉到耳根,再向後向上用力提下巴,恢復下頜關節的位置。這個方法沿用至今,是傷科整復下頜關節脫位的基本手法。

【原文】

引肘痛,□□而□三百。其腕痛在左,右手把左腕而前後搖之,千而休。其在右,左手把右腕,前後搖之,千而休。其在右手,左手把右腕,前後搖之,千而休。其在左手,右手把左腕,前後搖之,千而休。其左手指痛,右手撫左手指,反引之。其右手指痛,左手撫右手指,力引之,十而休。

【操作】

導引治療肘痛……三百次。左側手腕痛,右手握住左手腕前後搖動它

（圖3－4－125），一千次爲止。右側手腕痛，左手握住右手腕，前後搖動它（圖3－4－126），一千次爲止。病在右手，左手握住右手腕，前後搖動它，一千次爲止。病在左手，右手握住左手腕，前後搖動它，一千次爲止。左手指痛，右手按住左手指，反向牽引（圖3－4－127）。右手指痛，左手按右手指，用力拉伸（圖3－4－128），十次爲止。

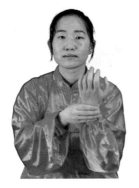

圖3－4－125　引肘痛1

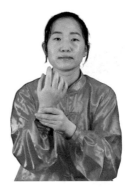

圖3－4－126　引肘痛2

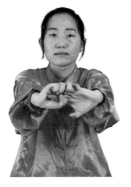

圖3－4－127　引肘痛3

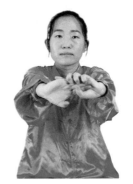

圖3－4－128　引肘痛4

【按語】

1. 病因病機治法分析

肘關節筋脉受損，氣血瘀滯而疼痛。手腕痛，用健側手前後搖動患側手腕，一千次，可疏通手腕經絡氣血，修復受損病竈。手痛，用健側手握住患側手腕前後搖動，可活躍患手氣血，疏通患手經絡，祛除邪氣和瘀血。手指痛，用健側手反向拉伸患指，疏通患指筋脉，促進患指氣血運行，活血祛瘀，通絡止痛。

226

2. 相關導引文獻記載

《病源》：（1）"兩手拓兩頰，手不動，搜肘使急，腰內亦然，住定。放兩肘頭向外，肘髒腰氣散，盡勢，大悶始起，來去七通。去肘臂勞。"（虛勞候）[1]
（2）"兩手抱兩乳，急努，前後振搖，極勢，二七。手不動搖，兩肘頭上下來去三七。去兩肘內勞損，散心向下，衆血脉遍身流布，無有壅滯。"（虛勞候）[2]
（3）"坐，抱兩膝下，去三里二寸，急抱向身，極勢，足兩向身起，欲似胡床。住勢，還坐。上下來去，二七。去腰、足、臂內虛勞，膀胱冷。"（虛勞候）[3]
（4）"偏跏，兩手抱膝頭，努膝向外，身手膝各兩向極勢，挽之三七。左右亦然。頭須左右仰扒。去背急臂勞。"（虛勞候）[4]

《引書》中雖然寫導引治療"肘痛"，導引術式却針對腕部和手指疼痛。《病源》側重對手臂的治療，方法（1），兩手托住兩頰，兩肘夾緊，再放開；方法（2），兩手抱胸，身體前後牽拉；方法（3），坐，抱住兩膝；方法（4），兩手抱膝，向外牽拉。

【原文】

引目痛，左目痛，右手指麢內脉，左手指撫顓而力引之，三而已；右如左。一曰：兩手之指麢兩目內脉而上揗之，至項，十而已。一曰：起臥而危坐，摩兩手，令指熱，以揗兩目，十而已。

【操作】

導引治療眼痛，左眼痛，右手指按內眼角，左手指按住太陽穴附近，用力牽引（圖3-4-129），三次爲止；右目痛導引方法如左側（圖3-4-130）。一說：兩手手指按麢兩目內眥（圖3-4-131）並向上按摩（圖3-4-132），經頭頂至項部（圖3-4-133），十次爲止。一說：起身正坐，摩擦兩手，令手指發熱（圖3-4-134），按摩雙眼（圖3-4-135），十次爲止。

---

[1] 丁光迪主編：《諸病源候論校注》，人民衛生出版社，2013年，第62頁。
[2] 同上。
[3] 同上。
[4] 同上。

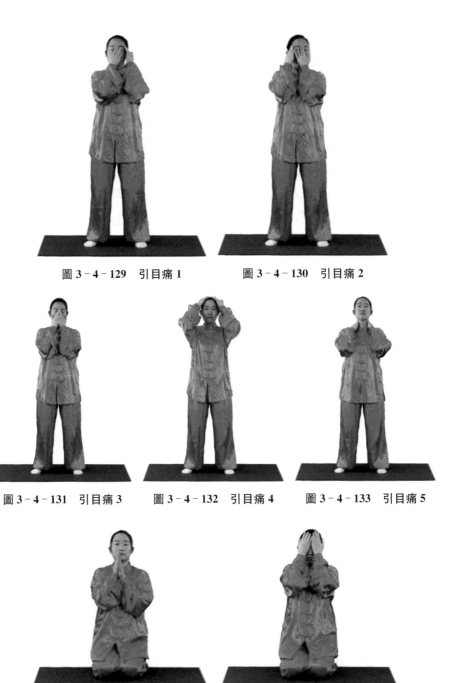

圖 3－4－129　引目痛 1　　　　圖 3－4－130　引目痛 2

圖 3－4－131　引目痛 3　　　圖 3－4－132　引目痛 4　　　圖 3－4－133　引目痛 5

圖 3－4－134　引目痛 6　　　　圖 3－4－135　引目痛 7

【按語】

1. 病因病機治法分析

治療因眼部氣血不暢、經氣不利所致的目痛，方法有三：第一，健側手指按患目內眼角，患側手指按患側太陽穴，兩手一起用力拉伸，可以疏通眼睛周圍筋脉，增強局部氣血運行，濡養眼目；第二，兩手手指分別按壓兩目內眥，向上經頭至項，這是足太陽膀胱經循行路綫，可以疏通經絡氣血，暢通經氣，明目止痛；第三，跪坐，搓兩手，直到手指發熱，用手指撫摩雙目，兩手活躍的氣血可以促進眼睛周圍的經氣運行，疏通筋脉，濡養雙眼。

2. 相關導引文獻記載

《導引圖》有"痛明"式，即治療眼睛疼痛的導引術式，其動作與《引書》不同。

《病源》：（1）"抱兩膝，自棄於地，不息八通。治胸中上至頭諸病，耳目鼻喉痛。"（頭面風候）[1]（2）"鷄鳴以兩手相摩令熱，以熨目，三行；以指抑目，左右有神光。令目明，不病痛。"（目暗不明候）[2]

《病源》方法（1），兩手抱膝，自然倒臥，閉氣，可以治療胸部以上包括眼睛在內的疼痛。《病源》方法（2），晨起，兩手摩擦生熱，以熱熨目。摩手浴目與《引書》方法相同。

【原文】

引瘰，其在右恒陽之胕脉，視左足之指，俯，力引之；其在左，引之如右。其在右側陽筋胕脉，視左肩，力引之；其在左側陽筋胕脉，如右。其在左側陰筋胕脉，顧右足踵，力引之；其在右側陰筋胕脉，亦如左。其在前陰筋，兩手撫乳上，以力舉頤，此物皆十而已。

【操作】

導引治療頸部淋巴結核，病在項部右側筋脉，目視左脚趾，俯身，用力拉伸（圖 3 - 4 - 136）；病在項部左側筋脉，導引方法如右側（圖 3 - 4 - 137）。病

[1] 丁光迪主編：《諸病源候論校注》，人民衛生出版社，2013 年，第 36 頁。
[2] 同上書，第 522 頁。

在頸部右側筋脉,目視左肩,用力牽引(圖 3 - 4 - 138);病在頸部左側筋脉,導引方法如右側(圖 3 - 4 - 139)。病在頸部左前側筋脉,回頭看右側脚跟,用力牽引(圖 3 - 4 - 140);病在頸部右前側筋脉,導引方法如左側(圖 3 - 4 - 141)。病在頸部前側筋脉,兩手輕按乳上,用力舉起下頜(圖 3 - 4 - 142),每個動作都做十次。

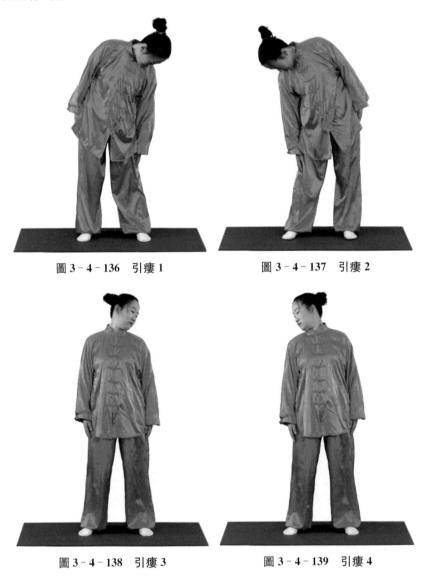

圖 3 - 4 - 136　引瘦 1　　　　　圖 3 - 4 - 137　引瘦 2

圖 3 - 4 - 138　引瘦 3　　　　　圖 3 - 4 - 139　引瘦 4

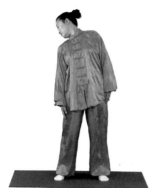
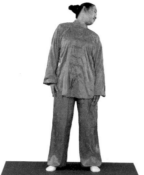
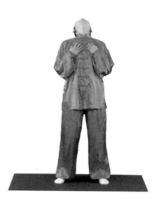

圖 3-4-140 引瘻 5　　圖 3-4-141 引瘻 6　　圖 3-4-142 引瘻 7

【按語】

1. 病因病機治法分析

頸部淋巴結核,多爲寒熱毒邪鬱結在頸部,氣血瘀滯不通導致。病在頭頸後側左右兩邊筋脉,目視健側脚趾,俯身,可以拉伸患處筋脉,祛除局部瘀滯邪氣。病在頸部兩側筋脉,目視健側肩部,用力牽引,可以拉伸患側筋脉,疏通經絡,活血化瘀。病在頸部前側左右兩邊筋脉,用力回頭看健側脚跟,拉伸患處筋脉,暢通患處氣血,祛瘀導滯,活血通絡。病在頸部前側筋脉,兩手按在胸部,用力上舉下巴,充分拉伸頸部,疏通頸部筋脉,散瘀通絡,理氣活血。

2. 相關導引文獻記載

《病源》:"跂踞,以兩手從曲脚内入,據地,曲脚加其上,舉尻。其可用行氣。愈瘰癧,乳痛。"(瘰癧瘻候)[1]

【原文】

引聾,端坐,聾在左,伸左臂,撟拇指端,伸臂,力引頸與耳;右如左。

【操作】

導引治療耳聾,正坐,左耳聾,伸左臂,翹起拇指端,伸手臂,用力牽引頸部與耳朵(圖 3-4-143);右耳聾,操作方法如左(圖 3-4-144)。

---

[1] 丁光迪主編:《諸病源候論校注》,人民衛生出版社,2013 年,第 654 頁。

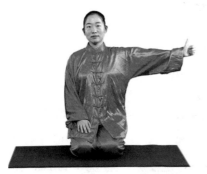
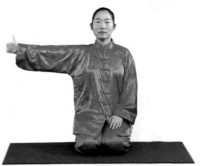

圖 3 - 4 - 143　引聾 1　　　　圖 3 - 4 - 144　引聾 2

【按語】

1. 病因病機治法分析

耳聾,耳部經氣不利,失於濡養。伸患側手臂,翹起大拇指,用力拉伸,牽引頸部與耳朵,暢通耳部筋脉,促進耳部氣血運行。

2. 相關導引文獻記載

《導引圖》有"引聾"式。

《太清》:(1)"次以叉手胸脅前,左右摇頭,不息自極止。引面耳邪氣,不復得入。"(慎修内法)[1](2)"伏,前側卧,不息六通。愈耳聾目眩。"(寧先生導引養生法)[2](3)"坐地,交叉兩脚,以兩手從曲脚中入,低頭,叉項上。治久寒不能自温,耳不聞聲。"(寧先生導引養生法)[3](4)"蹲踞,以兩手舉足五趾,低頭自極,則五臟氣總至。治耳不聞,目不明。久爲之,則令人髮白復黑。"(寧先生導引養生法)[4](5)"仰兩足趾,五息止。引腰脊痹,爲枯,令人耳聞聲。"(彭祖穀仙卧引法)[5](6)"端坐,生腰,徐以鼻納氣,以右手持鼻,徐徐閉目吐氣。除目晦,泪苦出,去鼻中息肉,耳聾,亦能除傷寒頭

---

[1]丁光迪校注:《太清導引養生經養性延命録》,中國中醫藥出版社,1993年,第1頁。

[2]同上書,第5頁。

[3]同上書,第7頁。

[4]同上書,第8頁。

[5]同上書,第21頁。

寒,頭痛洗洗,皆當以汗出爲度。"(王子喬八神導引法)[1](7)"踞,伸左足,兩手抱右膝,生腰,以鼻納氣,自極,七息,展左足着外。除難屈伸拜起,脛中疼痹。一本,除風並目晦耳聾。"(王子喬八神導引法)[2]

《病源》:(1)"脚着項上,不息十二通。愈大寒不覺暖熱,久頑冷患,耳聾目眩病。"(風頭眩候)[3](2)"低頭,不息六通。治耳聾,目癲眩,咽喉不利。"(風頭眩候)[4](3)"伏,前,側牢,不息六通。愈耳聾目眩。"(風頭眩候)[5](4)"隨左右聾伏,并兩膝,耳着地,牢,强意多用力至大極。愈耳聾目眩病。"(風頭眩候)[6]

《太清》和《病源》所用之法有兩種。一是動作導引,如《太清》方法(3),坐,兩腿伸直交叉,兩手從腿下伸入,低頭,手叉項上;《太清》方法(4),蹲坐,兩手拉伸兩足五趾,低頭至極限;《病源》方法(4),俯卧,并兩膝,耳着地,用力;《太清》方法(5),翹起兩足趾。二是動作與呼吸配合導引,如《太清》方法(1),兩手交叉抱於胸前,左右搖頭,閉氣;《太清》方法(2),俯卧,閉氣;《太清》方法(6),坐位,伸腰,鼻吸氣,右手捏住鼻子,閉目吐氣;《太清》方法(7),伸左足,兩手抱右膝,伸腰,鼻吸氣;《病源》方法(1),脚置於項上,閉氣;《病源》方法(2),低頭,閉氣;《病源》方法(3),俯卧,閉氣。從上述方法可以看出,治療耳聾主要用的導引方法是閉氣,閉氣可以增加耳内的壓力,促進耳内病竈的痊愈。

【原文】

引耳痛,内指耳中而力引之,壹上下,壹前後,已;因右手據左肩,力引之,已;左手據右肩,力引之,皆三而已。

【操作】

導引治療耳痛,將手指放入耳中,用力拉伸,一上一下,一前一後(圖3-

---

[1]丁光迪校注:《太清導引養生經養性延命録》,中國中醫藥出版社,1993年,第28頁。

[2]同上書,第30頁。

[3]丁光迪主編:《諸病源候論校注》,人民衛生出版社,2013年,第38頁。

[4]同上。

[5]同上。

[6]同上。

4－145、圖 3－4－146），停止；右手按住左肩，用力拉伸（圖 3－4－147），停止；左手按住右肩，用力拉伸（圖 3－4－148）。每個動作都做三遍。

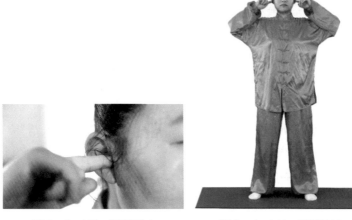

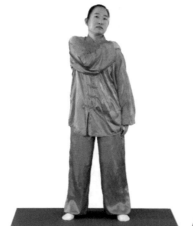
圖 3－4－145　引耳痛 1　　　　　圖 3－4－146　引耳痛 2

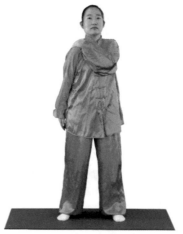
圖 3－4－147　引耳痛 3　　　　　圖 3－4－148　引耳痛 4

【按語】

1. 病因病機治法分析

耳痛，多爲寒熱邪氣侵襲，而令經氣壅滯不通所致。將手指放入耳內，上下左右拉伸，暢通耳內經氣，疏通耳內氣血，祛邪理氣止痛。右手按住左肩或左手按住右肩,用力拉伸。頸部和耳朵受到充分牽拉,促進頸部通往耳部的筋脉氣血暢通,從而祛除寒熱邪氣,活血祛瘀,通絡止痛。

2. 相關導引文獻記載

《太清》:"次以叉手胸脅前,左右摇頭,不息自極止。引面耳邪氣,不復得入。"(慎修内法)[1]

《病源》:"抱兩膝,自棄於地,不息八通。治胸中上至頭諸病,耳目鼻喉痛。"(頭面風候)[2]

【原文】

苦額及顔痛,漬以寒水,如餐頃,掌按顳,指據髪,更上更下而呼呼呼,手與口俱上俱下,卅而已。

【操作】

苦於面頰及額頭疼痛,將面部浸在冷水中,約一頓飯的功夫,用手掌按住太陽穴附近,手指按住頭髮,交替上下,並發"呼"聲出氣,手和口一起上下(圖3-4-149、圖3-4-150),三十次爲止。

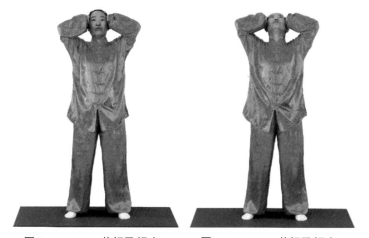

圖3-4-149　苦額及顔痛1　　圖3-4-150　苦額及顔痛2

[1] 丁光迪校注:《太清導引養生經養性延命録》,中國中醫藥出版社,1993年,第1頁。
[2] 丁光迪主編:《諸病源候論校注》,人民衛生出版社,2013年,第36頁。

【按語】

1. 病因病機治法分析

面部及額頭灼燒般疼痛,疼痛劇烈,火熱之邪滯留面部。將臉浸入冷水中一頓飯的功夫,以寒治熱,用冷水之寒氣減緩火熱邪氣,減輕疼痛。兩手按住頭部兩側,上下移動,並發"呼"聲,手動的同時口發聲。通過按摩和發聲,祛除熱邪,疏通經氣而止痛。

2. 相關導引文獻記載

《太清》:"次以叉手胸脅前,左右搖頭,不息自極止。引面耳邪氣,不復得入。"(慎修内法)[1]通過抖動,祛除面部邪氣。

【原文】

覺以涿齒,令人不齲。其齲也,益涿之。

【操作】

睡醒後叩齒(圖3-4-151、圖3-4-152),可以使人牙齒不蛀。如果已經有齲齒,更要多多叩齒。

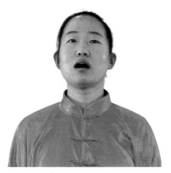 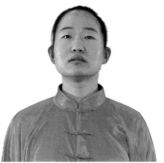

圖3-4-151　覺以涿齒1　　圖3-4-152　覺以涿齒2

【按語】

1. 病因病機治法分析

晨起後叩齒可使牙齒不蛀。叩齒不僅可以使牙齒堅固,而且有補腎功

---

[1]丁光迪校注:《太清導引養生經養性延命錄》,中國中醫藥出版社,1993年,第1頁。

效。腎主骨,齒爲骨之餘,通過叩齒,堅固腎氣;腎氣充盛,牙齒亦愈堅固。如果有齲齒,更應該多多叩齒,以減少蛀蟲引起的牙齒損傷。

2. 相關導引文獻記載

《太清》:"東向坐,不息四通,啄齒無通數。治齒痛病。"(寧先生導引養生法)[1]

《病源》:(1)"朝朝服玉泉,琢齒,使人丁壯,有顏色,去蟲而牢齒也。"(虛勞羸瘦候)[2](2)"凡人常覺脊背皆倔强而悶,不問時節,縮咽髆内,仰面努髆井向上,頭左右兩向挼之,左右三七,一住,待血行氣動定,然始更用。初緩後急,不得先急後緩。若無病人,常欲得旦起、午時、日没三辰如用,辰別三七。除寒熱病,脊腰頸項痛,風痹。口内生瘡,牙齒風,頭眩,終盡除也。"(風齒候)[3]

《太清》和《病源》均採用了叩齒的方法。《太清》中,向東坐,閉氣,叩齒無數遍。《病源》方法(1),咽液,叩齒。《病源》方法(2),縮咽仰頭,左右牽拉頭部。手陽明大腸經行經頸部,入口中,繞齒運行,拉伸頸部,可以疏通牙齒的風火。

(二) 導引治療疾病分類

《引書》病名與相似的現代疾病病名對照關係見表3－4－1。

表3－4－1　《引書》病名與現代疾病名對應關係表

序　號	《引書》病名	現代疾病名
1	内癉	内熱
2	項痛不可以顧	項痛不能回頭看
3	癉病	外感熱病

[1] 丁光迪校注:《太清導引養生經養性延命録》,中國中醫藥出版社,1993年,第5頁。
[2] 丁光迪主編:《諸病源候論校注》,人民衛生出版社,2013年,第65頁。
[3] 同上書,第547頁。

序　號	《引書》病名	現代疾病名
4	病腸	尿道疾病
5	病肬瘟	脚氣病
6	詘筋	下肢静脉曲張
7	兩足步不能鈎而膝善痛	膝關節痛痹
8	踝痛	踝關節痛
9	膝痛	膝關節痛
10	股□□□痛	大腿部位疼痛
11	兩手少氣	兩上肢抬舉無力
12	腸澼	痢疾
13	背痛	背痛
14	腰痛	腰痛
15	支尻之上痛	腰臀部位疼痛
16	益陰氣	健脾益氣
17	□	—
18	足下筋痛	足底疼痛
19	蹶	足冷症
20	癃	小便不利
21	□□上□	喘咳上氣
22	瘚	實性危重病
23	膺痛	心肺部位疼痛
24	夜日臥瘚	夜間臥床不起

續　表

序　號	《引書》病名	現代疾病名
25	心痛	心痛
26	陰	腰腹部疾病
27	癩,腸癩及筋癩	陰莖疾病
28	腹痛	腹痛
29	腹脹	消化道脹氣
30	呼及咳	哮喘咳嗽
31	肩痛	肩痛
32	痽	癲癇
33	辟	口眼喎斜
34	喉痹	咽喉腫痛
35	𩕳	鼻流清涕
36	口痛	口痛
37	失欲口不合	下頜關節脫位引起的口不能閉合
38	肘痛	肘關節痛
39	目痛	目痛
40	瘻	頸部淋巴結核
41	聾	耳聾
42	耳痛	耳痛
43	顑及顏痛	三叉神經痛
44	齲	齲齒

《引書》中的 44 種病症,内科病占多數,包括:"内癉""癉病"等發熱疾病,"腸澼""腹痛""腹脹""益陰氣"等胃腸疾病,"病腸""癃""癲""陰"等泌尿生殖疾病,"心痛""瘚""詘筋""夜日臥瘚""膚痛"等心血管疾病,"呼及咳""□□上□"等呼吸疾病,"蹶""辟""癔"等神經疾病,還有"病肌瘴"等不能具體分科的内科疾病,共 21 種。骨傷科病包括:"項痛不可以顧""兩足步不能鈞""踝痛""膝痛""股□□□痛""背痛""腰痛""支尻之上痛""足下筋痛""肩痛""肘痛"等關節或肌肉疼痛的病症,還有"兩手少氣"等肢體無力的病症,共 12 種。五官科病包括:"喉痹""齞""聾""耳痛"等耳鼻喉疾病,"口痛""失欲口不合""齲"等口腔科疾病,"目痛"等眼科疾病,"頟及顏痛"等面部疾病,共 9 種。外科病 1 種,爲"瘻",即頸部淋巴結核。所有疾病中,内科疾病占 47.73%,骨傷科占 27.27%,五官科占 20.45%,外科占 2.27%,還有 1 種無法釋讀的病症。

《脉書》與《引書》同墓出土,記載了 76 個病症病候,對《引書》的病名研究有重要的參考價值。《脉書》無治療措施。吳志超認爲,《脉書》與《引書》同出一墓葬,二者之間有着密不可分的聯係——前者爲病理著作,後者爲治法著作。[1] 這個觀點是有一定道理的。從内容看,《脉書》與《引書》合并以後,與隋代巢元方《病源》結構相似。《病源》在證候病機之後不載方藥,僅引述了導引療法,故三書之間可能存在某種聯係。《脉書》曰:"夫流水不腐,户樞不蠹,以其動。動者實四肢而虛五臟,五臟虛則玉體利矣。"這句話似乎在暗示,《脉書》採用的治療措施就是導引療法。

(三) 病症導引的特點

《引書》所列 44 種病症導引術,方法多種多樣,或單純動作導引,或藉助工具,或需要他人輔助,或配合呼吸吐納,盡顯秦漢時期導引療法的臨床實操情況(見表 3-4-2)。

---

[1] 吳志超:《張家山漢簡導引專著〈引書〉述探》,《體育文史》1995 年第 5 期,第 9—11 頁。

表 3－4－2　病症導引法構成要素

序號	疾　　病	工具輔助	他人輔助	呼吸吐納	呼吸與動作配合	單純呼吸	單純動作
1	内癉			呴	✓		
2	項痛不可以顧		✓	毋息	✓		
3	癉病之始	寒水		急呼急呴、呼	✓		
4	病腸之始			吹		✓	
5	病肌瘅	杖、壁		毋息	✓		
6	詘筋						✓
7	兩足步不能鈞而膝善痛	木、縈					✓
8	踝痛						✓
9	膝痛	權					✓
10	股□□□痛						✓
11	兩手少氣	縛					✓
12	腸澼	枕、衣	✓	毋息	✓		
13	背痛						✓
14	腰痛						✓
15	支尻之上痛	木鞠					✓
16	益陰氣	飯		吸飯氣	✓		
17	□						✓
18	足下筋痛						✓
19	蹶						✓
20	癃	柱	✓	毋息	✓		
21	□□上□			呴、呼、吹、吸精氣而咽之	✓		

續　表

序號	疾　病	工具輔助	他人輔助	呼吸吐納	呼吸與動作配合	單純呼吸	單純動作
22	瘚						√
23	膚痛						√
24	夜日臥瘚			吹		√	
25	心痛	縈、板					√
26	陰						√
27	癩，腸癩及筋癩						√
28	腹痛	縈、板、壁、席					√
29	腹脹	枕、壁		吹、呼、呴	√		
30	呼及咳	壁					√
31	肩痛						√
32	癭						√
33	辟						√
34	喉痹		√				√
35	軌						√
36	口痛						√
37	失欲口不合		√				√
38	肘痛						√
39	目痛						√
40	瘻						√
41	聾						√
42	耳痛						√
43	顑及顏痛	寒水		呼	√		
44	齲						√

　　通過對病症導引法的分析，有助於探討秦漢時期中醫導引治療的特點及其對後世導引法的影響。

　　1. 病症導引法的術式特點

　　病症治療所用導引法多由導引動作、呼吸吐納、工具輔助以及他人輔助等方法組成。從術式組成要素看，有四個特點。第一，注重採用導引動作治療。44 種病症中，應用了導引動作治療的疾病有 42 種，約占 95.45％，而僅應用導引動作一種方法治療的病症約占總疾病數的 2/3，説明肢體的牽引是導引療法最主要的組成部分。第二，呼吸吐納是導引療法的重要組成部分。44 種病症中，有 12 種病症應用了呼吸方法，約占 27.27％。有的單純應用呼吸吐納，有的呼吸吐納與導引動作配合操作。治療所用呼吸法包括："呴""呼""吹""急呼急呴""毋息""吸飯氣""吸精氣而咽之"等。其中，"呴""呼""吹"三種吐納法大量應用。雖然《莊子·刻意》已經記載"吹呴呼吸，吐故納新"，但是未載具體吐納方法。《引書》是目前所見最早的載有這三種吐納法具體應用的書籍，比陶弘景《養性延命録》所載六字訣早了至少 600 年。另外，"毋息""吸精氣而咽之"等是後世導引中常用的吐納方法。第三，導引治療過程中注重工具的輔助作用。44 種病症中，有 14 種病症應用了工具進行輔助，約占31.82％。所用工具包括："寒水""杖""壁""木""纍""權""縛""枕""衣""木鞠""飯""柱""板""席"等。不僅使用了生活中的常見物品，還自製了許多工具，靈活多樣，更好地發揮了導引的作用。第四，多次出現他人輔助。44 種病症中，有 5 種病症導引過程中需要他人輔助，約占 11.36％。當患者無法自行完成導引動作時，通過他人輔助，可以更加充分地發揮導引的治療作用。《靈樞·官能》曰："緩節柔筋而心和調者，可使導引行氣。"[1]具有筋骨柔和舒緩、内心和調等特質的人，可以從事導引行氣的工作，説明秦漢時期已經有專門從事導引行氣的醫者。

　　2. 病症導引法的治療特點

　　從《引書》44 個病症導引中可以總結出導引治療的特點。

---

[1] 郭藹春編著：《黄帝内經靈樞校注語譯》，天津科學技術出版社，1989 年，第 475 頁。

第一,《引書》中治療病症所用導引的針對性非常强。《引書》針對 44 個病症詳細記載了其導引治法,以疾病治療效果爲導向。一方面,採取一系列導引治療措施,而不拘泥於一個動作或者一個呼吸法。"引内癉,危坐,仰頭,左手撫項,右手撫左手,上扼,俯,極,因徐縱而精响之,端仰而已,定;又復之五而……左右皆十而已。"針對"内癉"這一種疾病,採用了一套導引方法。同時期的《導引圖》爲一圖一法針對一病。另一方面,針對一種病症,會列舉幾種不同的導引治療方法。"引目痛,左目痛,右手指麾内脉,左手指撫顫而力引之,三而已;右如左。一曰:兩手之指麾兩目内脉而上插之,至項,十而已。一曰:起臥而危坐,摩兩手,令指熱,以插兩目,十而已。"三種方法均可以治療目痛。説明秦漢時期導引療法是針對病症而設的,其形式往往是圍繞一個病症進行導引,充分體現了導引在當時是作爲一種醫療手段而存在的。

第二,辨證論治思想初顯。呼吸吐納法中,"癉病之始""頯及顔痛"等熱性疾病,用"呼"以祛除熱邪;在炎熱的夏季,用"夏日再呼"緩解夏季炎熱帶來的不適;"病腸""夜日臥瘚"等水液凝滯、寒凝筋脉疾病,用"吹"祛除水寒之邪;在寒冷的冬季,用"冬日再吹"引導身體適應嚴寒的天氣。"呼"以祛熱,"吹"以散寒,屬於八綱辨證中的寒熱辨證。按五行學説,春季與肝相應,夏季與脾相應,冬季與腎相應。《引書》中"春日再响……夏日再呼……冬日再吹",春季用"响"字吐納以疏泄肝氣,夏季用"呼"字吐納以促進脾胃運化,冬季用"吹"字吐納以固腎氣,可歸入臟腑辨證。"腹脹""□□上□"等實證中,"吹""呼""响"三種吐納法均被使用,説明此三種吐納法都屬於瀉法,爲八綱辨證中的虛實辨證。"喜則陽氣多,怒則陰氣多。是以導者喜則急响、怒則劇吹以和之。"其對陰陽的論述,屬於八綱辨證中的陰陽辨證。《引書》中的呼吸吐納法有非常明顯的辨證特色,而肢體牽引則針對疾病病竈而設,可見導引療法不僅蘊含辨證論治思想,也蘊含了辨證與辨病相結合的思想。

第三,治療遵循由簡至繁、由輕到重的原則。《引書》中的導引治療遵循導引方法由簡單到複雜,導引強度由輕到重的原則。"苦腹脹……精吹之卅;無益,精呼之十;無益,精呴之十;無益,復精吹之卅;無益,起,治八經之引。去卧,端伏,加兩手枕上,加頭手上,兩足距壁,興心,仰頤,引之,而固着少腹及股膝,三而已。去,卧而尻壁,舉兩股,兩手鉤兩股而力引,極之,三而已。"治療腹脹,先採用呼吸吐納方法,通過"吹""呼""呴"等發聲吐氣法瀉去脹氣實邪,如果無效,則採用動作導引法。治療的順序是先採用較輕的治療方法(呼吸吐納),如果效果不佳,再採用重一些的方法(拉伸動作),即使用動作導引也是先卧位再起身,治療原則是由輕至重,由簡至繁,循序漸進。這種先輕後重的治法是中醫臨床的治療原則,用藥亦是如此。《傷寒論·辨太陽病脉證並治》:"傷寒,陽脉澀,陰脉弦,法當腹中急痛,先與小建中湯。不差者,小柴胡湯主之。"急性腹痛,僅憑脉象不能確定是少陽證還是太陽證,採取試探性的步驟是必要的,故先用小建中湯,如果不行再用小柴胡湯。《傷寒論》中峻下之法往往設有二方,大陷胸丸藥力偏緩,大陷胸湯藥力偏速;承氣湯也有大、小承氣湯,臨證爲了穩妥起見,先用小承氣湯,如果病不解,再用大承氣湯。由是觀之,導引療法同樣遵循中醫治療的基本原則。

第四,呼吸與動作配合。《引書》導引治療中,呼吸吐納與動作的關係有三種:

(1) 呼吸與動作同時進行。在導引動作進行的同時,配合呼吸方法。這在《引書》中僅有"毋息"一法,即"引癃,端立,抱柱,令人□其腰,毋息,而力引尻"。治療小便不利,正身站立,抱住柱子,屏住呼吸,同時令人推患者的腰,用力拉伸其臀部。

(2) 呼吸之後用動作導引,先呼吸吐納,然後進行動作導引。"苦腹脹,夜日俠卧而精吹之卅;無益,精呼之十;無益,精呴之十;無益,復精吹之卅;無益,起,治八經之引。去卧,端伏,加兩手枕上,加頭手上,兩足距壁,興心,仰頤,引之,而固着少腹及股膝,三而已。去,卧而尻壁,舉兩股,兩手鉤兩股而力引,極之,三而已。"治療腹脹,先用"吹""呼""呴"等呼吸吐納法,再用動作導引。俯卧,兩手抱頭,兩足踏壁,上身抬起。然後仰卧,臀部靠墙壁,兩手抱大腿,用力牽引。

（3）動作導引之後用呼吸法，先進行導引動作，再進行呼吸吐納。"□□上□，敦踵，壹敦左，壹敦右，三百而已。伸左足，右手據右膝，左手撫左股，而引左之股三，又引右股三。□，因响之卅，去臥，據側而精呼之卅，精响之卅，精吹卅。端俛，吸精氣而咽之，膜少腹，以力引陰，三而已。"先頓腳跟，拉伸兩側大腿，再用"响""呼""吹"等呼吸吐納法。

3. 導引療法的機理分析

《引書》導引療法的治療機理，歸納起來有三個方面：一是引氣至病所，二是促進脾胃運化，三是導引是一種汗法。

第一，引氣至病所。《引書》重"氣"，"引氣至病所"是導引療法發揮作用的關鍵所在。"氣"即"正氣"或者"能量"，包括自然界天地之氣、人體的呼吸吐納之氣、人體的氣血津液等。導引療法通過意念引導、呼吸吐納、肢體伸縮牽拉等方式將氣引至病竈，起到補虛瀉實、活血化瘀、疏通經絡的作用，使病竈處氣血陰陽恢復平衡，經絡舒暢，從而達到治病的目的。具體體現在以下三個方面：

（1）通過意念將氣血津液引至病所。意念是導引療法不可或缺的一部分，通過意念與呼吸、動作等進行配合，可以有效地將氣血運行至病竈，從而祛除疾病。"病腸之始也，必前脹。當脹之時，屬意少腹而精吹之，百而已。""屬意少腹"即將注意力放在少腹，吸氣入少腹，氣滿而"吹"吐之，可以治療少腹脹滿。《養性延命錄》亦指出："凡行氣欲除百病，隨病所在作念之，頭痛念頭，足痛念足，和氣往攻之，從氣至時，便自消矣。"[1]採用意念治療疾病，頭痛的時候念頭專注在頭部，腳痛的時候念頭專注在腳上，人體正氣就會隨意念運行到此處，並與邪氣對抗，經過一段時間以後，疾病就可以痊愈。意念所到之處，氣血津液也會隨之聚集到這個部位以驅逐邪氣，因此意念專注在病竈，就可以起到治療的效果。

（2）通過呼吸吐納將氣引至病所。導引療法充分體現了人與天地相應的中醫認識觀。在導引操作過程中，將天地自然之氣應用在人的治病和養

---

[1] 丁光迪校注：《太清導引養生經養性延命錄》，中國中醫藥出版社，1993年，第95—96頁。

生中,如"吹呴呼吸天地之精氣""吸天地之精氣,實其陰,故能毋病",採用各種呼吸方法,吸收自然界的清氣,吐出體内的濁氣,通過吐故納新,促進身體機能的增強,保持身體的健康狀態。"夜日卧癞,覺心腹及胸中有痛者,撫之以手而精吹之,卅而已。"心胸腹痛,多是寒凝血脉導致氣血不行,血脉瘀阻,用"吹"字吐納法袪除寒邪,活血化瘀,通暢氣血。

(3)通過屈伸運轉身體將氣血津液引至病所。導引動作可以促進氣的運行,通過導引姿勢不僅可以將全身氣血引至病變所在,還可以激發病竈處的氣血運行,從而達到袪除病邪的目的。"引辟,在左頰,右手據右顬之髮,伸左手而右手引之;在右頰,引之如左,皆三而已。"在面頰附近導引,有利於氣血津液在面頰處聚集,從而達到治療面神經麻痹症的目的。

第二,促進脾胃運化。脾胃是人體氣血津液生化之源,被稱爲"後天之本"。脾胃健運則人體氣血津液旺盛;脾胃失於運化,氣血津液生化乏源,則百病遂起。治療疾病時要先顧護脾胃之氣,促進脾胃發揮運化功能,從而令氣血逐漸充盛,正氣增强,爲袪除邪氣奠定基礎。導引的伸拔、吐納等,能够促進或恢復脾胃的氣機升降,生發氣血津液。《引書》中還有專門補益脾胃的導引法:"益陰氣,亘坐跨股,勿相侮食,左手據地,右手把飯,垂到口,因吸飯氣,極,因飯之;據兩股,折腰,伸少腹,力極之,乃啜咽,又復之,三而已。"藉助飯食與導引配合,健脾益氣。先吸食飯氣,刺激唾液、胃酸分泌,産生食欲,再將飯吃入口中;然後充分拉伸腹部,促進脾胃氣機升降,運化能力增强;最後慢慢將米飯咀嚼下咽。該療法通過吸食米飯、拉伸等方法充分調動脾胃的氣機運行,促進脾胃的消化功能。《養性延命録》曰:"體中不快,因起作一禽之戲……即身體輕便,腹中思食。"[1]東漢名醫華佗製作五禽戲,模仿虎、鹿、熊、猿、鳥的動作,用以健身袪病。五禽戲鍛煉的首要效果即"身體輕便,腹中思食"。脾主四肢肌肉,導引的牽拉伸拔可調脾胃之氣以促氣血津液化生,從而正氣充盛,正氣存内,邪不可干。

第三,導引是汗法。導引可通過發汗解痙,柔化筋脉肌肉,疏通瘀滯氣

---

[1]丁光迪校注:《太清導引養生經養性延命録》,中國中醫藥出版社,1993年,第102頁。

血。一方面,導引的屈伸牽拉動作可以起到運動發汗的作用;另一方面,呼吸吐納也可以起到解表發汗的效果。《引書》:"引之,伥卧,□目,伸手足□☑已,令人從前後舉其頭,極之,因徐直之,休,復之十而已;因□也,力拘毋息,須臾之頃,汗出走腠理,極已。"治療頸項僵痛,先反復活動頸部,解除頸部肌肉僵直,然後在頭部運轉極限位置停住,同時閉息,很快就會發汗。通過發汗,緩急止痛,解痙柔筋,驅邪外出。《儒門事親》曰:"炙、蒸、熏、渫、洗、熨、烙、針刺、砭射、導引、按摩,凡解表者,皆汗法也。"[1]亦認爲導引是一種汗法。

4. 後世導引的發展趨勢

《引書》記載的導引術在後世書籍中也曾出現,比如《引書》經常採用的呼吸吐納法"吹""呴""呼"是後世六字訣的一部分,"敦踵以利胸中"的"敦踵"與八段錦的"背後七顛百病消"都採用了頓脚跟的動作,叩齒亦是後世固齒的常用方法,《引書》中下頜關節脱位整復的記載與現代骨科的操作手法相同,等等。《引書》的導引動作在後世導引中可以找到諸多蹤迹,祇是後世書籍鮮少直接引用《引書》的內容。將《引書》與《養性延命錄》《太清》《病源》等後世導引書籍進行比較,可總結出一些導引療法發展的特點。

第一,導引對疾病的針對性減弱。《引書》中導引吐納對疾病的針對性非常強,一組導引法僅爲一種疾病而設。這種針對病症進行導引治療的形式,在後世的導引發展中越來越弱化,漸漸出現了一種導引方法用於治療多種疾病的現象。《病源·虛勞體痛候》:"雙足互跪,安穩,始抽一足向前,極勢,頭面過前兩足趾,上下來去三七。左右換足亦然。去臂、腰、背、髀、膝內疼悶不和,五臟六腑氣津調適。"[2]一個導引法可以治療"臂、腰、背、髀、膝內疼悶不和",涉及多個部位的不適,並且可以促進"五臟六腑氣津調適"。由此可見,後世導引法與具體病症的對應性減弱,治療價值亦

[1]〔金〕張子和撰:《儒門事親》,鄧鐵濤、賴疇整理,人民衛生出版社,2005年,第51頁。
[2]丁光迪主編:《諸病源候論校注》,人民衛生出版社,2013年,第76頁。

顯著降低，這也是導致後世導引越來越趨向養生防病而非治病的一個重要原因。

第二，後世呼吸吐納法的種類更多，應用範圍更廣。呼吸吐納是導引療法的重要組成部分，《莊子》中便曾提及。《引書》發聲吐納法有"呼""呴""吹"三種，並首次記載其具體操作方法和適應症。後世發聲吐納法增多，《養性延命録》曰："納氣有一，吐氣有六。納氣一者，謂吸也。吐氣有六者，謂吹、呼、唏、呵、噓、呬，皆出氣也。"[1]記載了六種發聲吐納法，除了"呼""呴（噓）""吹"以外，增加了"唏""呬""呵"三種。這六種吐納法形成六字訣並沿用至今。

《引書》呼吸吐納法與季節相應，可治療寒、熱、腹脹、疼痛等病症。後世六字訣治療疾病的範圍更加廣泛。《養性延命録》曰："欲爲長息吐氣之法，時寒可吹，時溫可呼；委曲治病，吹以去風，呼以去熱，唏以去煩，呵以下氣，噓以散滯，呬以解極。"[2]通過長吐氣並發聲的方法治療疾病，除了瀉去寒熱之氣外，還可以去風、除煩、下氣、散滯、解極等。六字訣不僅與季節相應，而且與臟腑相應，隋代智顗《童蒙止觀》曰："心配屬呵腎屬吹，脾呼肺呬聖皆知，肝藏熱來噓字至，三焦壅處但言嘻。"

《引書》中吐字發聲的方法均爲瀉法，如"喜則陽氣多，怒則陰氣多。是以導者喜則急呴、怒則劇吹以和之"，通過"呴""吹"瀉出喜怒等情志産生的過多陰陽之氣；"燥則屢呼屢卧，濕則屢吹毋卧實陰，暑則精屢呴"，採用"呼""吹""呴"瀉出燥、濕、暑等邪氣。《養性延命録》曰："欲爲長息吐氣之法，時寒可吹，時溫可呼；委曲治病，吹以去風，呼以去熱，唏以去煩，呵以下氣，噓以散滯，呬以解極。"[3]寒、溫、風、熱、煩、氣、滯、極等都是實證，表明發聲吐納法的本質是瀉法，後世亦如此。後世呼吸吐納方法不斷完善，逐漸發展出系統的服氣理論，如唐代司馬承禎《服氣精義論》等。

第三，後世更加重視呼吸與動作的配合，並發展出成套的導引術。呼吸

---

[1]丁光迪校注：《太清導引養生經養性延命録》，中國中醫藥出版社，1993年，第96頁。

[2]同上書，第97頁。

[3]同上。

與動作的配合在《引書》中已有所體現，後世更加重視這一點。《引書》導引動作與呼吸吐納多是先後分別進行，而後世導引法強調導引動作與呼吸吐納的方法同時進行。《太清》："先以兩手叉頭上，挽頭至地，五吸五息止。引脹氣。"[1]治療脹氣，兩手交叉將頭壓至地，同時吸氣，抬起時呼氣，五次呼吸爲一組。

動作與呼吸配合，爲導引套路的發展創造了條件。五禽戲是目前能見到的最早的導引套路，後世不斷涌現新的導引套路，如《太清》的"王子喬八神導引法""彭祖穀仙臥引法""赤松子導引法"等，都是成套的導引方法。導引套路的發展使導引動作更加複雜和連貫，但是對於疾病的針對性越來越弱。

第四，後世導引減少了他人輔助與工具的使用。在《引書》所載的 44 種疾病中，有 14 種疾病藉助了工具輔助。而這 14 種使用工具輔助治療的病症中，僅有兩種病症在後世的導引療法中應用了工具。一個是"病肌瘨"（脚氣病），在《養性延命録》中藉助了柱杖；一個是"瘛"（癲癇），在《太清》和《病源》中藉助了繩、轆轤等工具。可見後世導引更趨向於對身體自我功能的使用，減少了工具輔助。

5. 對現代導引臨床的啓示

《引書》中的敦踵、叩齒、呼吸吐納方法以及一些導引動作，在現代日常保健以及疾病康復中仍然很常用。《引書》："覺以涿齒，令人不齲。其齲也，益涿之。"採用叩齒的方法堅固牙齒，治療齲齒，至今仍是常用的養生保健方法。"引腰痛，兩手之指夾脽，力�以仰，極之；兩手奉尻，句頭，掮之，頭手皆下至踵，三而已。"導引治療腰痛，兩手手指按住腰脊部，用力後仰，再用力前俯，頭手向脚跟靠攏。通過前後的拉伸運動，疏通腰部的筋脉。《太清》治療腰痛的方法與之類似："仰卧，兩手牽膝置心上，五息止。愈腰痛。"[2]仰卧，兩手抱膝，將兩大腿壓向胸部，可以拉伸腰部關節肌肉。這個導引動作也是

---

[1]丁光迪校注：《太清導引養生經養性延命録》，中國中醫藥出版社，1993 年，第 1 頁。
[2]同上書，第 21 頁。

現代臨床治療腰椎間盤突出引起的腰痛的常用方法。《引書》中"呴""吹""呼"等呼吸吐納法是六字訣的組成部分，採用的一些輔助工具在現代康復器械中也能找到蹤迹。

《引書》所涉及的呼吸吐納、肢體動作、輔助工具等臨床治療方法，不僅具有指導意義，爲後世導引所繼承，而且理論内涵一直沿用至今，對當今臨床具有深遠的影響和啓示。

第一，適用面廣。《引書》介紹了内科、外科、五官科、骨傷科等多個種類的疾病，後世在此基礎上有所增加。因此，導引療法可以適應現代臨床大多數病種的治療需求，如果能夠深入挖掘，將有助於提高臨床療效。

第二，簡單易學。導引療法充分利用人的呼吸和動作對人體的疾病部位進行調整，不受工具限制，完全是自主運動，因此無論在家治療還是住院治療均可以操作。如果導引療法能夠在現代臨床上廣泛應用，將有利於促進疾病的痊愈，縮短疾病的治療時間。

第三，器械輔助。人的肢體能力是有限的，器械輔助可以大大拓寬導引療法的作用。《引書》充分利用了外在條件，大量使用器械輔助，這些内容也爲現代康復器械的應用提供了參考。"支尻之上痛"，即腰臀部的疼痛，藉助一個木球，將木球頂住痛處，前後搖動木球三百次，使木球藉助身體重力的反作用力按壓局部，從而活躍局部氣血或整復局部錯位的小關節，促進病竈的痊愈。現代的康復器械更爲發達，如果和導引進行配合，一方面發揮機械的作用，一方面發揮人的主動性，有助於提高治療的療效。

第四，治未病。導引是"治未病"的重要手段，在未病先防、已病防變、病後防復等治療疾病的各個環節均可以發揮重要作用。"覺以涿齒，令人不齲。其齲也，益涿之。"牙齒未發病之前，叩齒可以使人免於齲齒；得了齲齒之後，叩齒可以治療齲齒。現代臨床研究顯示，導引可以廣泛地應用於各種疾病以及疾病的不同階段，如導引整脊操用於脊柱疾患的治療[1]、

[1] 張志高編著：《中醫奇葩：導引推拿整脊術》，陽光出版社，2013年。

導引對神經根型頸椎病的護理[1]、慢性病康復及亞健康保健[2]、提高戒毒人員生命質量[3]、緩解肛腸患者術後疼痛[4]、腦卒中患者功能恢復[5]、改善 2 型糖尿病伴失眠患者的心理狀態[6]等。導引療法可以在現代臨床的預防、治療、保健等各個方面發揮作用,值得進一步發掘和廣泛應用。

第五,主動性療法。導引是一種主動性治療方法,這種自我調節的綠色療法在古代受到貴族的青睞,在物質條件越來越發達的今天也更加受到重視。相對於中藥、針灸等被動治療方法而言,導引療法可以充分調動自身的積極性,藉助動作、呼吸和意念等,調整臟腑功能,促進氣血津液運化,主動對病竈進行修復,平衡身體機能。主動性療法是現代醫療中需要引起重視的一項重要内容,可以對現代醫療形成全方位的補充,更加全面地爲人們的健康服務。

(四) 44 種疾病對應的身體部位圖示

44 種病症中,除了"内癉""癉病""□""瘚""夜日臥瘚"5 種疾病無法標注身體部位外,其他 39 種疾病所在的身體部位如圖 3－4－153、圖 3－4－154 所示。

---

[1] 李冬梅:《神經根型頸椎病應用中醫導引護理的臨床效果》,《中外醫學研究》2019 年第 4 期,第 87—88 頁。

[2] 太花子、李向:《中醫導引術在慢性病康復及亞健康保健中的作用》,《中國醫藥指南》2018 年 35 期,第 163—164 頁。

[3] 李文濤、韓全利、羅盤山、師寧寧:《中醫導引康復訓練對戒毒人員生命品質的影響》,《甘肅醫藥》2018 年第 11 期,第 977—979、993 頁。

[4] 王珊、王冰飛:《背景音樂聯合中醫導引術對肛腸患者術後疼痛的影響》,《河北中醫》2014 年第 11 期,第 1720—1721 頁。

[5] 彭越、邢若星、徐文艷、林殷:《"中醫導引術"療法對恢復期腦卒中患者功能恢復的影響》,《中國康復醫學雜志》2008 年第 5 期,第 443—444 頁。

[6] 張容瑞:《中醫養生功法對 2 型糖尿病伴失眠患者糖代謝和 SCL－90 因數的影響》,碩士學位論文,中國中醫科學院,2008 年。

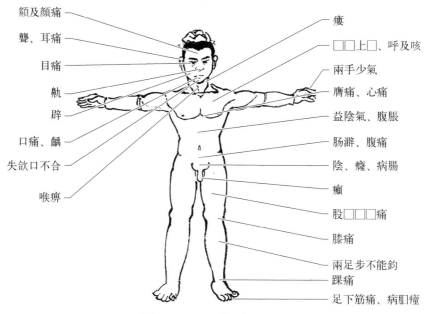

額及顏痛

聾、耳痛

目痛

䶌

辟

口痛、齲

失欱口不合

喉痹

瘻

□□上□、呼及咳

兩手少氣

膺痛、心痛

益陰氣、腹脹

腸澼、腹痛

陰、癃、病腸

癲

股□□痛

膝痛

兩足步不能鈎

踝痛

足下筋痛、病朋瘇

圖 3 - 4 - 153　病症部位圖 1

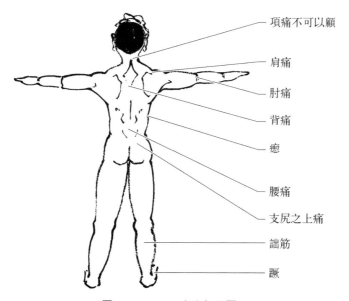

項痛不可以顧

肩痛

肘痛

背痛

癥

腰痛

支尻之上痛

詘筋

蹶

圖 3 - 4 - 154　病症部位圖 2

五、部 位 導 引

　　《引書》記載了人體 24 個部位的導引方法,從頭到足,依次闡述,其中 6 種導引法在導引處方部分有詳細記載。人體各部位導引法既可用於養生保健,也可用於臨床實踐,體現了《引書》防治結合的中醫理念。

　　這部分内容的句式爲"××(動作)以利××(部位)",記載了導引法的名稱,未詳述導引法具體内容。24 個部位導引中,"閉息""啓口以仰""吒而勿發"敦踵等導引法較好理解,其他導引法需結合術式名稱、特點以及作用部位等進行綜合分析。

(一) 閉息以利交筋

【操作】

停閉呼吸(圖 3 - 5 - 1),以有利於"交筋"。

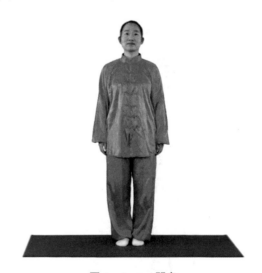

圖 3 - 5 - 1　閉息

【按語】

停閉呼吸是中醫氣功的常用方法。

（二）鷂落以利恒脉

【操作】

"鷂落"（圖 3 - 5 - 2）用以利於"恒脉"。

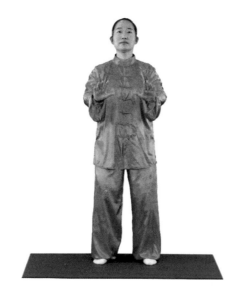

圖 3 - 5 - 2　鷂落

【按語】

"鷂落"無動作描述，宜爲鳥落地時的翮然姿態，有利於全身筋脉暢通。

（三）蛇甄以利距腦

【操作】

"蛇甄"（圖 3 - 5 - 3、圖 3 - 5 - 4）用以護衛頭部。

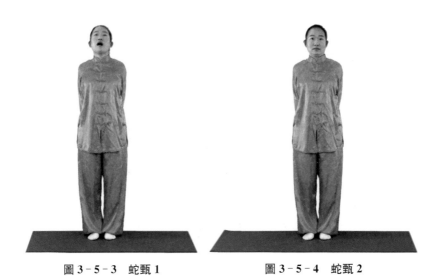

圖 3-5-3　蛇甄 1　　　　　　　圖 3-5-4　蛇甄 2

【按語】

"蛇甄"主要是活動頭部,活躍頭頸部氣血,促進頭部經絡通暢。

(四) 鳧沃以利首輙

【操作】

"鳧沃"(圖 3-5-5、圖 3-5-6)用以利於頭部。

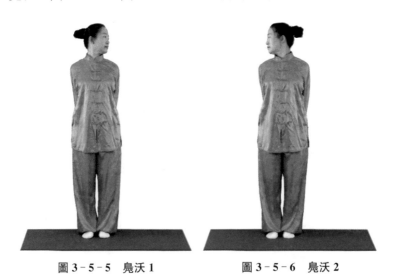

圖 3-5-5　鳧沃 1　　　　　　　圖 3-5-6　鳧沃 2

【按語】

"梟沃"是擺動頭部,有利於活躍頭部經絡氣血,保養頭部。

(五) 周脉循腠理以利動首

【操作】

頭部旋轉並按摩皮膚(圖3-5-7、圖3-5-8、圖3-5-9),用以活動頭部。

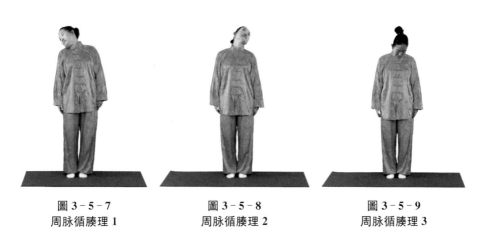

圖3-5-7　　　　　圖3-5-8　　　　　圖3-5-9
周脉循腠理1　　　周脉循腠理2　　　周脉循腠理3

【按語】

頭部旋轉有利於頭頸部的靈活,疏通頭頸部氣血,暢通頭頸部筋脉。"周脉循腠理"無動作描述,根據字義,重點在於頭部的環轉,其作用有利於頭,據此擬定動作。

(六) 側 比 以 利 耳

【操作】

"側比"(圖3-5-10、圖3-5-11)用以利於耳。

【按語】

頭部向兩側拉伸,可以牽拉耳部,有利於暢通耳部經氣,疏通耳部氣血。

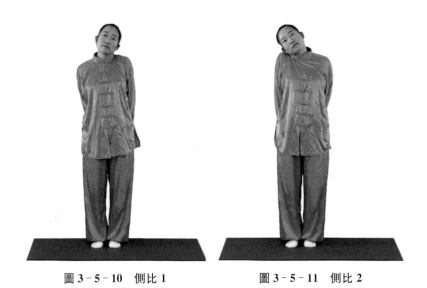

圖 3 - 5 - 10 側比 1   圖 3 - 5 - 11 側比 2

(七) 陽 見 以 利 目

【操作】

"陽見"(圖 3 - 5 - 12)用以利於眼睛。

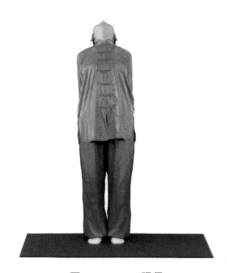

圖 3 - 5 - 12 陽見

【按語】

頭部上仰,牽拉眼部周圍筋脉,暢通眼部氣血,濡養眼目。

（八）啓口以仰以利鼻

【操作】

張開口並仰頭(圖3-5-13),用以利於鼻。

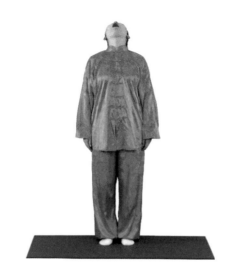

圖3-5-13 啓口以仰

【按語】

張口仰頭,舒展胸部,有利於肺氣的通暢。鼻是肺氣與外界交通的門户,肺氣通利,鼻之經絡亦通暢。

（九）吒而勿發以利口

【操作】

張大口而勿發聲(圖3-5-14),用以利於口。

【按語】

張大口不發聲音,充分拉伸口部周圍的筋脉,疏通經氣,理氣活血,有利於口部筋脉暢通。

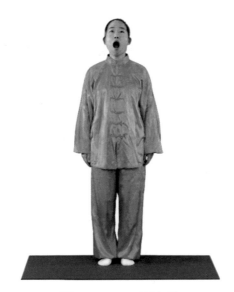

圖 3 - 5 - 14　吒而勿發

（十）撫心舉頤以利喉咽

【操作】

兩手輕按胸部同時抬舉下頜（圖 3 - 5 - 15），用以利於喉和咽。

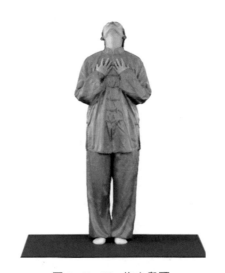

圖 3 - 5 - 15　撫心舉頤

260

【按語】

兩手按胸,用力抬下巴,充分拉伸胸部和咽喉,有利於疏通肺氣,促進咽喉氣血通暢,不受邪侵。

(十一) 梟鸛以利柎項

【操作】

"梟鸛"(圖 3 - 5 - 16、圖 3 - 5 - 17)用以利於頸項。

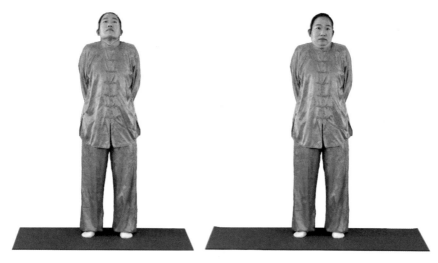

圖 3 - 5 - 16　梟鸛 1　　　　　　圖 3 - 5 - 17　梟鸛 2

【按語】

縮頸振頭,有利於疏通頸項部筋脉,暢通頸項部經氣,活血祛瘀通絡。

(十二) 虎顧以利項尼

【操作】

"虎顧"(圖 3 - 5 - 18、圖 3 - 5 - 19)用以利於頸項部。

【按語】

回頭看可以促進頸部運轉靈活,拉伸頸項部筋脉,疏通頸項部氣血。

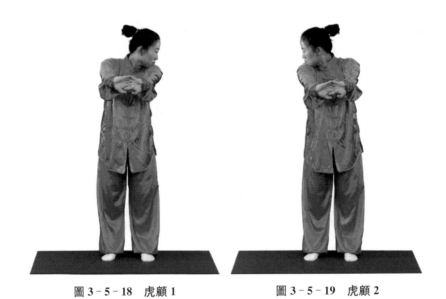

圖 3－5－18　虎顧 1　　　　　圖 3－5－19　虎顧 2

（十三）引伸以利肩筋

【操作】

拉伸（圖 3－5－20）用以利於肩部筋脉。

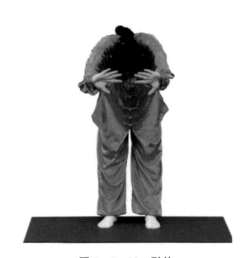

圖 3－5－20　引伸

262

【按語】

牽引拉伸可以牽引肩部筋脉，促進肩部氣血通暢，經氣通利。“引伸”無動作描述，根據字義，應爲牽引、拉伸，結合“利肩筋”，重點拉伸肩背部，據此擬定該動作。

（十四）鴟落以利腋下

【操作】

“鴟落”(圖 3 - 5 - 21、圖 3 - 5 - 22)用以鍛煉腋下部位。

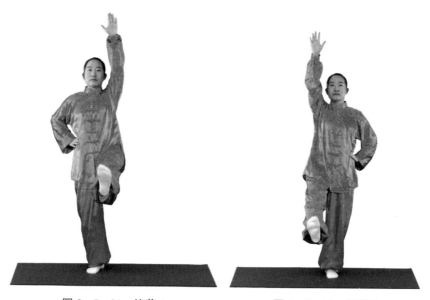

圖 3 - 5 - 21　鴟落 1　　　　圖 3 - 5 - 22　鴟落 2

【按語】

拉伸脅肋部，有利於暢通腋下筋脉氣血，通利腋下經氣。

（十五）鷄伸以利肩臂

【操作】

“鷄伸”(圖 3 - 5 - 23、圖 3 - 5 - 24)用以鍛煉肩臂。

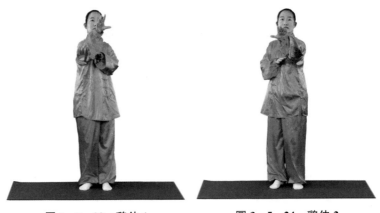

圖 3－5－23　鷄伸 1　　　　　圖 3－5－24　鷄伸 2

【按語】

拉伸肩背部，有利於增强肩臂力量，暢通肩臂筋脉氣血。"鷄伸"無動作描述，根據字義，應爲模仿鷄伸脚行走的動作，可以活動肩臂，即"利肩臂"，故擬定此動作。

（十六）反摇以利腹心

【操作】

"反摇"（圖 3－5－25、圖 3－5－26）用以利於胸腹部。

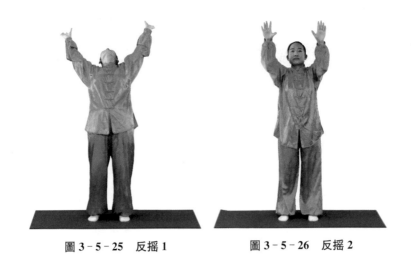

圖 3－5－25　反摇 1　　　　　圖 3－5－26　反摇 2

【按語】

反向搖動兩手,有利於拉伸胸腹部,暢通胸腹部筋脉氣血,有利於心脉舒暢,開胸理氣。"反搖"無動作描述,根據字義,"搖"爲搖動,"反搖"即反向搖動兩手和身體,有利於暢通胸腹部氣血,即"利腹心",故擬定此動作。

（十七）反旋以利兩肱

【操作】

"反旋"(圖 3 - 5 - 27、圖 3 - 5 - 28、圖 3 - 5 - 29)用以鍛煉兩側脅肋部。

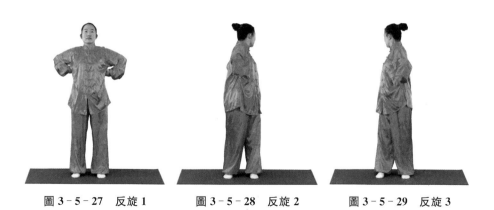

圖 3 - 5 - 27 反旋 1　　　圖 3 - 5 - 28 反旋 2　　　圖 3 - 5 - 29 反旋 3

【按語】

向後旋轉,有利於拉伸兩側脅肋部,暢通脅肋部經氣,疏通兩脅筋脉氣血。"反旋"無動作描述,依據字義,"旋"爲旋轉,"反旋"即反向旋轉,可以活動兩側脅肋部,即"利兩肱",故擬定此動作。

（十八）熊經以利腜背

【操作】

"熊經"(圖 3 - 5 - 30、圖 3 - 5 - 31)用以鍛煉背部。

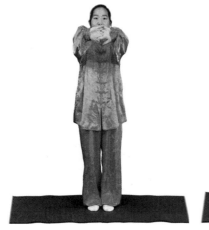

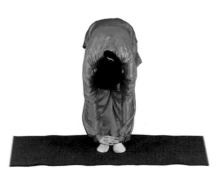

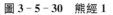

圖 3-5-30　熊經 1　　　　　　　　圖 3-5-31　熊經 2

【按語】

通過背部的運動,有利於疏通背部經氣,活躍背部氣血。

(十九) 復據以利腰

【操作】

"復據"(圖 3-5-32)用以鍛煉腰部。

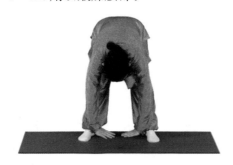

圖 3-5-32　復據

【按語】

　　下按可以拉伸腰部,疏通腰部氣血,增强腰部力量,有利於暢通腰部筋脉氣血。"復據"無動作描述,根據字義,"復"爲反復,"據"爲按,"復據"即多次下按,此動作可達到鍛煉腰的效果,故擬定該動作。

（二十）禹步以利股間

【操作】

"禹步"（圖 3 - 5 - 33、圖 3 - 5 - 34、圖 3 - 5 - 35）用以利於兩大腿。

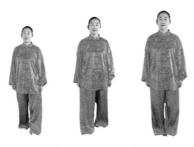

圖 3 - 5 - 33　禹步 1

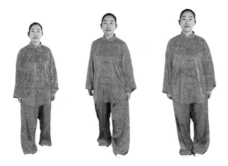

圖 3 - 5 - 34　禹步 2

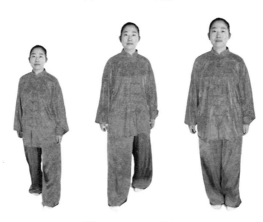

圖 3 - 5 - 35　禹步 3

【按語】

"禹步"可以拉伸大腿部位筋脉,促進大腿部位氣血通暢。"禹步"無動作描述,《抱朴子·仙藥》載:"禹步法,前舉左,右過左,左就右;次舉右,左過右,右就左;次舉左,右過左,左就右。如此三步,當滿二丈一尺,後有九迹。"[1]據此擬定該動作。

(二十一) 前厥以利股膝

【操作】

"前厥"(圖 3-5-36)用以利於大腿和膝關節部位。

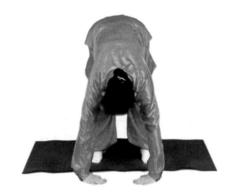

圖 3-5-36　前厥

【按語】

身體前俯,兩手按地,拉伸腿部筋脉,疏通腿部氣血,通暢下肢經氣。"前厥"無動作描述,根據字義,"厥"爲倒下,"前厥"即向前倒,對腿和膝關節有拉伸作用。

(二十二) 反腕以利足蹢

【操作】

"反腕"(圖 3-5-37、圖 3-5-38)以有利於足部。

---

[1]李敖主編:《朱子語類·太平經·抱朴子》,天津古籍出版社,2016 年,第 374 頁。

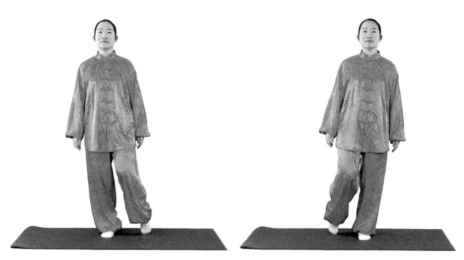

圖 3－5－37　反腕 1　　　　　圖 3－5－38　反腕 2

【按語】

　　脚腕反向運轉,有利於活動脚踝,通暢脚部筋脉氣血。"反腕"無動作描述,根據字義,"反腕"即反向活動脚腕,有利於足,能夠活動足部。

(二十三) 跤指以利足氣

【操作】

　　"跤指"(圖 3－5－39、圖 3－5－40、圖 3－5－41、圖 3－5－42、圖 3－5－43、圖 3－5－44)用以提振足氣。

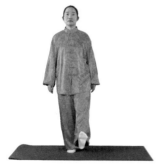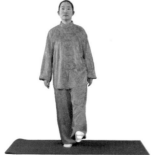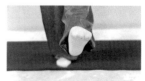

圖 3－5－39　跤指 1　　　　圖 3－5－40　跤指 2　　　　圖 3－5－41　跤指 3

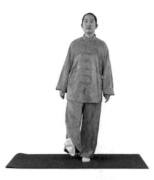
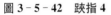
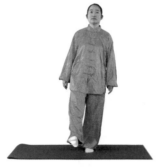
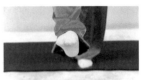

圖 3 - 5 - 42　跌指 4　　　　圖 3 - 5 - 43　跌指 5　　　　圖 3 - 5 - 44　跌指 6

【按語】

　　脚趾活動有利於疏通足部經絡，促進足部氣血運行，增强足氣。"跌指"無動作描述，根據字義，"跌指"即夾住脚趾，其作用是增强足氣，故爲足部活動，據此擬定該動作。

（二十四）敦踵以利胸中

【操作】

　　"敦踵"（圖 3 - 5 - 45、圖 3 - 5 - 46）用以鍛煉胸中臟腑。

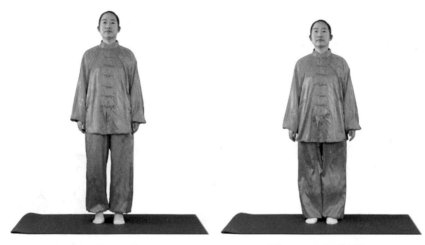

圖 3 - 5 - 45　敦踵 1　　　　　　　圖 3 - 5 - 46　敦踵 2

【按語】

踮脚頓脚跟,身體振動,有利於疏發胸中氣機,調節胸中臟腑,促進胸中氣血通暢。

(二十五) 此物皆三而已

【按語】

上述二十四個動作,每個做三遍,既有一定的治療作用,也可用於日常保健。

(二十六) 探　　析

《引書》探討人體24個部位的導引方法,從頭到足,無一遺漏(詳見表3-5-1)。將交筋、恒脉放在首位,體現了對生殖保健的重視,然後依次從頭至足進行論述。説明當時的導引法已經非常完善,可以全面地對人體各個部位進行養護,既有整體性,又有針對性。

表3-5-1　導引法與人體部位對應關係表

序　號	部　位	導引法	導　引　術　式
1	交筋	閉息	停閉呼吸
2	恒脉	鷉落	
3	腦	蛇甄	蛇甄者,反錯手,背,嚙而甄頭
4	首輀	𪕱沃	𪕱沃者,反錯手,背而揮頭
5	首	周脉循腠理	
6	耳	側比	側比者,反錯手,背而卑,突肩
7	目	陽見	陽見者,反錯手,背而仰,後顧
8	鼻	啓口以仰	
9	口	吒而勿發	
10	喉咽	撫心舉頤	
11	柎項	梟鵂	梟鵂者,反錯手,背而縮頸甄頭

271

續　表

序　號	部　位	導引法	導　引　術　式
12	項	虎顧	
13	肩筋	引伸	
14	腋下	鳭落	鳭落者，□□腰，撟一臂與足而偃
15	肩臂	鷄伸	
16	腹心	反摇	
17	兩胠	反旋	
18	胸背	熊經	
19	腰	復據	
20	股間	禹步	
21	股膝	前厥	
22	足蹢	反腕	
23	足氣	跌指	附足離翕，摇卅，曰僉指
24	胸中	敦踵	敦脚跟，如八段錦之"背後七顛百病消"，提起脚跟然後落下引起身體振動

本部分内容有一定的規律可循。先闡述頭部導引法的重要性，對於腦、首輒、首，分别採取"蛇甄""梟沃""周脉循腠理"三種導引法進行鍛煉。"蛇甄"是前後活動頭部，"梟沃"是左右活動頭部，"周脉循腠理"是環形活動頭部，即頭部環形旋轉，三個動作對頭部進行了全方位的活動。接下來從頭面部的五官到頸肩部、胸背、腰腹、臀部、大腿、小腿、足部，從上到下依次闡述了不同部位相應的導引方法，叙述井然有序，而非内容的簡單堆砌。

"蛇甄""梟沃""側比""陽見""梟鸚""鳭落"六種導引法在前文中被提及，"跌指"與前文的"僉指"可能類似。可見《引書》的編撰具有整體性，前後一脉相承。書中他處亦體現了這一點，比如《引書》在治法中提到外感病要用"八經之引"，在病症導引法治療部分，"癉病之始""腹脹"等病症也用到"八經之引"進行治療；治法部分提到"吹""呴""呼"等吐納導引法，在病症部分的"内癉""癉病之始""病腸""□□上□""夜日卧瘚""腹脹"等疾病導引中也使用了。

本部分論述身體不同部位的導引方法,既可以在未病時應用,疏通筋脉氣血,預防疾病的發生,也可以在不同部位發生疾病時應用,治療相應部位出現的問題。因此,該部分具有預防和治療兩方面的作用。以往研究者多認爲這一部分用於保健,如李零在《中國方術考》中描述爲"各種導引術的益身之效"[1],李學勤在《〈引書〉與〈導引圖〉》中將其總結爲"一整套導引動作"[2],論述多側重養生功效,而忽視了其治療作用。從《引書》貫穿始終的治療思想看,這一部分應同時有防和治兩方面的内涵。

本部分提及的 24 個身體部位如圖 3－5－47、圖 3－5－48 所示。

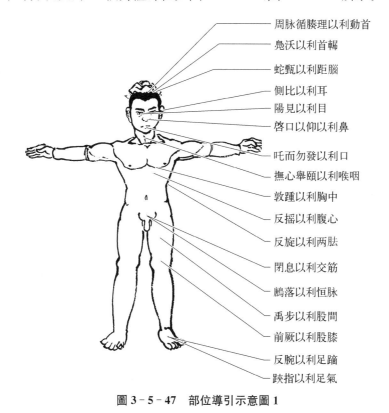

周脉循腠理以利動首
髶沃以利首䩓
蛇甄以利距腦
側比以利耳
陽見以利目
啓口以仰以利鼻
吒而勿發以利口
撫心舉頤以利喉咽
敦踵以利胸中
反摇以利腹心
反旋以利两肤
閉息以利交筋
鷂落以利恒脉
禹步以利股間
前厥以利股膝
反腕以利足蹄
跋指以利足氣

圖 3－5－47　部位導引示意圖 1

---

[1] 李零著:《中國方術考》(修訂本),東方出版社,2000 年,第 359—368 頁。
[2] 李學勤著:《簡帛佚籍與學術史》,江西教育出版社,2001 年,第 224 頁。

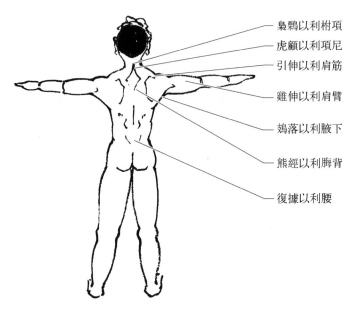

圖 3－5－48　部位導引示意圖 2

梟鵬以利榫項
虎顧以利項尼
引伸以利肩筋
雞伸以利肩臂
鶏落以利腋下
熊經以利胸背
復據以利腰

六、病 因 病 機

　　《引書》是目前發現的最早的導引專著，理論體系之完整、實踐内容之豐富，在導引發展史上是絶無僅有的，堪稱一部中醫導引的教科書，其在導引史上的地位堪比《内經》之於中醫。導引療法在中醫古籍中多有記載，但如《引書》這樣對病因病機理論進行全面論述的非常罕見。這表明秦漢時期導引療法占有重要地位，導引理論已經發展成熟。

　　《引書》將病因病機分爲三種：一是氣候異常導致人體氣機失常而致病，二是因情志變化耗傷臟氣而致病，三是因生活條件的貴賤而致病。《引書》全面概括了外感、内傷及生活條件之於人體的發病因素及發病機理，顯示出秦漢時期高度完善的導引理論。李學勤在《簡帛佚籍與學術史》中指出："這類文字闡述了導引家的衛生原理，也是很重要的。"[1]病因病機是發病的原

---

[1] 李學勤著：《簡帛佚籍與學術史》，江西教育出版社，2001 年，第 188 頁。

因和機理。人體因受到各種影響而産生疾病，從而發生氣血津液等方面的變化。清楚瞭解病因及發病的内在機理，纔能採取合適的治療方法，誠如《素問·至真要大論》所言："謹候氣宜，無失病機"，"謹守病機，各司其屬"。

（一）因氣候變化而致病

"人之所以得病者，必於暑濕風寒雨露，腠理啓闔，食飲不和，起居不能與寒暑相應，故得病焉。是以春夏秋冬之間，亂氣相薄沓也，而人不能自免其間，故得病。"前一句"人之所以得病者……故得病焉"，講外氣致病的病因。後一句"是以春夏秋冬之間……故得病"，講外氣致病的病機。

1. "雨露"與"燥火"差異之啓示

《引書》將六種致病外氣總結爲"暑""濕""風""寒""雨""露"，與《内經》所指外感六淫"風""寒""暑""濕""燥""火"是有差異的，這是由導引所針對的病症特點造成的。二者的相同點是均有"風""寒""暑""濕"四種外氣；不同點是有兩種外氣是不同的，《引書》爲"雨""露"，《内經》爲"燥""火"。《内經》的外感六淫與四季氣候相對應："風"對應春季，"暑""濕"對應夏季，"燥""火"對應秋季，"寒"對應冬季。而《引書》的六種外氣却祇對應三個季節："風"對應春季，"暑""濕""雨""露"對應夏季，"寒"對應冬季，並没有與秋季對應的外氣致病因素。

李零認爲，無秋天的有關規定，疑有脱文。[1] 其實不然。從文中看，此處春、夏、冬三個季節與前文的"暑""濕""風""寒""雨""露"等外感邪氣相對應，外氣無"燥""火"，四季無秋季，是對應的。後文四季吐納導引法提出："偃卧吹呴，引陰，春日再呴，壹呼壹吹；夏日再呼，壹呴壹吹；冬日再吹，壹呴壹呼。"呼吸吐納的方法僅用在春、夏、冬三季，而没有用在秋季。這就解釋了爲何《引書》的外感六淫中没有"燥""火"二氣，與後面季節吐納導引也是對應的。從外氣病因可以看出，《引書》提到的六種外氣中，"暑""濕""雨""露"都爲濕性，"寒"爲寒性，"濕"與"寒"都屬於陰性邪氣，"風"爲百病之長，

---

[1] 李零著：《中國方術考》（修訂本），東方出版社，2000年，第368頁。

常夾雜"寒"與"濕"致病。説明導引療法所針對的外氣病邪,主要是陰性外氣,導引的作用主要是將侵入人體的"風""寒""濕"等邪氣引出體外,即祛風除濕,散寒通絡,而不用於"燥"和"火"兩種外氣引起的病症。因而後文四季吐納中,也没有與秋季相應的吐納導引法。此爲《引書》論述嚴謹之體現。

2. 外氣因素導致"食飲不和"

外氣因素引起"食飲不和"在《内經》中没有論述,而《引書》明確提出了。《引書》指出的外氣致病因素爲"暑""濕""風""寒""雨""露"。脾喜燥而惡濕,寒邪直中易傷脾陽。這些外邪的共同特點是均與寒或濕有關,因而容易傷及脾胃,從而引起"食飲不和"。此處的"食飲不和"是由外感氣候異常引起的,與後文所論"勞倦飢渴"的致病因素不同。臨床上,人體受到寒濕侵襲以後,脾胃功能首先受到影響,表現爲食欲下降,甚則惡心嘔吐。《靈樞·口問》:"寒氣客於胃,厥逆從下上散,復出於胃,故爲噫。"[1]寒邪客胃造成胃氣上逆。《傷寒論·辨太陽病脉證並治》:"傷寒五六日……默默不欲飲食。"[2]指出感受風寒外邪後不思飲食,並在多處提到感受風寒邪氣後"嘔逆""頗欲吐""吐逆"等胃氣上逆症狀。

導引療法很重要的一個作用就是調暢脾胃氣機。一方面,"寒""暑""濕""風"等外邪最易困脾,導致脾胃氣機紊亂,脾胃功能失常。導引療法的伸拔、吐納等方法,能够促進脾胃氣機升降,生化氣血津液,從而促進脾胃運化功恢復。另一方面,脾主四肢肌肉,肢體的導引動作也有助於促進脾胃的運化功能。《病源·脾胃氣不和不能飲食候》[3]中專門論述了脾胃不和的導引方法。

3. 病因闡述層層深入

在論述"暑濕風寒雨露"這些氣候外因之後,《引書》進一步指出外氣入侵人體的方式。首先,外邪導致"腠理啓闔",邪氣入侵體表,腠理啓闔異常。

[1] 郭靄春編著:《黄帝内經靈樞校注語譯》,天津科學技術出版社,1989年,第248—249頁。

[2] 〔漢〕張機(仲景)述:《傷寒論》,上海中醫學院中醫基礎理論教研組校注,上海人民出版社,1976年,第25頁。

[3] 丁光迪主編:《諸病源候論校注》,人民衛生出版社,2013年,第413頁。

《内經》也有相關論述,《靈樞·五變》提到:"余聞百疾之始期也,必生於風雨寒暑,循毫毛而入腠理。"[1]其次,若表不解則入裏傷及脾胃,引起脾胃氣機升降紊亂,故而"食飲不和"。最後,"起居不能與寒暑相應",一方面,飲食不和則影響人的正常起居;另一方面,起居不能隨季節的變化而調整,也會表現出人體不能與氣候變化相適應的症狀,故而得病。由是觀之,"人之所以得病者,必於暑濕風寒雨露,腠理啓闔,食飲不和",體現出《引書》對外感病因的分析已形成一個由表及裏、層層深入的完整體系。

4. 外氣致病之病機

"春夏秋冬之間",即春夏秋冬季節轉換之際。此時氣候變化較大,各種外氣相搏形成多種邪氣交錯的局面,即"亂氣相薄沓"。人生活在自然界當中,不可避免地會受到外氣變化的影響,如果不能適應氣候的複雜變化就會生病,即"人不能自免其間,故得病"。《素問·至真要大論》:"夫百病之生也,皆生於風寒暑濕燥火,以之化之變也。"[2]王冰注:"風寒暑濕燥火,天之六氣也。静而順者爲化,動而變者爲變,故曰之化之變也。""風寒暑濕燥火"爲四季的氣候變化,如果能夠順應這種變化,及時應對調整,人體就不易得病,反之則易病。人的臟腑關竅等都與天地相應,受到天地變化的影響。《靈樞·五亂》:"五行有序,四時有分,相順則治,相逆則亂。"《素問·生氣通天論》:"天地之間,六合之内,其氣九州九竅、五臟、十二節,皆通乎天氣。"[3]自然界氣候變化與四季相順爲正常,與四時相違則爲亂。

《素問·六節藏象論》論述了"亂氣"致病的機制:"未至而至,此謂太過,則薄所不勝,而乘所勝也,命曰氣淫。"[4]時令未到而氣候先至,爲太過,則對"克我"之氣形成反向制約,而對"我克"之氣過於制約,這種情況稱爲"氣淫",即氣太過。"至而不至,此謂不及,則所勝妄行,而所生受病,所不勝薄

[1]郭靄春編著:《黄帝内經靈樞校注語譯》,天津科學技術出版社,1989年,第324頁。
[2]郭靄春主編:《黄帝内經素問校注》,人民衛生出版社,2013年,第764頁。
[3]同上書,第26頁。
[4]同上書,第102頁。

之也,命曰氣迫。"[1]時令已到而氣候未至,爲不及,則對"我克"之氣制約减弱造成其氣妄行,"我生"之氣生化乏源而受病,"克我"之氣的力量變得相對强盛,這種情況稱爲"氣迫"。人體與天地之氣相應,氣候的太過和不及都會造成人體五臟之氣的運行失常,從而導致疾病的發生。

綜上分析,《引書》對外氣致病的原理進行了層層遞進的分析,解釋了外氣致病的原因是"亂氣"。在季節轉換期間,外界各種邪氣交錯出現,人體不能適應,因而得病。人體受到邪氣侵襲的内在條件是正氣内虛,《素問·生氣通天論》云:"風客淫氣,精乃亡,邪傷肝也。"全元起訓"淫"爲亂,視正氣内亂爲風邪入侵的先決條件,即《素問·評熱病論》所謂"邪之所凑,其氣必虛",正氣受傷,從而導致風邪入肝。[2]導引則可以通過增强正氣以應對人體所受到的亂氣的侵害。

(二) 因情志變化而致病

"人生於情,不知愛其氣,故多病而易死。人之所以善蹶,早衰於陰,以其不能節其氣也。能善節其氣而實其陰,則利其身矣。"

"人生於情,不知愛其氣,故多病而易死。"是對情志因素致病的總論。情志變化最易耗氣,氣傷則易病,氣盡則死。《素問·舉痛論》:"百病生於氣也,怒則氣上,喜則氣緩,悲則氣消,恐則氣下,寒則氣收,炅則氣泄,驚則氣亂,勞則氣耗,思則氣結。"[3]疾病是由人體之氣的異常變化造成的,而情志最能引起氣的變化。惱怒時氣易上衝,喜樂時氣易涣散,悲傷時氣易消减,恐懼時氣易下行,寒冷時氣易入裏,火熱時氣易耗泄,驚恐時氣易擾亂,勞累時氣易耗損,思慮時氣易結滯。《素問·陰陽應象大論》:"人有五臟化五氣,以生喜怒悲憂恐。故喜怒傷氣,寒暑傷形,暴怒傷陰,暴喜傷陽。"五臟化五氣,五氣生情志。如果不能夠節制自己的喜怒等情緒,就會造成氣的運行異常,進而耗損正氣,導致生病甚至死亡。《素問·疏五過論》:"離絶菀結,憂

---

[1] 郭靄春主編:《黄帝内經素問校注》,人民衛生出版社,2013年,第102頁。
[2] 段逸山著:《〈素問〉全元起本研究與輯復》,上海科學技術出版社,2001年,第28頁。
[3] 郭靄春主編:《黄帝内經素問校注》,人民衛生出版社,2013年,第361頁。

恐喜怒，五藏空虚，血氣離守。"[1]王冰注："夫間親愛者魂遊，絶所懷者意喪，積所慮者神勞，結餘怨者志苦，憂愁者閉塞而不行，恐懼者蕩憚而失守，盛忿者迷惑而不治，喜樂者憚散而不藏。由是八者，故五藏空虚，血氣離守。"提出八種情況下情志對人的影響，説明情志異常會引起氣的不同變化，進而消耗人體之氣而致病。

"蹶"爲倒下，"善蹶"意爲容易倒下，引申爲容易死亡。"蹶"的産生是由於"早衰於陰"，其原因亦是耗氣太過，即"不能節其氣"。《素問·著至教論》："并於陰，則上下無常，薄爲腸澼。"王冰注："陰謂藏也。""陰"指五臟。《靈樞·百病始生》："喜怒不節則傷臟，臟傷則病起於陰也。"[2]喜怒致病的原因在於傷臟氣，病起於陰，即病起於臟。《素問·調經論》："喜怒不節，則陰氣上逆。"[3]喜怒導致臟氣上逆。

綜上，"人之所以善蹶，早衰於陰"的病機是情志變化導致臟氣受損，所以治療"蹶"要節氣、充實五臟，即"能善節其氣而實其陰，則利其身矣"，收斂情志，避免臟氣耗傷，從而袪害利身。收斂情志要"節氣""愛氣"，具體做法就是運用導引吐納，這一點也成爲後世導引論述病機的基礎。《聖濟總録·治法·導引》曰："一氣盈虚，與時消息。萬物壯老，由氣盛衰。人之有是形體也，因氣而榮，因氣而病。喜怒亂氣，情性交争，則壅遏而爲患。煉陽消陰，以正遣邪，則氣行而患平……故導引按蹻之術，本從中央來。蓋斡旋氣機，周流營衛，宣摇百關，疏通凝滯，然後氣運而神和，内外調暢，升降無礙，耳目聰明，身體輕强，老者復壯，壯者益治。聖人謂呼吸精氣，獨立守神，然後能壽敝天地，調和陰陽，積精全神，然後能益其壽命。蓋大而天地，小而人物，升降出入，無器不有。善攝生者，惟能審萬物出入之道，適陰陽升降之理，安養神氣，完固形體，使賊邪不得入，寒暑不能襲，此導引之大要也。"[4]論述了氣對人體的重要性，以及導引是調理氣機的重要方法。《修真精義雜

[1]郭靄春主編：《黄帝内經素問校注》，人民衛生出版社，2013年，第796頁。
[2]郭靄春編著：《黄帝内經靈樞校注語譯》，天津科學技術出版社，1989年，第434頁。
[3]郭靄春主編：《黄帝内經素問校注》，人民衛生出版社，2013年，第533頁。
[4]〔宋〕趙佶編：《聖濟總録》，人民衛生出版社，1962年，第183—184頁。

論·病要論》:"氣攻之術,希同物藥。"[1]調整人體之氣的方法與藥物對人體的作用等同。

總之,情志因素使得臟氣損耗而導致疾病,故運用導引以"節氣""愛氣",這是保持身體氣血調暢、免遭疾病的重要方法。

(三)因生活條件變化而致病

"貴人之所以得病者,以其喜怒之不和也。喜則陽氣多,怒則陰氣多。是以導者喜則急呴、怒則劇吹以和之,吸天地之精氣,實其陰,故能毋病。賤人之所以得病者,勞倦飢渴,白汗決絕,自入水中,及臥寒突之地,不知收衣,故得病焉。又弗知呴呼而除去之,是以多病而易死。"

《引書》從生活條件對人體影響的角度來探討病因,認爲"貴人"與"賤人"生活條件不同,因而病因也會有區別。"貴人之所以得病者,以其喜怒之不和也。""貴人"衣食無憂,但思慮較重,故多因情志致病。《靈樞·本神》:"喜樂者,神憚散而不藏。愁憂者,氣閉塞而不行。盛怒者,迷惑而不治。恐懼者,神蕩憚而不收。"[2]喜樂過度則神氣渙散,憂愁則氣機瘀滯,大怒則執着難轉,恐懼則神氣外泄。喜怒無常導致氣機紊亂而致病。這一點相對於前面所述情志因素耗傷臟氣而致病更加具體。"喜則陽氣多,怒則陰氣多",指出喜怒等情志變化會引起陰陽之氣的變化。喜則陽氣虛浮故陽氣多,怒則血氣上涌故陰氣多。此處的陰陽之氣多並非實質上增多,而是陰陽之氣外散所表現出來的表象,對應的就是内在的陰陽之氣耗損空虛。在《内經》中也有相應論述,《素問·陰陽應象大論》:"暴怒傷陰,暴喜傷陽。"[3]大怒陰氣上涌而耗傷,大喜陽氣外浮而耗散。《素問·陰陽應象大論》:"人有五臟化五氣,以生喜怒悲憂恐。故喜怒傷氣……喜怒不節……生乃不固。"五臟之氣化生七情六欲,如果不能節制情志,則人之臟氣便無法固護,有損人體。

---

[1]〔唐〕白雲子(司馬承禎)撰:《修真精義雜論》,明《正統道藏》本。
[2]郭靄春編著:《黄帝内經靈樞校注語譯》,天津科學技術出版社,1989年,第82頁。
[3]郭靄春主編:《黄帝内經素問校注》,人民衛生出版社,2013年,第58—59頁。

　　《引書》接着給出和解喜怒之氣的具體導引做法："是以導者喜則急呴、怒則劇吹以和之。"本書專講導引，"導者"應爲懂得導引之人。本句意爲導引之人懂得用呼吸吐納和解過分的情志變化對人體的影響。"和之"，不僅是調和喜怒的情緒，更重要的是調和因喜怒而導致的體內亂氣。《春秋繁露·循天之道》云："猿之所以壽者，好引其末，是故氣四越。天氣常下施於地，是故道者亦引氣於足。天之氣常動而不滯，是故道者亦不宛氣。"[1]導引之人要效法自然萬物，引氣至足，這樣就可以使氣發散四肢，不使身體有鬱結之氣。《抱朴子·極言》："忍怒以全陰氣，抑喜以養陽氣。"[2]忍怒、抑喜也是和解情志、調和陰陽之氣的方法。由此《引書》給出結論："實其陰，故能毋病。"收斂情志以固護臟氣。

　　"賤人之所以得病者，勞倦飢渴，白汗決絕，自入水中，及臥寒突之地，不知收衣，故得病焉。""賤人"爲生計奔波，故病因多是勞倦過度、飢飽失常、汗出無度、涉水受寒、躺臥寒濕之地、不注意衣物潮濕等。《引書》把"賤人"得病的主要原因歸結爲物質條件的匱乏以及生活環境的窘迫。一是"勞倦"，過度耗傷精氣而致病。《素問·疏五過論》："嘗富大傷，斬筋絕脈，身體復行，令澤不息。"[3]王冰注："斬筋絕脈，言非分之過損也。身體雖以復舊而行，且今津液不爲滋息也。何者？ 精氣耗減也。澤者，液也。"過度勞累，身體不能恢復行動，損耗精氣。《素問·宣明五氣》："五勞所傷，久視傷血，久臥傷氣，久坐傷肉，久立傷骨，久行傷筋，是謂五勞所傷。"[4]過度的勞累對身體造成傷害，是勞倦致病的主要原因。《素問·生氣通天論》："因而强力，腎氣乃傷，高骨乃壞。"過用勞力，會損傷腎氣及筋骨。《素問·生氣通天論》："煩勞則筋張，精絕。"勞累過度導致筋脈弛張，精氣決絕。二是"飢渴"，耗傷臟腑氣血而致病。《靈樞·五味》："穀不入，半日則氣衰，一日則氣少

[1]曾振宇注説：《春秋繁露》，河南大學出版社，2009年，第364頁。
[2]李敖主編：《朱子語類·太平經·抱朴子》，天津古籍出版社，2016年，第587頁。
[3]郭靄春主編：《黄帝内經素問校注》，人民衛生出版社，2013年，第796頁。
[4]同上書，第243頁。

矣。"[1]半日不進穀物就會感到氣衰少,一日不吃就感到少氣乏力。如果在飢餓狀態下再去勞作,就容易傷及臟腑氣血。三是"白汗決絶,自入水中","白汗"即大汗,大汗淋漓而入水降温,寒濕之氣循腠理而入裏。四是"卧寒突之地,不知收衣",勞累後直接躺卧寒濕之地休息,不加衣物保暖,會造成寒邪循經入裏而致病。《素問·調經論》:"寒濕之中人也,皮膚不收,肌肉堅緊。"[2]自然界中的寒濕之氣會造成皮膚腠理閉合,肌肉堅緊。《靈樞·癰疽》:"寒邪客於經絡之中則血泣,血泣則不通。"寒邪侵犯經絡,則血氣凝滯而導致疼痛等症。除此之外,貧賤之人"又弗知呴呼而除去之",不懂導引吐納之法以驅除邪氣,這也是"賤人"相對於"貴人"多病的原因之一。故"賤人""是以多病而易死"。

(四) 小　　結

從上述分析來看,《引書》對病因病機的論述比較全面。

第一,提出"暑""濕""風""寒""雨""露"六種外氣致病,與導引治病範圍相對應,外感病機論述緊扣導引療法。氣候變化擾亂人體氣機而病,從外邪入表,進而由表及裏,病機分析層層深入。較《內經》而言,《引書》論述的病機體系更爲完整。

第二,指出"人生於情,不知愛其氣,故多病而易死",情志不合多引起臟氣耗傷而致病。導引吐納對情志異常引起的臟腑氣機紊亂有調節作用,説明導引對臟腑病症的治療以調節臟腑氣機和養護臟氣爲主。

第三,人因生活貴賤而病,指出物質條件的匱乏以及生活環境的窘迫同樣可以致病。《引書》認爲"貴人"善於採用導引吐納驅邪養生,"賤人"則不懂通過導引的方法驅逐邪氣,將此作爲"賤人"多病的原因之一,强調了導引的重要性。

《內經》中對於前兩點均有相關論述,第三點則没有論及。《內經》對病

---

[1] 郭靄春編著:《黄帝内經靈樞校注語譯》,天津科學技術出版社,1989年,第382頁。
[2] 郭靄春主編:《黄帝内經素問校注》,人民衛生出版社,2013年,第533頁。

因病機的論述分布在多個篇章，而《引書》則集中在一個部分全面論述了病因病機，形成了導引病因病機的專題論述。《引書》所論病因緊緊圍繞導引的治療範圍展開，論述非常嚴密，後世導引書籍中對病因病機的論述無出其右者。

七、治 則 治 法

《引書》記載了導引的治療綱要、治則和具體治法，這在後世導引著作中是非常罕見的。導引治療綱要出自《道德經》，治則緊扣導引病因病機展開，並針對不同病因引起的疾病提出相應的導引治法。

(一) 治 療 總 綱

"治身欲與天地相求，猶橐籥也，虛而不屈，動而愈出。"通過呼吸吐納和屈伸運動保持人體的生生不息，此爲導引療法之總綱。老子《道德經》第五章："天地之間，其猶橐籥乎？虛而不屈，動而愈出。"[1]將天地比作一個大風箱，空虛而不窮盡，不斷運動就會産生越來越多的風力。"虛而不屈"，雖然空虛無物，其氣却不會窮盡。《引書》此句意爲治病要取法天地。天地猶如一個大風箱，雖然廣闊空虛，但能量不竭盡。人體與天地一樣，通過不斷呼吸吐納、導引屈伸也可使人體之氣充盈。正氣充盛，人體禦邪抗病的能力就强。此即《素問·刺法論》"正氣存內，邪不可干"之意也。

《引書》將《道德經》的理論作爲導引治療總綱，可見其秉承了道家效法天地、清净無爲的思想。這是中醫思想受道家思想深刻影響的又一直接例證。

(二) 治 療 總 原 則

"開玄府，啓繆門，闔五臟，達九竅，利啓闔腠理，此利身之道也。"汗孔閉

---

[1]〔春秋〕老子著：《道德經》，李正西評注，安徽文藝出版社，2003 年，第 12 頁。

合,則衛氣鬱閉於內。"繆門"即爲調和之門户。"開玄府,啓繆門",汗孔打開,啓動調和之門。通過呼吸吐納、屈伸運動等方法可以促進汗液排出,暢通氣血,加强人體的新陳代謝。如前所述,人體與天地一樣猶如一個大風箱,呼吸吐納的氣體雖然看不到,但是不會窮盡,並對人體發揮着作用。導引屈伸運動可以使人體産生更多的能量,無論呼吸吐納還是導引屈伸都可以調節人體五臟六腑氣機,通利五官九竅,即"闔五臟,達九竅"。肺主皮毛,人的呼吸不僅需要口鼻,皮膚上的汗孔也有呼吸作用。汗孔在皮膚腠理之間,腠理開合有度,纔能保障人體氣機的正常運行,而導引吐納有利於腠理的開合,即"利啓闔腠理"。

此條論述了在導引療法總綱指導下的治療總則,即通過呼吸吐納、導引屈伸等方法調和人體的五臟六腑、五官九竅、肌膚腠理開合等,從而暢通人體氣血津液,達到養生治病的目的,即"此利身之道也"。

(三) 導 引 治 法

在治療原則的指導下,《引書》論述了外感病、情志異常等不同原因所導致的病症的導引治法。

1. 外感病的導引治法

"是以必治八經之引,吹呴呼吸天地之精氣,伸腹折腰,力伸手足,軵踵曲指,去起寬亶,偃治巨引,以與相求也,故能毋病。偃卧吹呴、引陰,春日再呴,壹呼壹吹;夏日再呼,壹呴壹吹;冬日再吹,壹呴壹呼。"

"吹呴呼吸天地之精氣"是指通過呼吸吐納,袪除侵入人體的外邪,使人體與季節氣候相應,從而避免疾病的發生。"吹""呴""呼""吸"四種呼吸吐納法在《莊子》中已經有記載,與《引書》内涵相同。《莊子·刻意》曰:"吹呴呼吸,吐故納新。"戰國時期,"呼""吸"還没有合用,單字表意,"呼"字不僅表示呼氣,亦爲一種吐納法。《養性延命録》對此進行了説明:"納氣有一,吐氣有六。納氣一者,謂吸也。吐氣有六者,謂吹、呼、唏、呵、嘘、呬,皆出氣也。"[1]

---

[1] 丁光迪校注:《太清導引養生經養性延命録》,中國中醫藥出版社,1993年,第96頁。

因此，"吹呴呼吸"表示的是呼吸吐納法，"吹""呴""呼"都是出氣發聲的方法，即"吐故"；"吸"爲吸氣，即"納新"。《引書》繼承了《莊子》呼吸吐納的方法，並最早記載了呼吸吐納的具體操作和適用範圍。"吹""呴""呼""吸"是目前發現的秦漢以前唯一的吐納導引法，《引書》對其理論和實踐的闡發，爲《莊子》的記載提供了可靠的依據。

"春日再呴，壹呼壹吹；夏日再呼，壹呴壹吹；冬日再吹，壹呴壹呼。"叙述了春、夏、冬三季的吐納方法。三季均使用了"呴""吹""呼"三種吐納法，春日側重"呴"，夏日側重"呼"，冬日側重"吹"。説明"呴"有利於祛除春季之風氣，"呼"有利於祛除夏季之濕氣，而"吹"有利於祛除冬季之寒氣。

《引書》呼吸吐納法有兩個特點：

第一，吐納法與季節相應。《引書》記載了與季節相對應的呼吸吐納法，用於預防和治療季節氣候變化異常引起的外感疾病。春、夏、冬各對應一種主要的吐納方法，即"呴""呼""吹"，而未提及秋季吐納法，這與前文外感病因"暑""濕""風""寒""雨""露"是相呼應的。春日多"風"，夏日多"暑""濕""雨""露"，冬日多"寒"，外感病因對應的也是春、夏、冬三個季節。病因中没有論述秋季的"燥""火"，治法也未涉及秋季相應的吐納方法。可見《引書》所載病因與治法是相對應的，導引療法並不適用於秋季的燥火氣候。

第二，吐納法與臟腑對應的概念開始萌芽。《引書》未明確指出吐納法與臟腑的聯繫，但可以從兩點進行推斷。一是從導引用法推斷。"病腸之始也，必前脹。當脹之時，屬意少腹而精吹之，百而已。"腸病初起，尿道感到脹滿，專注少腹小口吐氣，發"吹"聲，一百次爲止。尿道疾病屬於腎病範疇，説明"吹"可以治療腎之疾病，進而推出"吹"對應腎。二是從季節吐納法推斷。《引書》中記載了吐納法與季節的對應關係，從五行角度看，季節與臟腑有一定的對應關係，故而推斷吐納法與臟腑也可以建立對應關係，後世導引著作中吐納法與臟腑的對應關係也印證了這一點。隋代智顗《童蒙止觀》曰："心配屬呵腎屬吹，脾呼肺呬聖皆知，肝臟熱來噓字至，三焦壅處但言嘻。"[1]表

[1]〔隋〕智顗撰：《童蒙止觀·六妙法門》，上海古籍出版社，1989年，第40頁。

明臟腑與吐納法的對應關係爲：心—呵，脾—呼，腎—吹，肝—噓，肺—呬。六字訣："春噓明目夏呵心，秋呬冬吹肺腎寧，四季常呼脾化食，三焦嘻出熱難停。"將吐納法與季節、臟腑相配合：春—肝—噓，夏—心—呵，冬—腎—吹。這種匹配方式與五行學説是一致的。《引書》中提到的春、冬二季與之相同，但夏季有所不同。這是因爲《引書》中指的是長夏，屬脾，六字訣中指的是正夏，屬心，而在五行中二者皆存在。正夏對應心，屬火；長夏對應脾，屬土。從季節對應可以推導出吐納法與臟腑的對應關係，説明《引書》開始出現吐納法與臟腑對應的萌芽。

2. 情志異常的導引治法

"喜則陽氣多，怒則陰氣多。是以導者喜則急呴、怒則劇吹以和之，吸天地之精氣，實其陰，故能毋病。"

情志異常易造成臟腑氣機紊亂，而導引則採用呼吸吐納方法調整因喜怒等情志變化所致的氣機逆亂。喜則陽氣上浮，怒則陰氣上衝，過度喜樂會造成陰陽之氣的耗損。導引吐納通過發"呴"聲收斂渙散之陽氣，通過發"吹"聲平息上衝之陰氣，並且注意與天地相應，服食天地之精氣（此處指清氣），充實五臟。五臟之氣充實，則不易患病。

3. 燥濕寒暑的導引治法

"燥則屢呼屢臥，濕則屢吹毋臥實陰，暑則精屢呴，寒則勞身。此與燥濕寒暑相應之道也。"

此條叙述"燥""濕""寒""暑"的導引利身方法。前文外感病因論述中提到春、夏、冬三季相應的吐納導引法，唯獨沒有提到秋季，導引所針對的外感邪氣"暑""濕""風""寒""雨""露"中也未提到秋季相應的"燥""火"二氣，但何以在此處提出"燥"的導引法？"燥""濕""寒""暑"非指外氣，而是病症表現。前文未載秋季吐納法，可能因爲秋季的外燥氣候不適合吐納，而此處之"燥"指的是人體內燥，即津液缺乏、乾燥等症狀。前者指的是外因，後者指的是病症表現，二者有所不同。津液缺乏、口乾口渴等症狀，要用"呼"的方法祛除體內的燥氣，宜多躺臥休息，不宜多動，否則汗出更傷津液。濕氣較重，身體困重，頭重如裹，要用"吹"的方法祛除體內的濕氣，不宜過多躺臥，而要多運動。脾胃是生濕之源,通過吐納和運動可以調暢脾胃氣機,促進脾胃的運化功能,從根本上祛除體内的濕氣。内熱、胸悶、頭暈等暑氣傷人的症狀,要用"呴"的方法祛除體内的暑氣。怕冷、身體疼痛等寒性症狀,要用運動來舒展筋骨,祛除寒氣。"燥""濕""寒""暑"指邪氣侵犯人體後所表現出來的相應症狀,可以採用不同的呼吸吐納法進行治療。

4. 小結

《引書》遵循人與自然相應的治療原則,强調保持筋脉通利、氣息和調,對人體有至關重要的作用。一是針對異常氣候變化引起的疾病宜採用動作導引和吐納導引;二是在不同的季節宜採用不同的呼吸吐納方法預防疾病,注重情緒對人體氣機的影響;三是採用吐納導引的方法調和情緒異常引起的氣機逆亂。《抱朴子·極言》對此進行了全面論述:"是以善攝生者,卧起有四時之早晚,興居有至和之常制,調利筋骨有偃仰之方,杜疾閑邪有吞吐之術,流行榮衛有補瀉之法,節宣勞逸有與奪之要。忍怒以全陰氣,抑喜以養陽氣。"[1]善於養生的人通過調節起居、通利筋骨、吐納祛邪、調節情志等方法對人體進行全面調節。

八、總　　結

《引書》是目前已發現的最早的導引療法專著。其内容完整,從病因、病機、病症、治法、治則、導引術式、日常養生等方面全面闡述了導引療法的内容,集理論和實踐於一體,是一部理、法、術完備的中醫典籍。

從《引書》的内容可以提煉出導引療法的基本理論框架。

(一) 導引療法對病因的認識

1. 外感六淫

《引書》:"人之所以得病者,必於暑濕風寒雨露,腠理啓闔,食飲不和,起

---

[1] 李敖主編:《朱子語類·太平經·抱朴子》,天津古籍出版社,2016年,第587頁。

居不能與寒暑相應,故得病焉。是以春夏秋冬之間,亂氣相薄沓也,而人不能自免其間,故得病。"《引書》將"暑""濕""風""寒""雨""露"六種外氣作爲外在致病因素,人體不能適應外在氣候變化時就會産生疾病。

2. 内傷情志

《引書》:"人生於情,不知愛其氣,故多病而易死。"情志内傷引起氣機逆亂是人體的内在致病因素。

3. 貴賤差異

《引書》:"貴人之所以得病者,以其喜怒之不和也。喜則陽氣多,怒則陰氣多。是以導者喜則急呴、怒則劇吹以和之,吸天地之精氣,實其陰,故能毋病。賤人之所以得病者,勞倦飢渴,白汗决絕,自入水中,及卧寒突之地,不知收衣,故得病焉。又弗知呴呼而除去之,是以多病而易死。""貴人"多因情志不和而致病,"賤人"多因物質條件匱乏而致病。"貴人"可以採用導引吐納防病治病,"賤人"不僅不注重在生活細節上加以防護,而且不懂導引療法,故更加容易生病甚至死亡。

(二)導引療法對病機的認識

1. 陰邪入裏

《引書》提到的六種外氣中,"暑""濕""雨""露"都爲濕性,"濕"與"寒"屬於陰性邪氣,"風"爲百病之長,常夾雜"寒"與"濕"致病。陰邪入裏,瘀滯腠理、關節、肌肉、臟腑,因而産生疾病。

2. 臟氣耗傷

《引書》:"人之所以善蹶,早衰於陰,以其不能節其氣也。"情志内傷會引起臟氣紊亂,從而耗傷臟氣。

(三)導引療法治療總綱

《引書》:"治身欲與天地相求,猶橐籥也,虛而不屈,動而愈出。"人要效法天地,通過呼吸吐納和屈伸運動保持人體之氣的充盈不竭、生生不息。氣是人體的基本物質,也是人一切生理、病理的基礎。導引療法從氣的層面認識和治療疾病,從根本上把握了治療的關鍵所在。

（四）導引療法的治療原則

促進腠理開合,調節人體氣機。《引書》:"開玄府,啓繆門,闔五臟,達九竅,利啓闔腠理,此利身之道也。"開汗孔,内合五臟,通利九竅,促進腠理的開合,使人體内外之氣暢通,内在之氣和調,從而保持身體安和。

（五）導 引 治 法

1. 外感病治法

《引書》:"是以必治八經之引,吹呴呼吸天地之精氣,伸腹折腰,力伸手足,軵踵曲指,去起寬亶,偃治巨引,以與相求也,故能毋病。偃卧吹呴、引陰,春日再呴,壹呼壹吹;夏日再呼,壹呴壹吹;冬日再吹,壹呴壹呼。""燥則屢呼屢卧,濕則屢吹毋卧實陰,暑則精屢呴,寒則勞身。此與燥濕寒暑相應之道也。"人與自然一體,隨季節變化而調節人體之氣,吐故納新,與外界氣候相適應。吸入天地之精氣,增强人體之正氣;呼出侵入體内的邪氣,祛除病邪。屈伸運動疏通經絡氣血,調和内臟氣機,通利周身筋脉,祛除病窶邪氣。

2. 情志異常治法

《引書》:"能善節其氣而實其陰,則利其身矣。""喜則陽氣多,怒則陰氣多。是以導者喜則急呴、怒則劇吹以和之,吸天地之精氣,實其陰,故能毋病。"調和情志,使臟腑氣機安和。呼吸吐納,調節情志異常帶來的氣機紊亂。呼吸天地精氣,堅固臟腑,正氣存内,邪不可干。

（六）導 引 處 方

《引書》記載了41條具體的導引法,像中藥處方一樣,是導引治療疾病的基礎。導引處方包括導引名稱和操作方法兩部分。

（七）導引治療實踐

《引書》記載44種疾病及其導引療法,包括内科、骨傷科、五官科、外科、男科等多方面，涵蓋範圍非常廣泛，展現了秦漢時期導引療法的臨床應用情況。

（八）人體各部位的導引法

《引書》記載了人體從頭到足的 24 個部位的導引法，不僅可以單獨練習，還可以成套練習，亦可以作爲治療之用，説明導引具有預防和治療兩方面的作用。

綜上所述，《引書》從理論到實踐完整地展現了秦漢時期導引療法的内容，理論框架也比較完整，反映出秦漢時期導引療法已高度成熟，推斷《引書》在當時是作爲導引療法教材使用的。故《引書》之於導引堪比《内經》之於中醫，在文獻學和臨床學上皆具有重要價值。

第四章 《引書》集釋

一、凡 例

Ⅰ. 集釋以學者觀點發表時間爲序排列，限於個人能力，外文研究成果未收錄。

Ⅱ. 學者研究成果原文内容過長的，對原意加以歸納提煉；見解相同者取最早，其餘不錄。

Ⅲ. 引用文獻的簡稱置於"【】"中，採用"人名＋時間"的形式，如"【高大倫 1995】"，簡稱詳見本章《集釋參考文獻簡稱》。

Ⅳ. 在所引書籍或長篇論文後，用"（）"記錄頁碼，以方便查找。

Ⅴ.《引書》釋文均出自整理小組《張家山漢墓竹簡〔二四七號墓〕》（釋文修訂本），保留釋文原貌。

Ⅵ. 對詞條釋義的補充和辨析，以"按語"形式説明，列於諸家釋讀之後。

Ⅶ. 簡號以阿拉伯數字標注在每簡最後一字的右下。

Ⅷ. 所收集論著的發表時間截至 2019 年 12 月。

二、集 釋

【原文】

引書①_{1背}

【集釋】

① 【高大倫 1995】引，"導引"之省稱。《素問·血氣形志》："形苦志樂，病生於筋，治之以熨引。"注："熨，謂藥熨。引，謂導引。"（第 89 頁）

【整理小組 2006】引書，書題。（第 171 頁）

【原文】

●春產①、夏長、秋收、冬臧（藏），此彭祖之道也。₁春日，蚤（早）起之後，棄水②，澡漱（漱）③，洒④齒，泃（呴）⑤，被髮，游（遊）堂下⑥，逆霺（露）之清⑦，受天之精⑧，歙（飲）水一桮（杯），所以益讎（壽）⑨也。入宮⑩從昏到夜大半⑪止₂之，益⑫之傷氣。₃夏日，數沐⑬、希浴⑭，毋莫（暮）[起]⑮，多食采（菜）⑯。蚤（早）起，棄水之後，用水澡漱（漱），疏⑰齒，被髮⑱，步⑲足堂⑳下，有閒㉑而歙（飲）水一桮（杯）。入宮從昏到夜半㉒止，₄益之傷氣。₅秋日，數浴沐，歙（飲）食飢飽次（恣）㉓身所欲。入宮以身所利安㉔，此利道也。₆冬日，數浴沐，手欲㉕寒，足欲温，面欲寒，身欲温㉖，臥欲莫（暮）起，臥信（伸）必有跖（正）㉗也。入宮從昏到夜少半㉘止之，益之傷氣。₇

【集釋】

①【高大倫 1995】產，生。《説文·生部》：“產，生也。”（第 90 頁）

②【鄧春源 1991】水，尿的隱語。

【史常永 1992】棄水，即棄休、棄溺、棄尿，今俗語則謂小便、撒尿。

【整理小組 2006】棄水，指排尿。（第 171 頁）

③【史常永 1992】《説文·水部》：“澡，洒手也。”“漱，盪口也。”“洒，滌也。”洗手、漱口、滌齒皆晨起衛生之功課。

【高大倫 1995】《説文》：“盥，洗面也。”澡漱當爲洗面漱口之意。（第 92 頁）

【整理小組 2006】澡，《倉頡篇》：“盥也。”（第 171 頁）

④【高大倫 1995】洒，洗滌。《説文·水部》：“洒，滌也。”（第 92 頁）

⑤【鄧春源 1991】𭉣，“擊也，讀若扣”。

【史常永 1992】《説文》無“泃”字，竊意“泃”乃“垢”之假。“洒齒，泃”當作“洒齒泃（垢）”，類如今語之刷牙，以籤細之物疏剔，以水清滌而已。

【整理小組 2006】呴，字亦作“欨”，《漢書·王褒傳》注：“呴、噓皆開口出氣也。”（第 171 頁）

【按語】整理小組是。文中多次提到“呴”，爲一種吐納導引法。

⑥【高大倫 1995】游，同"遊"，行走。堂，前室。遊堂下，在室（庭）前漫步。（第 92 頁）

⑦【高大倫 1995】清，陰陽衝和之氣。（第 93 頁）

【按語】清，宜爲晨起草露清爽之氣。

⑧【高大倫 1995】精，真氣。（第 93 頁）

【按語】精，宜指天氣之精華。

⑨【史常永 1992】"雟"古通"壽"。

【整理小組 2006】雟，以音近讀爲"壽"。（第 171 頁）

⑩【史常永 1992】"入宮"猶言行房。

【整理小組 2006】入宮，當指房事。（第 171 頁）

⑪【高大倫 1995】西漢時指夜半後一個時辰。（第 93 頁）

【李零 2000】"夜大半"指凌晨一點半到三點。（第 360 頁）

【按語】指子時後。

⑫【史常永 1992】益，過也。

【高大倫 1995】益，多，超過。（第 93 頁）

⑬【高大倫 1995】沐，洗頭髮。《説文·水部》："沐，濯髮也。"（第 95 頁）

⑭【高大倫 1995】希，讀爲"稀"，少。浴，洗澡。《説文·水部》："浴，洒身也。"稀浴，少洗澡。（第 95 頁）

【整理小組 2006】希，少。（第 171 頁）

【按語】希，有"少"之意，不必通"稀"。《論語·公冶長》："伯夷、叔齊不念舊惡，怨是用希。"皇侃《義疏》："希，少也。"

⑮【整理小組 2006】暮，《呂氏春秋·謹聽》注："晚。"據文意"莫"下脱"起"字。（第 171 頁）

⑯【高大倫 1995】菜，蔬菜。（第 95 頁）

⑰【鄧春源 1991】疏，叩齒。

【整理小組 2006】疏，《説文》："通也。"（第 172 頁）

【按語】前有"洒齒"，此爲"疏齒"，二者含義相同。疏，有清除義，《國語·楚語》："教之樂，以疏其穢而鎮其浮。"疏其穢，清除其污穢。疏齒，清理牙齒,刷牙。

⑱【整理組 1990】被,釋爲"披"。

【高大倫 1995】披髮,爲"放開頭髮"。(第 92 頁)

⑲【高大倫 1995】步,徐行。《淮南子·人間》云:"夫走者,人之所以爲疾也;步者,人之所以爲遲也。"《釋名·釋姿容》:"徐行曰步。"(第 95 頁)

⑳【何有祖 2004】查簡文爲 ,通"堂"。

【劉春語 2016】 是"堂"的形似誤字。(第 192 頁)

㉑【高大倫 1995】採用整理組 1990 年的釋文,將"閒"寫作"閑",意爲"一會兒"。有閑,過一會兒。(第 95 頁)

【李發 2005】"有閒"當爲"有間",意爲"有頃""一會兒"。

【劉春語 2016】同意李發看法,認爲釋文應爲"閒(間)"。(第 192 頁)

㉒【李零 2000】"夜半"爲凌晨零點到一點半。(第 360 頁)

【按語】宜指子時,爲晚上十一點到第二天凌晨一點。

㉓【高大倫 1995】恣,任憑。(第 95 頁)

㉔【高大倫 1995】利,適合。安,止。(第 95 頁)

㉕【鄧春源 1991】欲,要,應該。

㉖【高大倫 1995】張家山漢簡《脉書》曰:"氣者,利下而害上,從煖而去清,故聖人寒頭而煖足。"(第 97 頁)

【按語】説明秦漢時期養生非常注重"寒頭暖足"。

㉗【高大倫 1995】伸,伸直,伸展。正,常法。(第 97 頁)

【周祖亮 2014】臥伸必有正,睡眠與站立必須符合法則。(第 365 頁)

【按語】周祖亮不確。伸,伸展,無站立之意。正,道理,規律。《後漢書·張衡傳》:"妙盡璇機之正。"臥伸必有正,即躺臥時保持身體伸展,這是冬日睡眠姿勢應該遵循的規律。

㉘【高大倫 1995】西漢時指夜半前一個時辰。(第 97 頁)

【李零 2000】"夜少半"時間爲十點半到十二點。(第 360 頁)

【按語】宜指子時前。

【原文】

● 舉胕交股①,更②上更下卅,曰交股③。

【集釋】

①【鄧春源 1991】胕,一作"骬",脚脛。舉胕交股,抬起小腿,合攏大腿。

【高大倫 1995】胕,脚脛,此處指小腿。股,大腿自跨至膝蓋部分。舉胕交股,抬小腿,交於大腿上。(第 98—99 頁)

【按語】鄧春源欠確,兩腿抬起無上下之分,與後文"更上更下"不符。高大倫僅强調小腿在大腿上方,後文"更下"則不好理解。此式宜爲兩腿均伸直抬起,上下交替運動。

②【鄧春源 1991】更,輪流交替。

③【高大倫 1995】交股,兩腿相交。亦見於馬王堆漢墓竹簡《合陰陽》。(第 98 頁)

【原文】

● 信(伸)胕詘(屈)指①卅,曰尺汙②。8

【集釋】

①【高大倫 1995】指,本義爲手指,此處借爲足趾。(第 98 頁)

②【高大倫 1995】尺蠖,尺蠖蛾之幼蟲,體軟而身細長,生長在樹上,行動時身體一屈一伸地前進。此處把伸胕屈趾的動作比喻爲尺蠖緣木的姿勢。尺蠖,亦見於馬王堆漢墓竹簡《合陰陽》。(第 98—99 頁)

【整理小組 2006】汙,讀作"蠖"。尺蠖,蟲名。此謂屈伸如尺蠖行走狀。(第 172 頁)

【原文】

● 傅(搏)足離翕①,岙(蹻)②卅,曰僉指③。

【集釋】

①【整理組 1990】傅,釋爲"附"。

【史常永 1992】傅（附）足，并足也。翕，整理組釋爲"合"，疑非。翕，當是"蹋"之假。隋巢元方《病源》引《養生方・導引法》有"一足蹋地""平蹋而坐""兩足相蹋"云云，是"翕"作"蹋"。蹋，本作"蹋"，通作"踏"。《戰國策・齊策》："六博踏鞠者。"吳師道曰："蹋，史作蹋，《説文》徒盍反，即蹋字。"《説文・足部》："蹋，踐也。"附足離踏，乃謂并足離地踏地作企跳運動，導引之力貫注於足趾。

【高大倫 1995】傅，附，讀爲"拊"，拍。拊足離合，意爲前後脚底先後着地，拍打地面。（第 99 頁）

【整理小組 2006】傅，釋爲"搏"，拍擊。翕，《爾雅・釋詁》："合也。"（第 172 頁）

【按語】整理小組 2006 非是。傅，通"附"，有"靠近"意。《孫臏兵法・十問》："或傅而佯北，而示之懼。"意爲靠近而佯裝被打敗，表現出畏懼。附足，即兩足靠近。

② 【鄧春源 1991】蹠，《廣雅・釋詁》："跳也，陳鄭之間曰蹠。"

【高大倫 1995】蹠，跳。（第 99 頁）

【整理小組 2006】蹠，《説文》："跳也。"（第 172 頁）

【按語】䍃，通"搖"，搖擺。䍃，《集韵》："音搖。""䍃"與"搖"音同形近而訛。從動作看，兩足并攏，一開一合，就是在擺動兩足。

③ 【史常永 1992】僉指（趾），猶言勞趾。朱駿聲《説文通訓定聲》："用力多曰僉。"《説文・力部》："勞，劇也。"重新句讀爲："傅（附）足，離翕，䍃（蹠）卅，曰僉指。"

【高大倫 1995】僉，用力多。指，借爲趾。僉趾，意爲脚趾用力。

【李發 2005】高釋"脚趾用力"不確。僉，除"多"意外，還有"連枷"意，是一種打穀的農具。前後脚底拍打地面的導引術式就像連枷打穀一樣，所以這一術式名爲"僉指"。

【按語】僉，釋爲"連枷"更合文意。"脚底拍打地面"不確。本術式應該是坐或臥的姿勢，兩足抬起懸空。

【原文】

● 信（伸）胻直蹱（踵）①，并䠯（蹠）卅，曰埤堄②。。9

【集釋】

① 【高大倫 1995】蹱，足後跟。（第 99 頁）

② 【高大倫 1995】埤堄，《廣雅·釋宫室》：“埤堄，女墻也。”《釋名·釋宫室》：“城上垣曰睥睨，言於其孔中睥睨非常也。”《墨子·號令》：“各垣其兩旁，高丈，爲埤堄。”此條似以舂築垣墻比喻本導引動作。（第 99—100 頁）

【原文】

● 纍足①指②，上摇之，更上更下卅，曰纍童（動）③。

【集釋】

① 【鄧春源 1991】纍，纏繞。《詩經·周南·樛木》：“南有樛木，葛藟纍之。”

【史常永 1992】纍足，爲古之恒語，整理組誤連下讀，致使文意晦澀。《漢書·吴王劉濞傳》：“脅肩纍足，猶懼不釋。”纍足，指小步疊足而行。《詩經·小雅·正月》之“不敢不蹐（《齊詩》作‘趚’）”，疏云：“蹐，纍足也。”《説文》：“蹐，小步也。”“趚，側行也。”小步，言其踵、趾相接，步武小距。側行，言側步而行，與蹐相近。是證“纍足”乃指兩足一前一後，踵、趾相接呈一直綫的一種導引姿勢。

② 【史常永 1992】“指（趾）”字屬下讀。趾上摇之，言纍足而立，上下摇動足趾。

③ 【史常永 1992】纍童，應是“纍動”，義謂纍足而動。重新句讀爲：“纍足，指上摇之，更上更下卅，曰纍童（動）。”

【高大倫 1995】纍，纏繞。童，讀爲“重”。纍重，意爲疊積重出。（第 100 頁）

【按語】史常永釋“纍足”爲“兩足一前一後，踵、趾相接呈一直綫”較合理，但“指上摇之”仍有可探討之處。史常永認爲“指上摇之”爲上下摇動足趾，但從導引動作看，如果人站在地面上，足趾祇能上翹或落平，不能“上下摇動”。後文還有“更上更下”，説明此時人處於坐位或卧位，一上一下，踵、趾相接排列,脚趾朝上。兩足的位置不是"一前一後",而是"一上一下"。因此,"指上"後應斷開,宜重新句讀爲:"纍足,指上,搖之,更上更下卅,曰纍動。"該術式在坐位或卧位完成。

【原文】

● 左右詘(屈)胻①,更進退卅,曰襲②前。10

【集釋】

① 【高大倫 1995】胻,指近膝之處。(第 100 頁)

② 【高大倫 1995】襲,重複。襲前,疑指左右足交替前進。(第 100 頁)

【按語】高大倫非是。襲,表示出其不意地進攻。《左傳・襄公二十三年》:"齊侯襲莒。"杜預注:"輕行掩其不備曰襲。"從術式上看,兩腿交替前踢,呈向前襲擊狀,"襲前"應是因其動作特點而命名。

【原文】

● 以足靡(摩)胻①,陰陽②各三十③而更。

【集釋】

① 【高大倫 1995】胻,脛骨上部。(第 101 頁)

② 【高大倫 1995】陰陽,指小腿内外側。(第 101 頁)

【整理小組 2006】陰陽,指胻的前後面。(第 172 頁)

③ 【按語】三十,簡文圖版寫作"卅",釋文宜寫作"卅"。

【原文】

● 正信(伸)兩足卅,曰引陽筋。①11

【集釋】

① 【高大倫 1995】伸直兩足三十次,叫作引陽筋。(第 101 頁)

【原文】

● 靡(摩)足跗①各卅而更。12

【集釋】

① 【高大倫 1995】跗，爲足背。（第 101—102 頁）

【按語】如果"足跗"僅指脚背，那麼"各"指兩個脚背均摩三十次，後文的"更"字則無法解釋。《莊子·秋水》："蹶泥則没足滅跗。""足"與"跗"，或指兩個部位。一側的"足"和"跗"按摩三十次，再更換按摩另一側的"足"和"跗"，即"各卅而更"，語意遂通。由此推斷，此處"足"指的是不同於"跗"的一個位置，具體所指待考。

【原文】

● 引脆（昌）^①者，反昔（錯）^②手北（背）^③而前俛（俛）^④。

【集釋】

① 【史常永 1992】昌，即尻。

【鄧春源 1993】昌，《説文》："尻也，从尸，旨聲。"

【整理小組 2006】脆，讀爲"昌"。《説文》："尻也。"《廣雅·釋親》："臀也。"（第 173 頁）

② 【高大倫 1995】錯，相互交錯。該句譯文爲：引昌，雙手相交，反背於後，向前彎腰。（第 102 頁）

③ 【史常永 1992】"手北（背）"二字當斷，"背"字應屬下讀。此"背"字作"負"解。《廣雅·釋詁》："背、負，後也。""反錯手，背而前俛"，猶謂覆手相交叉，背負於後，身軀前俯。如此導引之式，尻被引舉受力。《説文·又部》："反，覆也。"朱駿聲云："反，謂覆其掌也。"既曰"反錯"，復曰"手背"，則兩言相悖，不成其義。下簡文"反錯手，背而揮頭""反錯手，背而縮頸"，文例同。

【按語】史常永是。錯，交叉，《詩經·小雅·楚茨》："爲賓爲客，獻酬交錯。"錯手，應爲兩手十指交叉合攏，指兩手在身前自然交錯。反錯手，兩手在身後交錯。後文"引陽者，前錯手而仰，極之"中的"前錯手"指兩手在身前交叉，也可以説明"反錯手"是指兩手在身後交叉。《引書》中七處"反錯手"與"背"連用，説明"反錯手"與"背"關聯非常緊密。另有一處"引陰者，反錯撟手而俯，極之"，因爲"反錯撟手"，而未與"背"連用。背，宜爲動詞，指將手背在身後,是在描述"反錯手"這個動作。故該句的斷句宜爲:"引尻者,反錯手,背而前俯。"後文"旋伸者,錯手,撟而後揮"中"錯手,撟而後揮"與"反錯手,背而前俯"句式相同,也爲本句提供了重新斷句的依據。

④【按語】俛,"俯"的異體字,宜寫作"佈(俛—俯)"。

【原文】

● 陽見者,反昔(錯)手北(背)而卬(仰),後雇(顧)①。13

【集釋】

①【高大倫 1995】顧,看。該句譯文爲:陽見,雙手相交,反背於後,仰頭,向後看。(第 102 頁)

【按語】該句斷句宜爲:"陽見者,反錯手,背而仰,後顧。"

【原文】

● 窮視①者,反昔(錯)手北(背)而佈(俛),後雇(顧)踵。

【集釋】

①【高大倫 1995】窮視,極力向遠處看。(第 103 頁)

【按語】"極力向遠處看"非是。窮視,即最大程度地去看。看的對象爲"踵",努力去看自己的腳跟。該句斷句宜爲:"窮視者,反錯手,背而俯,後顧踵。"

【原文】

● 則(側)①比者,反昔(錯)手北(背)而卑,椄(探)肩②。14

【集釋】

①【高大倫 1995】則,疑讀爲"廁",後文有"廁比以利耳"。

②【整理組 1990】釋文爲:"則比者,反昔(錯)手北(背)而卑(頓)椄肩。"

【鄧春源 1993】頓,《説文》:"傾首也。"《一切經音義》引《倉頡》:"頭不正也。"椄,《一切經音義》引《字書》:"揩也。"揩,摩也。

【高大倫 1995】頓,頭傾斜。梜,讀爲"突",突出。頓梜肩,傾頭突肩。（第 102 頁）

【整理小組 2001】釋文爲:"則（側）比者,反昔（錯）手北（背）而卑,梜（探）肩。"卑,下。梜,"探"字之誤。（第 286—287 頁）

【李發 2005】1990 年的釋文斷句有誤,高氏沿用,整理小組（2001）在"卑"後斷開是可取的。卑,意爲"偏頭"。梜,"突"之假借。

【按語】李發是。該句斷句宜爲:"側比者,反錯手,背而卑,突肩。"

【原文】

● 鳧①沃者,反昔（錯）手北（背）而揮②頭。

【集釋】

①【王貴元 2003】《引書》中多次出現"鳧"字,原形皆上從鳥,下從力,不從几,乃是"鳧"字。《玉篇·鳥部》:"鳧,音力。鳥,似鳧而小。鳧,同上。"《廣韵·職韵》:"鳧,似鳧而小。亦作鳧。"《集韵·職韵》:"鳧,鳥名,小鳧也。"此導引術式似鳥蹺翅洗頭狀,故名。

②【鄧春源 1993】揮,舞動。

【按語】該句斷句宜爲:"鳧沃者,反錯手,背而揮頭。"

【原文】

● 旋①信（伸）者,昔（錯）手,撟②而後揮。15

【集釋】

①【高大倫 1995】旋,轉動。（第 104 頁）

②【鄧春源 1993】撟,舉起。

【高大倫 1995】撟,舉手。（第 104 頁）

【整理小組 2006】撟,《説文》:"舉手也。"（第 173 頁）

【原文】

● 臬栗①者,反昔（錯）手北（背）②而宿（縮）頸要（堊）頭③。

【集釋】

①【史常永1992】梟栗，當爲"鴟鵂"之假借。銀雀山漢簡《晏子》："梟布翼伏地而死於臺下。"又："梟夜鳴焉"。梟，借作"鴟"。鳥，隸變作"自"。梟栗，猶"鴟鵬"，即"鴟鵂"，鴟之屬。《導引圖》有"鵂背"式，《淮南子‧精神》有"鴟視"式。蓋"鴟鵂""鵂背""鴟視"三者名異而實無大殊，皆取梟鴟之形姿以爲導引的模式。

【高大倫1995】梟，"梟"字之訛，因形近而誤。（第104—105頁）

【王貴元2003】"梟"字圖版上從鳥頭，下從目，就是"梟"字，與《説文》"從鳥在木上"之釋形相合。秦漢簡帛鳥頭與"自"字寫法儼然有别，睡虎地秦簡、馬王堆帛書皆然。栗，疑爲"裂"之借字，《詩經‧豳風‧東山》："有敦瓜苦，烝在栗薪。"鄭玄箋："栗，析也……古聲栗、裂同也。"《周禮‧考工記‧弓人》："菑栗不迆，則弓不發。"鄭玄箋："栗，讀爲裂繻之裂。"梟栗，即梟裂，指有身無首。應劭《風俗通義‧王陽能鑄黄金》："亦旋梟裂。"

【整理小組2006】梟栗，疑應作"梟栗"。栗，《漢書‧楊惲傳》注："竦縮也。"或説"栗"爲"亜"字之誤。（第173頁）

【按語】史常永是。

②【史常永1992】"手北"二字，釋文原未斷，今正（兩字之間斷開），説見前。

③【史常永1992】亜（亜）頭，即甄頭。亜，借作"甄"。《周禮‧春官‧典同》："薄聲甄。"鄭玄注："甄，猶掉也。"《説文‧手部》："掉，摇也。"甄頭，即摇頭。

【鄧春源1993】亜，埋没，引申爲縮頭、低頭。

【高大倫1995】縮頸亜頭，縮頸埋頭。（第105頁）

【整理小組2006】亜，讀作"湮"。《説文》："没也。"（第173頁）

【按語】亜，讀爲"甄"。孫詒讓《正義》引段玉裁曰："甄讀爲震，震動之意。"該句斷句宜爲："鴟鵂者，反錯手，背而縮頸甄頭。"

【原文】

● 折陰①者，前一足，昔（錯）手，佛（俛）而反鉤之。16

【集釋】

①【高大倫 1995】帛書《導引圖》第一列第六圖題記“折陰”,作兩臂一垂一舉、雙脚一前一後狀,與本處略同。(第 105 頁)

【整理小組 2006】折陰,此術式爲活動腹部,《素問·金匱真言論》:“背爲陽,腹爲陰。”(第 173 頁)

【原文】

● 回周①者,昔(錯)兩手而佛(俛)卬(仰),并揮之。

【集釋】

①【史常永 1992】回周,即“巂周”。《説文·隹部》:“巂周,燕也。”巂,户圭切。《爾雅·釋詁》:“巂周。”郭璞注:“子巂鳥,出蜀中。或曰子規,一名秭歸。”段玉裁、桂馥等並云巂周乃燕之別名,其説是也。巂、規、歸、回,古韻並在徽部,皆同音互假。《引書》所述姿勢,如燕飛翔之狀,名義恰吻合。

【高大倫 1995】回周,迴旋,反復。(第 105 頁)

【按語】史常永是。

【原文】

● 蠪(龍)興①者,屈前䣹(膝),信(伸)後②,昔(錯)兩手,據䣹(膝)而卬(仰)③。17

【集釋】

①【高大倫 1995】興,升起。龍興,如龍之升騰。帛書《導引圖》有“龍登”術式,直立,兩臂向外上方高舉,與龍興義同。(第 105—106 頁)

【劉春語 2016】蠪,應釋爲“鼒(蠪—龍)”。(第 175 頁)

【按語】蠪,不宜釋爲“龍”字。蠪,《説文·蟲部》:“蠪丁,螘也。”《説文·蟲部》段玉裁注:“螘,俗作蚍蜉。”《爾雅·釋蟲》:“蚍蜉,大螘。小者螘。”陸德明:“螘,俗作蟻。”《爾雅·釋蟲》:“蠪,朾蟻。”郭璞注:“赤駮蚍蜉。”王引之《經義述聞·爾雅下》:“蠪之言龙也,古者謂雜色爲龙,或借龍字爲之,故蟻

303

之赤色斑駁者謂之蠪，義與龙同也。杒之言䞓也，䞓，赤也。蟻色赤駁，故又謂之䞓蟻。"郝懿行《義疏》與王引之説同。可知，"蠪"指一種全身赤色斑駁的大螞蟻。從導引動作看，"蠪"釋爲"大蟻"亦合文義。馬王堆《導引圖》之"龍登"也應爲"蠪登"。

【按語】該動作與《導引圖》"蠪登"式的"直立，兩臂向外上方高舉"不同。

②【高大倫 1995】伸後，伸後膝之省。後膝，指右脚。前膝，指左脚。

【按語】此動作可兩腿輪換操作，前膝不一定專指左脚，後膝也不一定專指右脚。

③【高大倫 1995】據，按着。仰，抬頭，臉朝上。全句釋爲：龍興，屈左膝，向後伸直右脚，交錯兩手，按住左膝而抬頭。（第 105—106 頁）

【原文】

● 引脿（腜）①者，屈前郄（膝），信（伸）後，昔（錯）手，撟而後②旋。

【集釋】

①【史常永 1992】腜，大腹肥盛之態。"腜""肥"古音同（古讀重唇音）義通，《廣雅·釋詁》："腜，肥也。"言腹肥大如婦孕之兆。

【高大倫 1995】腜，讀爲"脢"，背肉。按諸家言，"脢"爲全背，指肉也。（第 107 頁）

【按語】史常永是。

②【史常永 1992】後，指肛臀部。《素問·厥論篇》："太陰之厥，則腹滿䐜脹，後不利。"《靈樞·邪氣臟腑病形》："食飲入而還出，後沃沫。"後，指肛，與《引書》文例同，引申概指肛臀。

【按語】史常永非是。後，意爲"向後面"。

【原文】

● 蛇垔（亜）①者，反昔（錯）手北（背），齧②而垔（亜）③頭。₁₈

【集釋】

①【史常永 1992】蛇亜，猶"蛇甄"，即蛇掉。

【高大倫 1995】堊，借爲"湮"。湮，通"甄"。（第 107 頁）

【整理小組 2006】蛇堊，亦作"蛇甄"。（第 174 頁）

②【鄧春源 1993】齧，咬，牙齒咬合。

【高大倫 1995】齧，同"嚙"，咬，啃。（第 107 頁）

③【高大倫 1995】堊，讀爲"湮"，義同"埋"。埋，藏。（第 107 頁）

【按語】蛇堊，即"蛇甄"，可從。"甄"字可再探討。"甄"與"振"音同，"蛇甄"即"蛇振"，"蛇振"爲模仿蛇振動頭部的導引姿勢。句中兩個"堊"字相同，均爲"振動"之意。"蛇甄"的動作爲：兩手交叉背於身後，咬牙並振動頭部。該動作應爲模仿蛇咬住獵物並吞咽的動作。蛇在吞咽獵物的過程中，不斷張口和咬合，帶動頭部上下移動，慢慢將獵物全部吞入體內。這個動作形象地説明了"嚙而甄頭"，一邊咬合上下齒一邊振動頭部。該句斷句宜爲："蛇甄者，反錯手，背，嚙而甄頭。"

【原文】

● 傅尻①，手傅⊘ ● 大決②者，兩手據地，前後足出入閒③。19

【集釋】

①【高大倫 1995】傅尻，手撫摩臀部。（第 108 頁）

②【整理小組 2006】決，開，見《文選·甘泉賦》注。（第 174 頁）

③【高大倫 1995】足出入間，足出入於兩手之間。（第 108 頁）

【原文】

● □□者，大決足①，右手據左足而俯（俛）左右②。

【集釋】

①【高大倫 1995】決，張開。大決足，殆爲盡力張開兩足。（第 109 頁）

②【按語】該術式爲兩腿左右分開，右手按左足而俯身。此時祇能在左側，不可能左右運動。因此，這僅是一側的做法，而另一側的做法應是"左手據右足而俯"。故"左右"當爲"左手據右足"的簡寫。"左右"前宜斷開。該句斷句宜爲："□□者，大決足，右手據左足而俯，左右。"

【原文】

● 支落（?）①者，以手②□要（腰），撟一臂與足□③而屈（?）④。20

【集釋】

①【史常永 1992】"支落"一名，《引書》凡三見。本簡字有殘缺，然引式大略可知，似禽落地狀。因疑"支"乃"雉"之假。鳷，亦作"雉"。《説文·隹部》："雉，鳥也。从隹，支聲。一曰雉度。"

【陳斯鵬 2004】釋"落"有誤，筆畫略有磨損，應釋爲"要（腰）"。支腰與現代體操運動"體側屈"極其相似。

②【按語】"以手"二字模糊難辨，似爲一個字，宜用"□"表示。

③【按語】"□"處無字，宜删。

④【劉釗 2003】細審竹簡照片，"屈"應爲"匡"，讀作"偃"，仰也。

【按語】史常永、劉釗是。

【原文】

● 受（爰）據①者，右手據左足，撟左手負②而俛（偃）左右③。

【集釋】

①【高大倫 1995】受據，當爲"爰據"，"受"與"爰"形近而誤。《抱朴子》有"猿據"，"猿"同"猨"。爰據，即"猨據"。（第 109 頁）

【整理小組 2006】受，疑爲"爰"字之訛，讀爲"猨（猿）"，《抱朴子·雜應》有"猿據"。（第 174 頁）

②【鄧春源 1993】負，背，背靠着。

【高大倫 1995】負，通"伏"。（第 109 頁）

【按語】鄧春源非是。負，承受，擔負。此處指舉左手上撐，如舉物狀。《莊子·逍遥遊》："風之積也不厚，則其負大翼也無力。"

③【按語】該句斷句宜爲："猿據者，右手據左足，撟左手，負而俯，左右。"與"□□者，大決足，右手據左足而俯，左右"的"左右"用法相同。

【原文】

● 參倍①者，兩手奉②，引前而旁軒（靬）③之。21

【集釋】

①【史常永 1992】參倍，假作"摻背"。《廣雅·釋言》："摻，操也。"古"摻""操"同義互文。《釋名·釋姿容》："操，鈔也，手出其下之言也。"是則"參倍"即"操背"，義謂兩手從背脅之下鈔捧而出。

【陳斯鵬 2004】第二字釋"倍"非是。字作**㐖**，从人，从言，顯爲"信"字無疑。本簡"參信"疑可讀爲"㺤伸"，"㺤"是古代傳説中矮小似人的怪物，"㺤伸"即模仿㺤伸展的動作。

【按語】參，羅列，並立。《尚書·西伯戡黎》："乃罪多參在上，乃能責命於天。"孔安國："言汝罪惡衆多，參列於上天。"倍，增益。《左傳·僖公三十年》："焉用亡鄭以倍鄰？"從術式上看，兩臂一齊用力推手，可以增益臂力，故稱"參倍"。

②【史常永 1992】奉，亦操也。《詩經·鄭風·遵大路》："摻執子之袪兮。"《正義》引《説文》曰："操，㚃聲，奉也。""奉"字不當斷，應連下讀作"兩手奉引前"。

【高大倫 1995】奉，恭敬地捧着、拿着，後作"捧"。（第 109 頁）

③【史常永 1992】旁軵（軵），猶言膀擠之。旁，通"膀"，《考工記·梓人》之"旁鳴者"，"膀"作"旁"，是其證。《説文·肉部》："膀，脅也。"軵，義爲擠。《淮南子·氾論訓》："太祖軵其肘。"高誘注："軵，擠也。"此言兩手向前鈔出的時候，同時兩膀用力以擠之，故曰"旁軵之"。

【鄧春源 1993】軵，向前推。

【高大倫 1995】引，牽引。軵，推。（第 109—110 頁）

【整理小組 2006】軵，推。參看黄懷信等《逸周書彙校集注》（上海古籍出版社，1995 年）第 237 頁。（第 174 頁）

【按語】史常永非是。旁，並，一齊。馬王堆漢墓帛書《老子》甲本："萬物旁作，吾以觀其復也。"今本"旁"作"並"。

【原文】

● 縣（懸）前者，佈（俛），撟兩手而卬（仰），如尋狀①。

【集釋】

① 【史常永 1992】如尋狀，謂如展臂拖量之狀。一尋，今俗稱"一拖"。《説文·寸部》："度人之兩臂爲尋，八尺也。"《大戴禮·主言》："布指知寸，布手知尺，舒肘知尋。"《引書》此處以"尋"作狀態形容詞。

【鄧春源 1993】尋，攀緣，依附。

【劉釗 2003】尋，兩臂張開的長度，應爲"八尺爲尋"之"尋"，即簡文"撟兩手"之狀。

【李發 2005】尋，通"覃"，延長、延伸、伸展之意。

【方勇 2009】如尋狀，應解釋成"像舒兩肱的樣子"。

【整理小組 2006】尋，尋找。（第 174 頁）

【按語】史常永引"度人之兩臂爲尋"，認爲此爲兩臂水平張開，用以度量長度。這與本句不同，本句"撟兩手"是兩手上舉張開，故不妥。劉釗認爲"尋"指度量單位，即八尺，"如尋狀"爲如八尺狀。將"尋"作爲長度解釋不通，而且度量長度的時候兩手平伸，文中的"撟兩手"爲兩手上舉，動作不合。方勇所釋伸展雙臂即"舒兩肱"，不必釋爲"像舒兩肱的樣子"。鄧春源所釋"攀緣"與整理小組所釋"尋找"，語義不確。李發認爲"尋"通"覃"，爲延長、延伸、伸展之意。釋義可取，但"尋"本身就有"延伸"意，不必通"覃"。《淮南子·齊俗》："譬若水之下流，煙之上尋也。""煙之上尋"即煙向上延長。從術式看，先向前俯身，然後舉起兩手仰身，兩臂向上伸展，目視天空，如兩臂向天空無限延伸的樣子。

【原文】

● 榣（搖）弘（肱）①者，前揮兩臂，如擊狀。22

【集釋】

① 【高大倫 1995】搖，擺動。肱，臂。（第 110 頁）

【原文】

● 反指者，并兩手，撟而後匽（偃）①，極②之。

【集釋】

① 【高大倫 1995】偃,仰。（第 111 頁）

【整理小組 2006】偃,《廣雅·釋言》:"仰也。"（第 174 頁）

② 【高大倫 1995】極,窮,最大限度。（第 111 頁）

【原文】

● 其下者,屈前胻（膝）,倍（信）①後,危②撟一臂,力引③之。23

【集釋】

① 【整理小組 2001】倍,當爲"信"字之誤,讀作"伸"。（第 288 頁）

【陳斯鵬 2004】從簡文看,字不誤,正是"信"字。

【按語】陳斯鵬是。

② 【高大倫 1995】危,高。（第 111 頁）

③ 【高大倫 1995】引,拉。（第 111 頁）

【原文】

● 虎引①者,前一足,危撟一臂而匽（偃）。

【集釋】

① 【高大倫 1995】虎引,模仿虎的動作。馬王堆漢墓竹簡《合陰陽》中有"虎遊",華佗五禽戲中有"虎戲"。（第 112 頁）

【劉釗 2003】"虎"乃誤釋,此字很可能是"渠"字。

【陳斯鵬 2004】"虎"字不確。細核簡影,字上爲"巨",下爲"木","巨"之左邊不像另有筆畫,所以不應是"渠"字,而是"櫃"字,"櫃"的這種寫法也見於睡虎地秦簡等。"櫃引"疑與簡 105"偃治巨引"之"巨引"所指相同,含義尚待研究。

【李發 2005】劉釗之"渠引"不好理解,其字形與"虎"相去甚遠,字迹模糊,難以辨認。

【按語】字形爲"枲"。陳斯鵬認爲是"櫃"字,更接近原簡文。櫃引,與"偃治巨引"之"巨引"不同,前者是術式名稱,後者用以描述導引形態。"櫃

309

引"含義存疑。

【原文】

● 引陰①者,反昔(錯)撟手而俛(俛),極之。24

【集釋】

① 【高大倫 1995】陰,從動作看,當指腹。(第 112 頁)

【原文】

● 引陽①者,前昔(錯)手而卬(仰),極之。

【集釋】

① 【高大倫 1995】陽,指背。(第 112 頁)

【整理小組 2006】引陽,與"引陰"相對應,其功用分別爲活動背部、腹部。(第 175 頁)

【原文】

● 復鹿①者,撟兩手,負而俛(俛)②,極之。25

【集釋】

① 【高大倫 1995】復,借爲"伏"。伏鹿,藏匿之鹿。(第 113 頁)

【按語】復鹿,即"覆鹿","覆鹿尋蕉"出自《列子·周穆王》。從術式看,兩手猶如鹿角,向下俯身,狀如鹿頭向下。

② 【高大倫 1995】負,借爲"伏",面向下卧。負而俯,面向下卧並低頭。(第 113 頁)

【原文】

● 虎匽(偃)①者,并(併)②兩臂,後揮肩上左右③。

【集釋】

① 【高大倫 1995】偃,倒伏。(第 113 頁)

② 【按語】併,"并"的異體字,宜直接寫爲"并"。

③【按語】該句斷句宜爲："虎偃者,并兩臂,後揮肩上,左右。"

【原文】

● 甬莫①者,并兩手,左右上下揮之。26

【集釋】

①【史常永 1992】甬莫,借作"蛹幕",其狀若蛹之作繭布絲。莫,通"幕"。《史記·李將軍列傳》:"至莫府。"《索隱》曰:"莫,當作幕。"《釋名·釋衣服》:"幕,絡也,言牢絡在表也。"蛹幕,義猶作繭動作,與簡文描述恰合。

【高大倫 1995】甬,讀爲"踴",跳躍。莫,讀爲"蟆",蛤蟆。踴蟆,如蛤蟆之跳躍。(第 115 頁)

【按語】術式中兩手上下左右搖擺,既似蛹之作繭布絲,又似跳躍之蛤蟆。

【原文】

● 復車①者,并兩臂,左右危②揮,下正③揮之。

【集釋】

①【史常永 1992】復車,當是"覆車"。《爾雅·釋器》:"罦,覆車也。"郭璞注:"今之翻車也,有兩轅,中施罥以捕鳥。"《詩正義》引孫炎曰:"覆車綱可以掩兔者也。"知覆車既可用於捕鳥,也可用於網兔。《引書》此式宜爲模仿翻車捕鳥網兔的動作。

【高大倫 1995】復車,疑當讀爲"覆車"或"伏車"。(第 114 頁)

【按語】從術式動作上看,兩臂相并高舉,先左右擺動,再向下揮動,似翻車之狀,亦似翻車捕鳥網兔的動作,故名"覆車"。

②【高大倫 1995】危,强勁。(第 114 頁)

③【高大倫 1995】正,正中。(第 114 頁)

【原文】

● 鼻胃①者,佛(俛)而左右招兩臂。27

311

【集釋】

① 【高大倫 1995】鼻，疑借爲"比"，和協。比胃，和協胃部。（第 114 頁）

【原文】

● 度狼①者，兩手各無（撫）夜（腋）下，旋瘠（膺）②。

【集釋】

① 【史常永 1992】度，打也。《方言》："斂，或謂度。"郭璞注："今江東呼打爲度。"與"蕩"略同。蕩，《經典釋文·周易音義》："王肅音唐黨切。馬云，除也。""打""蕩"義通。馬王堆《導引圖》有"堂狼"一式，"堂狼"應是"蕩狼"之假借。堂，亦通"蕩"。枚乘《七發》："浩唐之心。"李善注："唐，猶蕩也。"如上述，"唐"通"堂"，"唐"猶"蕩"。蕩，掃除也。"堂""唐""蕩""度""打""除"皆在定紐，乃一聲之轉。

【高大倫 1995】度，讀爲"踱"。踱踱，忽進忽退。度狼，即狼踱。（第 115 頁）

【整理小組 2006】度狼，或説即馬王堆漢墓帛書《導引圖》"螳螂"，但動作不同。（第 175 頁）

【按語】度，師法，效法。《左傳·襄公三十一年》："進退可度，周旋可則。""度"與"則"對舉，均爲"效法"意。度狼，效法狼的動作。兩手撫腋，胸部旋轉，可能是在效法狼嚎時的動作。

② 【高大倫 1995】旋，旋轉。膺，胸。旋膺，扭轉胸部。（第 115 頁）

【整理小組 2006】膺，《説文》："胸也。"（第 175 頁）

【原文】

● 武①指者，前左足，右手前指，信（伸）臂。₂₈

【集釋】

① 【高大倫 1995】武，疑讀爲"舞"。（第 115 頁）

【原文】

● 引内癉①，危②坐，□尻③，左手無（撫）④項，右手無（撫）左手，上扼

312

（?）⑤，佴（俛），極，因余（徐）縱而精昫（呴）之⑥，端印（仰）⑦而已，定⑧；有（又）復之五⑨而₂₉……⑩左右皆十而已。₃₀

【集釋】

①【彭浩 1990】内癉，即體内濕熱所致疾病。

【高大倫 1995】癉，通"疸"。朱駿聲《説文通訓定聲》："癉，假爲疸。"《素問·玉機真藏論》："發癉，腹中熱，煩心出黄。"王冰注："脾之爲病，善發黄癉，故發癉也。"内癉，即内黄，亦稱陽黄，因脾胃有積熱，濕熱之毒熾盛，灼傷津液内陷營血，邪入心包所致。《病源·内黄候》："熱毒氣在脾胃，與穀氣相博，熱蒸在内不得宣散，先心腹脹滿氣急，然後身面悉黄，名爲内黄。"本病又見於與《引書》同墓所出的《脉書》中。（第 116 頁）

【整理小組 2006】癉，見同出簡《脉書》。（第 175 頁）

【張雪丹 2009】"昫（呴）"字有慢慢呼氣之義，爲《引書》所載"八經之引"的"呴"式。《引書》簡 107—108 載"喜則陽氣多""喜則急呴"，用"呴"的吐納方法調節"陽氣多"的陽亢病症。則"内癉"的"癉"字應釋爲"熱"，"内癉"應釋爲"内熱"，與《脉書》簡 13 同。[1] 高大倫釋爲"黄疸"，有誤。

【劉樸 2010】導引黄疸。

【按語】張雪丹是。内癉，即"内熱"。癉，熱。《素問·瘧論》："其但熱而不寒者，陰氣先絶，陽氣獨發，則少氣煩冤，手足熱而欲嘔，名曰癉瘧。"癉，指發熱證候。

②【高大倫 1995】危，端正。（第 116 頁）

③【整理小組 2006】缺字右半从"邑"。（第 175 頁）

【按語】"□尻"可探討。從簡文看，前一字似是"印"的右半部分；後一字的左側是"豆"，右側似"頁"的一部分。從上下文看，此處宜爲仰頭動作。故此二字可隸定爲"印頭"。

④【高大倫 1995】撫，用手按住。（第 116 頁）

---

[1]《脉書》簡 13："内癉，身痛，艮（眼）蚤（爪）黄，弱（溺）赤，爲黄癉。"張雪丹釋爲："内熱，身痛，眼目及指甲黄，小便赤，即爲黄疸病。""内癉"釋爲"内熱"，"黄癉"釋爲"黄疸"，醫、文兩方面皆通洽。

⑤【高大倫 1995】扼，抓住。（第 116 頁）

⑥【史常永 1992】"精呴之"或"精吹之"，《引書》多次出現。此"精"字當是"精念"之義。《論衡·訂鬼篇》："夫精念存想，或泄於目，或泄於口，或泄於耳"。精，專也。《淮南子·修務訓》："心意不精。"高誘注："精，專也。"蓋言澄心息慮，摒除雜念，此行氣導引養生之大要也。至於存想，《引書》也有明確的記述，如導引腸病，要"屬意少腹而精吹之"。這説明《引書》對"精念存想"兼而用之，實開後來道教修煉之先河。

【高大倫 1995】因，連詞，於是。徐，慢慢地。縱，鬆緩。精，小。呴，吹氣。因徐縱而精呴之，於是慢慢地放鬆並小口地吐出熱氣。（第 116—117 頁）

⑦【高大倫 1995】端，直。端仰，正仰着頭。（第 117 頁）

⑧【劉春語 2016】"定"字是抄寫者抄錯要塗去的廢字。（第 180—181 頁）

【按語】"定"不是廢字，劉春語所釋不確。定，意爲"回到正位"，即回到原位。

⑨【高大倫 1995】復，副詞，相當於再。復之五，再作五次。（第117 頁）

【按語】"復"前已有"又"，如果釋爲"再"就重複了，高大倫所釋不確。復，應爲動詞。復之五，即做這個動作五次。

⑩【按語】"……"處多字模糊不清，宜用"☒"表示。

【原文】

●項痛不可以雇（顧）①，引之，炎（倓）②卧，☐③目（?），信（伸）手足☐☐₃₁④已，令人從前後舉其頭，極之，因徐直之⑤，休⑥，復之十而已；因☐⑦也，力拘毋息⑧，須臾之頃⑨，汗出走（腠）理⑩，極已。₃₂

【集釋】

①【高大倫 1995】病症。顧，回視。《脉書》云："肩脉，起於耳後，下肩，出肘內廉，出臂外館（腕）上，乘手北（背）。是動則病，領腫痛不可以顧，項痛不可以顧。"（第 118 頁）

【整理小組 2006】項,《説文》:"頭後也。"(第 176 頁)

【劉樸 2010】導引落枕。

② 【整理組 1990】炎,讀爲"偃"。

【整理小組 2006】佚,《説文》:"安也。"(第 176 頁)

③ 【高大倫 1995】推測此處缺字爲"閉"。(第 118 頁)

④ 【高大倫 1995】缺損字當指動作次數。(第 118 頁)

⑤ 【高大倫 1995】因徐直之,隨後慢慢伸直。(第 118 頁)

⑥ 【高大倫 1995】休,停止。(第 118 頁)

⑦ 【何有祖 2004】此字疑爲"忍"字。

【按語】導引屏息多在動作極限處,此處缺字可能爲"極"。

⑧ 【高大倫 1995】拘,制止。息,呼吸時進出的氣。力拘毋息,即用力屏住呼吸。(第 118 頁)

⑨ 【高大倫 1995】須臾,片刻。須臾之頃,過片刻時間。(第 118—119 頁)

⑩ 【整理小組 2006】膝理,《史記正義·扁鵲傳》:"謂皮膚"。(第 176 頁)

【按語】簡文缺"膝"字,補之。按照釋文體例不應用"( )",宜寫爲"[膝]"。

【原文】

● 引癉病之台(始)①也,意回回②然欲步,膿(體)湝(浸)湝(浸)③痛。當此之時,急治八經之引④,急虖(呼)急昫(呴)⑤,引陰。瀆産(顔)以塞(寒)水如₃₃粲(餐)頃⑥,去水⑦,以兩手據兩顧⑧,尚(上)無(撫)産(顔)而上下揺(揺)之,口謼(呼)。謼(呼),皆十而已。₃₄

【集釋】

① 【鄧春源 1993】導引黄疸病初起。病人心思煩亂,坐立不安,想走動,全身漸漸酸痛。

【高大倫 1995】癉,通"疸",黄疸病。朱駿聲《説文通訓定聲》:"癉,假爲疸。”《素問·玉機真藏論》:“發癉,腹中熱,煩心出黃。”王冰注:“脾之爲病,善發黃癉,故發癉也。”一説,指濕熱。《素問·脉要精微論》:“風成爲寒熱,癉成爲消中。”王冰注:“癉,謂濕熱也。”(第119—120頁)

【張雪丹2009】此條介紹了“癉病之始”的症狀及治療方法。“癉病”初期症狀爲“意回回然欲步,體(體)浸(浸)浸(浸)痛”,即心煩、體漸痛。治療上採取導引術“八經之引”來“引陰”,用“寒水”敷面,及做面部導引。《引書》簡104云:“是以必治八經之引,炊(吹)昫(呴)呼吸天地之精氣。”“八經之引”即通過呼吸吐納,與天地精氣相通,達到陰陽平衡的目的。本條治療“癉病之始”採用的是“急虖(呼)急昫(呴)”的吐納方法,即用“呼”“呴”二式來引陰氣,平衡體内陰陽。《引書》云:“燥則屢(屢)虖(呼)屢(屢)臥,濕則屢(屢)炊(吹)毋臥實陰(陰),暑則精屢(屢)昫(呴),寒則勞身。此與燥濕寒暑相應(應)之道也。”其中治療“燥”的吐納方法即爲“呼”。又《引書》載“喜則陽氣多”“喜則急呴”,用“急呴”的方法調節“陽氣多”。可見,“呼”“呴”二式爲專門治療陰虚陽亢的吐納方法。故推測,採用“急虖(呼)急昫(呴)”來治療的“癉病”應爲陰虚發熱之疾。“寒水”敷面、擦面,亦可爲發熱的旁證。故此“癉”字與《脉書》簡39—43“少陰病骨蹶”十症中的“癉”字[1]釋義相同,爲陰虚發熱。高大倫釋其通“疸”,爲黃疸病,誤也。

【羅寶珍2011】癉,當從張雪丹之説,爲熱病。(第114—115頁)

【按語】鄧春源、高大倫非是,張雪丹是,但仍有可探究之處。張雪丹等認爲“是以必治八經之引,吹呴呼吸天地之精氣”指“通過呼吸吐納,與天地精氣相通,達到陰陽平衡的目的”,不妥。此處“八經之引”與“吹呴呼吸天地之精氣”應是並列關係,不是因果關係。下文“伸腹折腰,力伸手足,軵踵曲指,去起寬宣,偃治巨引,以與相求也,故能毋病”,是對“八經之引”的論述;而“偃臥吹呴、引陰,春日再呴,壹呼壹吹;夏日再呼,壹呴壹吹;冬日再吹,壹呴壹呼”,是對“吹呴呼吸天地之精氣”的論述。張雪丹、羅寶珍等將“癉病”

---

[1]《脉書》之“少陰之脉……癉”,張雪丹認爲從症狀描述可知,病機應屬心腎陰虧,陽熱亢盛,爲少陰病熱化。癉,有陰虚燥熱之義。

釋爲"熱病",可從,但是認爲"瘴"爲"陰虚内熱",不妥。引瘴病之始,應爲外感熱病初起。

②【鄧春源 1993】回回,紆屈,引申爲心亂貌。《文選·雜詩》:"沉迷薄領書,回回自昏亂。"

【整理小組 2006】回回,《楚辭·九懷》注:"心紆屈也。"(第 176 頁)

③【鄧春源 1993】浸浸,漸漸。《論衡·道虚》:"且夫物之生長,無卒成暴起,皆有浸漸。"

【整理小組 2006】浸浸,意當爲漸漸。(第 176 頁)

④【鄧春源 1993】可能表示手足四肢氣血通透之意。

【整理小組 2006】馬王堆漢墓帛書《導引圖》有"坐引八維"。(第 176 頁)

⑤【鄧春源 1993】呼,呼出温氣。呴,吐出熱氣。後文中"精呼""精吹""精呴"都是小吐氣的不同方法。

【高大倫 1995】急呼急呴,快速呼氣,快速吹出温氣。(第 120 頁)

⑥【高大倫 1995】漬,浸。顔,額頭。漬顔以寒水如餐頃,將額頭浸漬冷水中約一頓飯的時間。(第 118 頁)

⑦【高大倫 1995】去,撤除,去掉。去水,去掉水。(第 118 頁)

⑧【高大倫 1995】顊,《説文·頁部》:"頭不定也。"指頭側。(第162 頁)

【鄧春源 1993】顊,指能辨氣味,引申爲鼻。

【整理小組 2001】釋爲"簟",竹席。(第 290 頁)

【整理小組 2006】顊,《説文》:"頭不定也。"此或指頭的兩側。(第 176 頁)

【陳斯鵬 2004】釋爲"顊",指腮幫子。

【何有祖 2004】釋爲"顊"。

【劉春語 2016】對全書四處"顊"字圖版進行分析,將其寫作"顊",是"顊"的訛字,釋文應作"顊(顊)",指頭部。(第 168 頁)

【按語】因後文有"上撫顔而上下摇之",説明手放置的位置應該在面頰附近。《引書》中四處提到"顊":"兩顊"(簡 34)、"右手據右顊之髮"(簡 81)、"左手指撫顊"(簡 90)、"掌按顊,指據髮"(簡 97)。"兩顊""右顊"説明"顊"是分爲兩側的。"左手指撫顓"出自"左目痛,右手指麾内脉,左手指撫顓而力引之",治療左眼痛,右手指按左側内眼角,左手指按"顓",用力牽引。説明"顓"在眼睛附近。"掌按顓,指據髮",意爲手掌置於"顓"的位置時,手指正好按在頭髮上。説明"顓"指太陽穴部位。

【原文】

● 病腸之始也,必前張（脹）①。當張（脹）之時,屬②意少腹而精炊（吹）③之,百而已。35

【集釋】

①【連邵名1991】腸是人體的消化器官。小腸鼓脹多因水穀不化,腸中痞塞,腹有積氣,因此意守丹田而努力呼吸,力求排出體内濁氣。

【鄧春源1993】一定先腹部發脹。

【高大倫1995】病腸,即腸病,腸病的最初症狀爲腹脹。《病源·腹脹候》:"腹脹者,由陽氣外虚,陰氣内結故也。陽氣外虚,受風冷邪氣。風冷,陰氣也。冷結於臟腑之間不散,與脾氣相壅,虚則脹,故腹滿而氣喘也。"(第121頁)

【劉樸2010】導引腹脹。

【按語】張,"脹"的借字。前脹,指尿道脹滿。《義府·小通》曰:"凡言後竅爲大,前竅爲小。小通,謂其精通於前,可以爲人道也。"[1]前,指男性尿道。《史記·扁鵲倉公列傳》曰:"涌疝也,令人不得前後溲。"[2]司馬貞《史記索隱》曰:"前溲,謂小便;後溲,大便也。"前,指尿道。《素問·繆刺論》曰:"人有所墮墜,惡血留内,腹中滿脹,不得前後,先飲利藥。"[3]前,指尿道,作動詞用,意爲排尿。《素問·腹中論》曰:"目眩,時時前後血。"張介賓曰:"血氣既亂,故於前陰後陰,血不時見,而月信反無期矣。"[4]前,指前陰。《靈

---

[1]〔清〕黄生撰:《義府》,商務印書館,1936年,第74頁。
[2]〔漢〕司馬遷著:《史記》,易行、孫嘉鎮校訂,綫裝書局,2006年,第436頁。
[3]郭靄春主編:《黄帝内經素問校注》,人民衛生出版社,2013年,第543頁。
[4]同上書,第365—366頁。

樞·邪氣藏府病形》曰："腎脉急甚爲骨癲疾,微急爲沉厥奔豚,足不收,不得前後。"郭靄春按："前"指小便,"後"指大便。[1]《金匱要略·嘔吐噦下利病脉證治》曰："噦而腹滿,視其前後,知何部不利,利之即愈。"[2]即視大小便情況推斷不通之處而利之。病腸,泌尿生殖系統疾病。

② 【鄧春源 1993】屬,聚集,歸聚。

【高大倫 1995】屬,專注。(第 121 頁)

③ 【鄧春源 1993】吹,用力吐氣。吹,是吹出涼氣。

【按語】少腹脹滿,水不化氣,用"吹"字發聲法祛除下焦寒氣。

【原文】

● 病瘳(?)癅①,● 引之之方,右手把丈(杖),鄉(嚮)壁,毋息,左足踱(蹠)②壁,卷(倦)而休;亦左手把丈(杖),右足踱(蹠)壁,亦卷(倦)而休。頭氣₃₆下流③,足不痿癅(痹)④,首不踵(腫)鼽⑤,毋事恒服⑥之。₃₇

【集釋】

① 【鄧春源 1993】"病瘳"句疑脱文。

【高大倫 1995】瘳,病。《集韵·屋韵》："膠,病也。"癅,字書無此字,字從疒,豐聲。膠癅,音義似與醪醴相關,疑爲酒病,飲而無度,故多濕,有痿痹。(第 122 頁)

【整理小組 2006】"瘳"字不清。(第 176 頁)

【周祖亮 2016】本條簡文首端有殘泐,張家山二四七號漢墓竹簡整理小組指出,"瘳"字不清,對該字所指存疑。依據《引書》體例和文意,所謂"瘳癅"當爲病症名稱。"瘳"表示疾病痊癒義,《説文》："瘳,疾愈也。"該字含義與病症意義剛好相反,當屬誤釋無疑。而且"癅"字不見於字典辭書,意義不明。細審圖版,張家山二四七號漢墓竹簡整理小組所釋的"瘳""癅"兩字均有誤。所謂"瘳"字,圖版殘存字形爲㾦,其左半部分與"疒"存在較大差異,

---

[1] 郭靄春編著:《黃帝内經靈樞校注語譯》,天津科學技術出版社,1989 年,第 47 頁。
[2] 胡菲、高忠樑、張玉萍校注:《金匱要略》,福建科學技術出版社,2011 年,第 72 頁。

應爲"月（肉）"字殘形，當隸定作"月"，其右半殘泐不清，該字可暫隸定作"肌"，疑指某個身體部位或某種病症。所謂"瘇"字，圖版字形爲𤺺，其中"疒"字清晰，但是"疒"下面筆畫與"豊"字差異明顯，而與同書第 14 簡𧻘、第 37 簡𧾷、第 51 簡𧻟（均爲踵）的一半筆畫基本相同。依此，該字可隸定作"瘇"，表示脚部病症。《説文·疒部》："瘇，脛氣足腫。"王筠曰："脛氣蓋脚氣也。"《玉篇·疒部》："瘇，足腫也。"從本則簡文所述的動作來看，主要是活動足部的導引方法；從效果來看，具有"頭氣下流"（頭氣向下流通）、"足不痿痹"（腿脚靈活）、"首不腫鼽"（頭鼻不會腫塞）的導引效果。而"瘇"字意義與簡文所述動作、效果均存在較大關聯。

【按語】周祖亮是。病肌瘇，宜爲脚氣一類病症。

②【鄧春源 1993】蹠，《廣韵》："跣足蹋踏地。"《玉篇》："乍前乍却。"

【整理小組 2006】蹠，讀爲"蹠"，《楚辭·哀郢》注："踐也。"（第 176 頁）

【按語】整理小組是。蹠，應爲踩踏墙壁，不是踏地。

③【高大倫 1995】頭氣下流，頭頂上的陽氣往下流通。（第 122 頁）

【按語】"頭氣下流"爲一疾病狀態。頭氣，應爲頭部的邪氣。頭氣下流，將頭部的邪氣引下來。

④【整理小組 2006】瘅，當爲"痹"字之訛。（第 176 頁）

【劉釗 2003】瘅，從疾，從單，應爲"癉"字的異體，釋爲"癉"，意爲手足風癉。

【按語】劉釗非是。《説文》："癉，勞病也。"亦可訓爲"熱"，無"手足風癉"之意。張雪丹認爲"瘅"應爲"痺"。[1] 進一步分析，《説文》："痹，足氣不至也。"王育林認爲，"痹""痹""痺"本爲一字。[2] 故"痿痹"與"痿痺"意義相同，均指肢體軟弱無力。

⑤【鄧春源 1993】踵，繼也。

---

[1] 張雪丹、張如青：《張家山漢簡〈脉書〉〈引書〉中"瘅"字考釋》，全國第十八次醫古文研究學術年會會議論文，合肥，2009 年，第 35—39 頁。

[2] 王育林、李墨華：《三種〈一切經音義〉內科病症名研究》，《中醫文獻雜志》2011 年第 4 期，第 1—3 頁。

【整理小組 2006】《呂氏春秋·盡數》:"鬱處頭則爲腫爲風,處鼻則爲鼽爲窒。"(第 176 頁)

【按語】踵,"腫"的訛字。鼽,意爲鼻流清涕。《脉書》曰:"在鼻,爲鼽。""陽明之脉……鼻鼽。"鼽爲鼻病。《素問·金匱真言論》:"冬不按蹻,春不鼽衄。"王冰注:"鼽,謂鼻中水出。衄,謂鼻中血出。"[1]

⑥【整理小組 2006】服,《廣雅·釋詁》:"行也。"(第 176 頁)

【原文】

●引詘(屈)筋①,夸(跨)②立,據兩股,壹倚左,信(伸)右股,卻(膝)傅(附)₃₈地;壹倚右,信(伸)左足股,卻(膝)傅(附)地,皆三而已。₃₉

【集釋】

①【鄧春源 1993】導引治療筋脉攣縮。

【高大倫 1995】屈筋,筋痿,筋急而成曲急也。一說,筋攣,筋肉拘攣。《靈樞·刺節真邪》:"虛邪搏於筋,則爲筋攣。"又云:"脉弗榮則筋急。"(第 124 頁)

【劉樸 2010】導引筋痙攣。

【謝妍 2018】屈筋,即筋痿,指筋急而成曲狀。(第 49 頁)

【按語】"詘"不必通"屈"。詘,彎曲,短縮。詘筋,屈曲的筋脉。

②【鄧春源 1993】跨,《說文》:"渡也。"段玉裁注:"謂大其兩股間以有所越也。"《一切經音義》引《俗典》:"江南謂開膝坐爲絆跨。"

【原文】

●苦兩足步不能鈞(均)而卻(膝)善痛①,兩胕善塞(寒),取木善②削之,令₄₀其大把③,長四尺,係其兩端。以新纍④縣(懸)之,令其高地四尺,居⑤其上,兩手空(控)纍而更蹶⑥之,朝⑦爲[2]千,日中爲₄₁千,莫(暮)食爲千,夜半

[1]郭靄春主編:《黃帝内經素問校注》,人民衛生出版社,2013 年,第 43 頁。
[2]簡文圖版是"爲",《張家山漢墓竹簡〔二四七號墓〕》釋文錯寫作"為","為"是"爲"的俗字。

爲千,旬而已。42

【集釋】

①【鄧春源 1993】患兩脚行走步態不均衡,而且膝部多疼痛,兩脚小腿多發涼。

【高大倫 1995】苦,病。《莊子·達生》:"見一丈夫游之,以爲有苦而欲死也。"陸德明引司馬彪云:"苦,病也。"《玉篇》:"勾,齊也。"善,訓爲多、常。楊慎《丹鉛雜錄》:"古書'善'字訓多。《毛詩》'女子善懷'、《前漢志》'岸善崩'……皆訓多也。"此句意爲:病兩足不能均匀行走,膝部常常疼痛。(第125 頁)

【按語】"兩足步不能鈞而膝善痛,兩胻善寒"爲痛痹。鈞,可作重量單位。《孟子·梁惠王上》曰:"吾力足以舉百鈞,而不足以舉一羽。""百鈞"與"一羽"相對而言。故"兩足步不能鈞"意爲兩足抬舉無力,以"不能鈞"表達力量之小。

②【鄧春源 1993】善,好好地。

【高大倫 1995】善,好好地。(第125 頁)

【按語】善,通"繕",修治。《莊子·養生主》:"善刀而藏之。"《周易·略例》:"故有善邇而遠至。"注:"善,修治也。"

③【鄧春源 1993】把,物一握大。

【整理小組 2006】把,《説文》:"握也。"(第177 頁)

【王貴元 2003】釋文"把"字誤,依圖版爲"杷"字,這裏指器物之炳。

【按語】王貴元是。《僮約》:"屈竹作杷。"將竹子彎曲做成杷。杷,一種有齒和長柄的農具。

④【整理小組 2006】纍,《説文》:"大索也。"(第177 頁)

⑤【高大倫 1995】居,坐。(第125 頁)

⑥【高大倫 1995】蹶,踢。(第125 頁)

【鄧春源 1993】蹶,踩、踏。

【整理小組 2006】蹶,《爾雅·釋詁》:"動也。"(第177 頁)

【劉春語 2016】釋文應作"蹷(蹶)"。(第182 頁)

【按語】蹴,踩、踏、踢。《莊子·秋水》:"赴水則接腋持頤,蹴泥則没足滅趺。"蹴泥,即踩泥。《史記·樊酈滕灌列傳》:"漢王急,馬罷,虜在後,常蹴兩兒欲棄之。嬰常收,竟載之。"蹴兩兒,即踢兩個孩子。

⑦【整理小組 2006】朝、日中、暮食、夜半,皆一日時段名。(第 177 頁)

【原文】

● 引踝痛①,在右足内踝,引右股陰筋②;在外踝,引右股陽筋;在[左]③足内踝,引左股陰筋;在外踝,引左股陽筋④,₄₃此皆三而已。₄₄

【集釋】

①【鄧春源 1993】導引治療踝關節疼痛。

【高大倫 1995】踝,踝骨,小腿和脚交接處,左右兩旁凸起的部分。《説文·足部》:"踝,足踝也。"段玉裁注:"踝者,人足左右骨隆然圜者也。在外者謂之外踝,在内謂之内踝。"

【劉樸 2010】導引踝痛。

②【鄧春源 1993】陰筋,推拿六筋穴之一,又稱白筋。

【按語】陰筋,指大腿陰面(内側)的筋脉。

③【整理小組 2006】據文意"在"下脱"左"字。(第 177 頁)

④【鄧春源 1993】陽筋,推拿六筋穴之一,又稱青筋。又,指大腿外側筋脉。

【高大倫 1995】陽筋,爲前文"引陽筋"術式。(第 126 頁)

【按語】高大倫非是。"陽筋"是"左股陽筋"的一部分,指左側大腿陽面(外側)的筋脉,非指前文"引陽筋"的術式。

【原文】

● 引郄(膝)痛①,右郄(膝)痛,左手據權②,内③揮右足,千而已;左郄(膝)痛,右手據權,而力揮左足,千而已。左手句(勾)左足₄₅指④,後引之,十而已;右(又)以左手據權,右手引右足指,十而已。₄₆

【集釋】

①【鄧春源 1993】導引治療膝痛。

【高大倫 1995】膝痛,亦見於帛書《導引圖》,圖像作屈膝之狀。

【整理小組 2006】引膝痛,亦見馬王堆漢墓帛書《導引圖》。(第 177 頁)

② 【鄧春源 1993】權,疑爲"髖"。

【高大倫 1995】據,抓。權,本爲木名。據權,抓住木柱。(第 127 頁)

【整理小組 2006】權,疑讀爲"案"。(第 177 頁)

【劉釗 2003】權,應該指墻壁上的木柱。

【按語】高大倫、劉釗是。《説文·木部》:"權,黄花木。从木,藋聲。"此處宜指黄花木做的柱子。

③ 【高大倫 1995】内,承下文"力揮左足",當爲"力"之訛。(第 127 頁)

④ 【高大倫 1995】"左手勾左足指"前奪"右手據權"句。(第 127 頁)

【按語】從前面導引動作看,"左手勾左足指"時已經處於"右手據權"狀態,故不需重複書寫。

【原文】

•股□□□痛①,引之,端坐,信(伸)左足②,撟右臂,力引之;其在右,信(伸)右足,撟左臂,而力引之,十而已。47

【集釋】

① 【高大倫 1995】本句殘泐過甚,但承上文已依次叙述"兩足""引踝""引膝"推之,本條當指大腿疾病的導引治療方法。(第 128 頁)

【整理小組 2006】所缺第三字左从"蚩"。(第 177 頁)

【劉樸 2010】大腿關節痛。

② 【按語】按文意,"伸左足"前宜補充"其在左"。

【原文】

•苦兩手少氣,舉之不鈐(鈞)①,指端湛(浸)湛(浸)善痹(痹)②,賈(假)縛兩胕③於兩胁④,而力揮之,朝、日中、夜半皆爲千,旬而已。48

【集釋】

① 【鄧春源 1994】患者兩手缺乏正常功能,提舉時力不均衡,指尖容易

出現急劇疼痛。

【高大倫 1995】苦，病。《莊子·達生》："見一丈夫游之，以爲有苦而欲死也。"陸德明引司馬彪云："苦，病也。"少氣，無力也。（第 129 頁）

【劉釗 2003】所謂"鈴"字本形就是"鈞"，並非"鈴"字之誤。

【劉樸 2010】導引兩手無力。

【按語】不鈞，形容力量之小，無力舉起手臂。

② 【高大倫 1995】端，首。《禮記·禮運》："故人也，天地之心也，五行之端也。"孔穎達疏："端，猶首也。"湍湍，本指水勢急而旋。《孟子·告子上》："性猶湍水也。"趙岐注："湍水，圜水也。"孫奭疏："水流沙上，縈回之勢，湍湍然也。"本症疑爲手指攣急，俗稱雞爪風，是指手指拘急攣曲，難以屈伸，而腕部以上活動自如。手指攣急常有麻木、酸楚、疼痛等症狀。（第 129 頁）

【劉釗 2003】所謂"湍"字本形就是"浸"，並非"湍"字誤爲"浸"。

【按語】劉釗是。本病屬於中醫痿症，與雞爪風有明顯區別。

③ 【鄧春源 1994】胕，腳。

【按語】從文意看，將兩腳綁在兩脅上，顯然不合適。胕，應爲"肘"，將兩肘綁在兩脅上。

④ 【劉春語 2016】脅，從原版圖片看，應寫作"脅"。（第 169—170 頁）

【原文】

● 引腸辟（澼）①，端伏，加頤②枕上，交手頸下，令人踐③亓（其）要（腰）④，毋息，而力舉尻，三而已。亓（其）病不能自舉者，令人以衣爲舉亓（其）尻⑤。49

【集釋】

① 【彭浩 1990】腸辟，即痢症，屬消化道疾病。

【高大倫 1995】腸辟，痢疾。《醫宗金鑒》云："腸辟，滯下古痢名。"《脉書》云："在腸，有農（膿）血，簒、脾、尻、少腹痛，爲腸辟。"于豪亮《居延漢簡甲編補釋》云："腸辟即是痢疾。"腸辟亦見於武威醫簡。（第 130 頁）

【整理小組 2006】腸澼，見《脉書》。（第 178 頁）

② 【整理小組 2006】頤，下頷。（第 178 頁）

③【整理小組 2006】踐,踏。（第 178 頁）

④【劉春語 2016】要,查原版圖片,應釋爲"要（要—腰）",餘處"要"均同。（第 170—171 頁）

⑤【高大倫 1995】衣,同"依",靠着。（第 130 頁）

【按語】衣,即衣服。"衣"前有"以"字,意爲憑藉某種方式或某種東西。爲,有"助"意,如"爲虎作倀"。以衣爲舉其尻,意爲憑藉衣服的幫助將其臀部提起來。

【原文】

● 引北（背）甬（痛）①,熊經②十,前據（?）十,端立,夸（跨）足,前後佛（俛）③,手傅地,十而已。₅₀

【集釋】

①【高大倫 1995】導引背痛。（第 131 頁）

②【整理小組 2006】熊經,術式名。見於《莊子·刻意》《淮南子·精神》,亦見於馬王堆漢墓帛書《導引圖》。（第 178 頁）

【按語】沈壽對馬王堆《導引圖》"熊經"的釋義爲:"熊經的'經'字當作'懸'字解,然衹是想像中的懸;又可借爲痙攣的'痙',表示搖擺顛晃發抖的熊戲。"[1]可商榷。經,縱線,可表方向,宜指身體前後方向的擺動。結合馬王堆《導引圖》的"熊經"圖示,該動作宜爲人直立,兩手環抱,同時身體前後擺動。該姿勢可以鍛煉背部,用於"引背痛",後文亦有"熊經以利胸背"。從活動背部的作用可以反推"經"字宜爲縱向即前後方向牽拉背部,與"緯"（橫向擺動）相對應。

③【高大倫 1995】將"前後俛"釋爲"前合後仰"。（第 131 頁）

【原文】

● 引要（腰）甬（痛）①,兩手之指夾膌（脊）②,力桯③以印（仰）,極之;兩手

---

[1] 沈壽:《西漢帛畫〈導引圖〉解析》,《文物》1980 年第 9 期,第 70—76 頁。

奉尻,傴頭④,揗⑤之,頭手皆下至蹱(踵),三而已。51

【集釋】

①【鄧春源 1994】導引治療腰痛。

【高大倫 1995】導引腰痛。（第 133 頁）

②【按語】膪,“膪”的訛字,非“脊”字。膪,指隆起的肉。《説文·肉部》:“膪,起也。”從該姿勢看,指脊柱兩側的肌肉豐厚處。

③【史常永 1992】輠,當是“輮”之別體,《龍龕手鏡》或作“輠”。《易·説卦》:“坎爲矯輮。”孔穎達疏:“使直者曲爲輮。”力輠以仰,此後弓之勢。

【高大倫 1995】輠,借爲“㞊”,木絡絲車之搖把,泛指柄,引申爲執持。（第 132 頁）

【整理小組 2006】輠,疑爲“軵”字之訛,意爲推。（第 178 頁）

【李發 2005】輠,讀爲“㞊”,“㞊”和“柅”爲異體字,意爲遏止、阻止、停止。

【劉春語 2016】輠,抄寫者錯寫要塗去的廢字。（第 171 頁）

【按語】本段兩處提到“輠”字,不應爲誤寫廢字,劉春語所釋不妥。從術式看,“力輠以仰”應爲兩手用力撐住腰部並令身體後仰。故“輠”有“支撑”意。

④【史常永 1992】“兩手奉尻,傴頭”乃前曲之勢。傴頭,即佝頭。傴,通“佝”,《説文·人部》:“佝,佝瞀也。”《漢書·五行志》“佝”作“傴”,是其證。佝,佝僂也,亦作拘僂,本義爲曲聚,彎腰垂首曲項,下至於踵,故言佝頭。

【高大倫 1995】傴,通“區”。區,通“句”,彎曲。（第 132 頁）

【王貴元 2003】傴,乃“區”之借字,義爲彎曲。《莊子·天道》:“萬物化作,萌區有狀。”區,即彎曲。

【整理小組 2006】傴,當即“佛(俛)”字之訛。（第 178 頁）

【按語】《集韻》:“傴與佝同。”《廣韻》:“佝,與僂佝之佝同。”《集韻》:“佝,病僂。”僂,脊柱彎曲。《漢書·蔡義傳》:“行步俯僂。”

⑤【整理小組 2006】揗,《説文》:“摩也。”（第 178 頁）

【原文】

● 支尻之上甬(痛)①,引之,爲木鞠②,談(倓)卧,以當甬(痛)者③,前後榣

（搖）之，三百而休；舉兩足，指上，手撫席，舉尻以力引之，三而已。₅₂

【集釋】

①【高大倫 1995】肢，本指人體兩臂兩腿，此處特指雙腿。尻，臀部。肢尻之上痛，腿臀之上疼痛。（第 133 頁）

【謝妍 2018】大腿與臀部疼痛。（第 40 頁）

②【鄧春源 1993】鞠，古代一種用革製成的皮球。

【整理小組 2006】鞠，《説文》：“蹋鞠也”。木鞠，木球。（第 178 頁）

③【整理組 1990】釋文爲：“爲木鞠談（蹋），卧以當甬（痛）者。”

【史常永 1992】認爲“談”“炎”《引書》各見三次，整理組在他簡皆釋“偃”，唯此處釋“踏”，未知所據。考“鞠”乃古之足球，有言“蹋鞠”者，未見言“鞠蹋”。《説文·革部》：“鞠，蹋鞠也。”桂馥注：“字或作毬。”《三蒼解詁》：“毬丸可蹋戲。”《引書》所説“木鞠”，即形似鞠球的木製品，這是最古老的按摩導引器具。參考他簡文例，此“談”仍以釋“偃”爲是。以，用也；當，值也；者，處也，借作“著”。《禮記·樂記》：“樂著大始。”鄭玄注：“著之言處也。”據此，今釋讀爲：“支（肢）尻之上甬（痛），引之，爲木鞠，談（偃）卧，以當甬（痛）者（著）。”又按：談、炎，古或通“佚”。《病源·消渴候》引《養生法》曰：“解衣佚卧……佚卧者，無外想，使氣易行。”談，釋爲“偃”，“偃”與“佚”文異而義近。《荀子·儒效》：“偃然如固有之。”楊倞注：“偃然，猶安然。”《廣雅·釋詁》：“安，静也。”是則“佚”“偃”“安”“静”，義旨相同。如此，“偃卧”或“談卧”並非必釋“仰卧”，亦可釋爲“佚卧”。

【按語】整理組 1990 年的句讀錯誤。

【原文】

●益陰氣①，恒坐②夸（跨）股，勿相悔食③，左手據地，右手把飯，垂④到口，因吸飯氣，極，因飯之；據兩股，折要（腰），信（伸）少腹，力極之，₅₃乃⑤欼（啜）⑥咽，有（又）復之，三而已。₅₄

【集釋】

①【連邵名 1991】《禮記·郊特牲》云：“凡食，養陰氣也。”《大戴禮記·

保傅》云：“太宰持升而御户右。”注云：“飲食爲陰，故在右。”飲食是人體維持生命的必要物質，採取這種方式進食，不知是否確可增益人體的陰氣。

【高大倫 1995】益，增加。陰氣，與陽氣相對，人體中之營氣。《素問·至真要大論》：“陰氣多而陽氣少，則其發日遠；陽氣多而陰氣少，則其發日近。”（第 134 頁）

【李零 2000】益陰氣，男性保養性質的房中導引。（第 368—369 頁）

【按語】陰，指屬陰的五臟之一脾臟。益陰氣，即健運脾胃。

② 【整理小組 2006】恒，《説文》：“常也。”（第 179 頁）

【按語】細審原簡爲▨，宜寫爲“亘”。亘，指連綿不絶，伸展開去。《廣韵》：“亘，通也。”亘坐，宜爲兩腿伸展地坐着。

③ 【史常永 1992】“恒坐跨股，勿相悔食”文不成義。《説文·足部》：“跨，渡也。”段玉裁注：“謂大其兩股間以有所越也。”“勿相”應屬上讀。相，義爲交接。《説文·目部》：“相，省視也。”段玉裁注：“目接物曰相，故凡彼此交接皆曰相。”勿相，指不要使股交接。悔食，無義，當爲“每食”。悔，借作“每”，“悔”“每”古韵並在之部明紐，故得以互借。殷契：“弜田其每亡灾。”每，假爲“悔”。（王延林《常用古文字字典》）每食，猶言凡食，《詩經·秦風·權輿》“每食無餘”“每食四簋”“每食不飽”是其文例。若然，本段簡文正讀當爲：“益陰氣，恒坐，誇（跨）股勿相。悔（每）食，左手據地。”

【高大倫 1995】釋“悔”爲“晦”。（第 135 頁）

【王貴元 2003】悔，字義爲改變。《玉篇·心部》：“悔，改也。”勿相悔，意即堅持，不要改變，正與前文“恒”相應。釋文應於“悔”字後斷句，作“益陰氣，恒坐夸（跨）股，勿相悔。食，左手據地，右手把飯”。

【李發 2005】同意高大倫的看法。

【整理小組 2006】悔，疑讀作“拇”，《楚辭·天問》注：“貪也。”（第 179 頁）

【按語】悔，“侮”的借字，指輕慢。侮食，即輕慢食物。

④ 【鄧春源 1993】垂，將近，將要。

⑤ 【整理組 1990】將“乃”寫作“勿”。

【高大倫 1995】沿用了“勿”字。

【按語】整理小組 2006 年釋爲“乃”正確。“乃”和“勿”用在此處含義相反,一個是要吞咽,一個是不要吞咽。從原版圖片看,▌宜爲“乃”字。

⑥【整理小組 2006】啜,《廣雅·釋詁》:“食也。”(第 179 頁)

【原文】

● 引□①,其在左,反左手頭上,右手句(勾)左手而力引之;其在右,反右手頭上,左手而力引之。危坐,夸(跨)股,□②手交55指以摩(摩)面,以下盾(揗)之至股,而前軵③手,反而舉之,而力引之,壹上壹下,壹左壹右而休。56

【集釋】

①【高大倫 1995】疛,病症。字殘泐。(第 136 頁)

【整理小組 2006】缺字從“疒”。(第 179 頁)

②【高大倫 1995】將缺字補爲“兩”。(第 136 頁)

【整理小組 2006】殘字左旁從“手”。(第 179 頁)

【按語】殘字左旁若從“手”則不會是“兩”字,此字應表示手的動作,如“提”或“抬”等。

③【高大倫 1995】軵,推。(第 136 頁)

【原文】

● 引足下筋痛①,其在左足,信(伸)左足,右股危坐,右手據地,左手句(勾)左足指;其右也,信(伸)右足,左股危坐,左手據57地,右手句(勾)右足指,力引之,三而已。58

【集釋】

①【高大倫 1995】足下筋痛,殆即足下轉筋。《病源·轉筋候》:“轉筋者,由榮衛氣虛,風冷氣搏於筋故也。手足之三陰三陽之筋,皆起於手足指,而并絡於身。若血氣不足,陰陽虛者,風冷邪氣中於筋,隨邪所中之筋,筋則轉。轉者,謂其轉動也。經云,足太陽下,血氣皆少,則喜轉筋,喜踵下痛者,是血氣少則易虛,虛而風冷乘之故也。”(第 137 頁)

【劉樸 2010】導引腳底疼。

【謝妍 2018】脚掌經絡疼痛。（第 43 頁）

【原文】

● 引蹶①，危坐，信（伸）左足，右足支尻，右手撫股，左手句（勾）左足之指而引，極之，左右皆三而已。59

【集釋】

①【鄧春源 1994】導引治療脚行動障礙的病。

【高大倫 1995】蹶，同"厥"。《吕氏春秋·重己》："多陰則蹶，多陽則痿。"《素問·五臟生成》："卧出而風吹之，血凝於足者爲厥。"王冰注："厥，謂足逆冷也。"《金匱要略》："病趺蹶，其人但能前，不能却。"（第 138 頁）

【整理小組 2006】蹶，即"厥"。《素問·五臟生成》："血凝於足者爲厥。"王冰注："厥，謂足逆冷也。"（第 179 頁）

【劉樸 2010】導引足冷症。

【謝妍 2018】蹶，指脚部麻痹，見於《引書》簡 59。《史記·扁鵲倉公列傳》："齊郎中令循病，衆醫皆以爲蹶，人中而刺之。"《金匱要略》："病趺蹶，其人但能前，不能却。"病態步，祇能前行，却不能後退。《吕氏春秋·重己》："多陰則蹶，多陽則痿。""蹶"的病性屬陰，多與寒邪有關，寒主收引，氣血凝澀不通，故見麻痹之症。（第 22 頁）

【劉春語 2016】查圖版後認爲釋文應作"蹙（瘷—厥）"。（第 183 頁）

【原文】

● 引癃（癃）①，端立，抱柱，令人□②其要（腰），毋息，而力引尻。60

【集釋】

①【彭浩 1990】癃，即小便不出之病。

【鄧春源 1994】導引治療小便不出的病。

【高大倫 1995】癃，小便不暢。《素問·宣明五氣》："膀胱不利爲癃。"《素問·五常政大論》："其病癃閟。"王冰注："癃，小便不通。"（第 138 頁）

【整理小組 2006】癃，即"癃"，《素問·宣明五氣》："膀胱不利爲癃。"（第

331

180 頁）

②【鄧春源 1994】將殘字釋爲“付”，疑作“拊”。《集韵》：“拊，以手着物也。”《爾雅·釋訓》：“拊，通撫。”

【整理小組 2006】缺字右爲“付”聲，疑爲“軵”字。（第 180 頁）

【按語】整理小組所言更合文意。

【原文】

● □□上□①，敦蹱（踵）②，壹敦左，壹敦右，三百而已。信（伸）左足，右手據右郄（膝），左手撫左股，而引左之股三，有（又）引右股三；61 □③，因昫（呴）之卌，去卧，據④則（側）而精虖（呼）之卌，精昫（呴）之卌，精炊（吹）卌⑤。端談（佚），吸精氣而咽之，膜（填）少腹⑥，以力引陰⑦，三而已。62

【集釋】

①【高大倫 1995】本句殘泐過甚，不知指何病，據後文“敦蹱以利胸中”推之，疑指胸部病症。（第 140 頁）

【整理小組 2006】缺字第一字右從“寺”，第二字右從“尚”，第四字右從“巨”。（第 180 頁）

②【高大倫 1995】敦，以足叩地。（第 140 頁）

【劉釗 2003】敦，即“跺”。敦蹱，即跺脚、頓足。

【孟蓬生 2004】“跺”字晚出，“頓”與“跺”是同源詞，不是同一個詞。敦，即“頓”字之借。《云笈七鑒·導引按摩》引《導引經》云：“握固不息，頓蹱三。”頓蹱，即“敦蹱”。

【整理小組 2006】敦，投。（第 180 頁）

【按語】孟蓬生是。敦蹱，即“頓蹱”，提起脚跟，然後身體自然落下，脚跟頓地。八段錦中“背後七顛百病消”即用頓脚跟法。

③【高大倫 1995】據後文“去卧”，此處應爲“卧”。（第 140 頁）

④【高大倫 1995】據，直項。（第 140 頁）

【按語】承接前文“去卧”，此時應爲坐式。據側，意爲按住身體兩側的席子。

⑤【高大倫 1995】精呴之卅，小口吐出熱氣。精吹卅，小口吐出凉氣。（第 140 頁）

⑥【高大倫 1995】膜，脹起。（第 140 頁）

【按語】膜，釋爲"填"不妥。膜，起。膜少腹，即少腹隆起。

⑦【高大倫 1995】陰，前陰。（第 140 頁）

【原文】

● 引瘚①，卧，詘（屈）兩卻（膝），直蹱（踵），并（併）㕭（蹻）②卅，日引（?）□③。☑④㕭沃₆₃卅，虎雇（顧）卅，有（又）復炎（倓）卧如前，廿而休；有（又）起，危坐，㕭沃冊，虎雇（顧）冊，復炎（倓）卧如前，卅而休；因起，㕭沃五十，虎雇（顧）五十而已。₆₄

【集釋】

①【鄧春源 1994】瘚，逆氣，也作"厥"。引瘚，導引治逆氣上行。

【高大倫 1995】瘚，氣逆，也作"厥"。《急就篇》："癉瘚疘痛瘻溫病。"顏師古注："瘚者，氣從下起，上行又心脅也。"《説文・疒部》："瘚，逆氣也。"（第 141 頁）

【整理小組 2006】瘚，《説文》："逆氣也。"字亦作"厥"。（第 180 頁）

【劉樸 2010】導引心臟痛。

【謝妍 2018】瘚，氣閉、昏厥，或四肢僵硬。（第 52 頁）

②【按語】㕭，宜爲"搖"，意爲搖動，寫作"㕭（搖）"。

③【高大倫 1995】缺字爲每日導引次數。（第 141 頁）

④【高大倫 1995】此爲病名，或指頸項部位患病。（第 141 頁）

【原文】

● 引膺（膺）痛①，前膺（膺）後手②十，引信（伸）十，後③反復十而已。₆₅

【集釋】

①【高大倫 1995】膺，胸。《説文・肉部》："膺，胸也。"《國語・魯語》："請無瘠色，無洵涕，無揣膺。"韋昭注："膺，胸也。"（第 142 頁）

【劉樸 2010】導引胸痛。

② 【鄧春源 1994】手,用手搏擊。

【高大倫 1995】前膺後手,胸往前挺,手向後擺。(第 142 頁)

【按語】高大倫是。

③ 【高大倫 1995】後,後者。(第 142 頁)

【按語】僅後者反復十次,文意不通。後,宜指胸向後,手向前,即"前手後膺"。這個動作與"前膺後手"對應。

【原文】

● 夜日臥厥(瘚),學(覺)心腹及匈(胸)中有痛①者,無(撫)之以手而精炊(吹)之,卅而已。₆₆

【集釋】

① 【鄧春源 1994】厥,指寒證。《素問·厥論》:"陽氣衰於下則爲寒厥。"該句釋爲:夜晚躺臥感受寒邪,心腹及胸中疼痛。

【高大倫 1995】厥,病名,指氣閉、暈倒或四肢僵直。覺心腹及胸中有痛,此爲太陽、少陰脉厥病的症狀。《素問·厥論》:"太陰厥逆,胻急攣,心痛引腹。""少陰之厥,則口乾溺赤,腹滿心痛。"(第 143 頁)

【劉樸 2010】導引胸腹痛。

【原文】

● 引心痛①,係纍②長五尋③,緊(繫)其衷(中)④,令其高丈。兩足踐板,端立,兩手空(控)纍,以力偃⑤,極之,三而已。一曰:夸(跨)足,折要(腰),空(控)丈(杖)₆₇而力引之,三而已。一曰:危坐,手操左棺(腕)⑥而力舉手,信(伸)臂,以力引之⑦,極,因下手摩(摩)面,以下印(抑)兩股⑧,力引之,三百而已。₆₈

【集釋】

① 【鄧春源 1994】導引防治心痛。

【高大倫 1995】導引心痛。(第 144 頁)

334

②【鄧春源 1994】《説文·系部》:"系,縣也。"段玉裁注:"系者,垂統於上而承於下也。系與係可通用。"故"係"有"縣"義,"縣"通"懸"。

【高大倫 1995】纍,繩索。係纍,釋爲"連綴⋯⋯的繩索"。(第 143 頁)

【按語】係,栓、綁。係纍,指用於栓物體的繩索。

③【鄧春源 1994】尋,古長度單位,八尺爲一尋,古制一尺折合今市尺七寸許。

【整理小組 2006】尋,八尺。(第 181 頁)

④【按語】衷,中央,不必通"中"。《左傳·閔公二年》:"佩,衷之旗也。"

⑤【高大倫 1995】偃,通"按",抑。(第 144 頁)

【按語】偃,仰也。從動作看,應爲兩手按住繩索,用力仰身。

⑥【王貴元 2003】釋文"棺"誤,圖版作"揎",與《引書》簡 87"右手把左揎(腕)而前後榣(摇)之""左手把右揎(腕)"和簡 88"左手杷(把)右揎(腕)"同。

⑦【劉玉環 2012】從原版簡文看,"之"當爲"心"。

【何有祖 2004】"之"當是"心"。

⑧【史常永 1992】印,或作"抑",《説文》作"归"。《説文·印部》:"归,按也,从反印,俗从手。"段玉裁注:"此抑之本義也,引申之爲凡按之稱。《内則》'而敬抑搔之'⋯⋯抑,按也。"《廣雅·釋詁》:"抑,按也。"今考甲骨文有"印"字,羅振玉《增訂殷虚書契考釋》曰:"卜辭印字从爪,从人跽形,象以手抑人而使之跽,其誼如許書之抑,其字形則如許書之印。"是則《禮記·内則》與《廣雅》之"抑",皆"抑"之訛,字本作"印"。帛書《老子》乙本有"高者印之,下者舉之",今本《老子》"印"作抑,是其證。印兩股,即抑兩股,猶言按兩股。

【鄧春源 1994】印,《廣雅·釋詁》:"爲也。"从手所持,引申爲按摩。

【高大倫 1995】印,同"按",往下壓。(第 144 頁)

【劉釗 2003】印,"抑"的本字,與錯訛無關。

【原文】

● 引陰①,端坐,張兩股,左手承②下③,右手無(撫)上④,折要(腰),信

（伸）少腹，力引尻。₆₉

【集釋】

① 【鄧春源 1994】導引治療前陰部病症。

【高大倫 1995】據後文"力引尻"，本條似爲引後陰。陰，約爲痔瘡、脫肛一類病症。（第 145 頁）

【李零 2000】引陰，屬於男性保養性質的房中導引。（第 368—369 頁）

【劉樸 2010】導引痔。

【按語】宜爲導引治療前陰病或者後陰病。鄧春源、高大倫、劉樸所釋較合理，李零非是。一方面，此條導引法是 44 個病症導引法之一，針對的是疾病，並非保養性質；另一方面，此處"陰"指前後二陰，"引陰"指的是導引治療前後二陰的疾病，而非房中導引法。

② 【鄧春源 1994】承，捧着，托着。

③ 【高大倫 1995】下，足下，地面。（第 145 頁）

④ 【高大倫 1995】上，頭上。（第 145 頁）

【原文】

● 引積（癲），腸積（癲）及筋積（癲）①，左手據左股，詘（屈）左郄（膝），後信（伸）右足，詘（屈）右手而左雇（顧）三；有（又）前右足，後左足，曲左手，雇（顧）右，三₇₀而已。有（又）復撟兩手以偃，極之三；撟左臂以偃，極之；撟右臂，左手據左尻以偃，極之，此皆三而已。₇₁

【集釋】

① 【彭浩 1990】積，《釋名》："陰腫曰隤，氣下隤也。"腸積，即小腸疝氣。

【鄧春源 1994】導引防治疝疾。積，借爲"癲"，即癲疝。馬王堆漢墓帛書《導引圖》"引積"所繪動作爲：裸上體，着棕色短褲，赤足，兩手下垂，雙膝微屈。

【高大倫 1995】積，即"癲"，通"隤"，陰部病，即疝氣。《説文·自部》："隤，下遂也。"《釋名·釋疾病》："陰腫曰隤，氣下隤也。又曰疝，亦言詵也，詵詵引小腹急痛也。"《病源·諸疝候》："疝者，痛也。或少腹痛……或裏急而腹痛。"《脉書》:"丈夫則隤山(疝)。"腸隤,狐疝。小腸墜入陰囊中,時上時下,平臥或用手推時可縮入腹腔,站立時又墜入陰囊,如狐之出入無常。《靈樞·經脉》:"狐疝遺溺閉癃。"郭靄春校注引張子和曰:"狐疝,臥則入腹,行立則出腹入囊中,出入上下,與狐相類。"《脉書》:"囊癰,爲血積,其癰上下鳴,爲腸隤。"筋隤,即筋疝,見《儒門事親》,古病名,指陰莖疼痛急縮,或癢或腫,或潰破流膿,或兼陽痿,並有白色黏液隨尿排出的病症,多由肝腫濕熱、房室勞傷所致。(第146頁)

【劉樸2010】導引疝痛發作。

【謝妍2018】隤,即癩疝,又稱狐疝,指睾丸或陰囊腫大,重墜脹痛。筋癩,古病名,即筋疝。(第54頁)

【原文】

● 引腹甬(痛)①,縣(懸)纍版(板),令人高去地尺,足踐其上,手空(控)其纍,後足,前癰(應)②,力引之,三而已。因去伏③,足距④壁,固箸(着)少腹72及股卻(膝)於席,兩手據挨(探)⑤上,稍舉頭及膌(膺)而力引腹,極,因徐直之;已,有(又)復之,三而已。因力舉尻,極,三而已。73

【集釋】

① 【鄧春源1994】導引治療腹痛。

【高大倫1995】導引腹痛。(第147頁)

② 【鄧春源1994】應,通"膺",胸。

【高大倫1995】應,應和。前應,前足應和。(第147頁)

【陳斯鵬2004】應,讀作"膺",二字聲符相同,例可通假。銀雀山漢簡《孫臏兵法·勢備》:"何以知弓弩之爲勢也?發於肩應之間,殺人百步之外,不識其所道至。故曰,弓弩勢也。"借"應"爲"膺"。後足前膺,謂足向後蹬,胸往前挺。

【李發2005】前應,當是"前膺",意爲胸向前挺。

③ 【鄧春源1994】伏,趴着。

【李發2005】此處應斷句爲:"因去,伏。"因去,指前面在木板上的動作完成以後下來。伏，指躺下。

【按語】李發斷句是。

④【鄧春源 1994】距，通"拒"，引申爲抵觸。

【高大倫 1995】距，通"拒"，抗拒。（第 147 頁）

【按語】距，此處指脚抵住墻壁。

⑤【鄧春源 1994】捄，揩。《一切經音義》引《字書》曰："捄，揩也。"揩，摩拭也，見《玉篇》。

【整理小組 2001】捄，"探"字之誤。探，讀爲"枕"。（第 295 頁）

【劉釗 2003】捄，讀爲"突"，指煙囱。古代火炕的煙道也在屋内，與炕相連，所以在炕上做導引可以兩手支撑煙道。

【按語】劉釗所釋更合理。

【原文】

● 苦腹張（脹）①，夜日談（倓）臥而精炊（吹）之卅；無益②，精嘑（呼）③之十；無益，精昫（呴）之十；無益，復精炊（吹）之卅；無益，起，治八經之引④。74去臥，端伏，加兩手枕上，加頭手上，兩足距壁，興心，印（抑）頤⑤，引之，而賈（固）箸（着）少腹及股卻（膝），三而已。75去臥而尻壁，舉兩股，兩手絇（鈎）兩股而力引之⑥，極之，三而已。□吴⑦。76

【集釋】

①【鄧春源 1994】患腹脹。

【高大倫 1995】苦，病。《莊子·達生》："見一丈夫游之，以爲有苦而欲死也。"陸德明引司馬彪云："苦，病也。"腹脹，病名。《病源·腹脹候》："腹脹者，由陽氣外虛，陰氣内積故也。陽氣外虛，受風冷邪氣。風冷，陰氣也。冷積於臟腑之間不散，與脾氣相壅，虛則脹，故腹滿而氣微喘也。"（第148 頁）

【謝妍 2018】腹部脹滿不適或腫脹。（第 51 頁）

②【鄧春源 1994】益，增多，增加，引申爲效果。

③【高大倫 1995】呼，吐氣，與"吸"相對。（第 148 頁）

④【高大倫 1995】八經之引,導引術式。(第 148 頁)

【按語】八經之引,代指動作導引,非導引術式,高大倫所釋不妥。前面的吐納導引無效,因而改用動作導引。

⑤【史常永 1992】興心,舉心也。印頤,抑頤,按頤。

【鄧春源 1994】興,喜悅。

【高大倫 1995】興心,發動心。(第 148 頁)

【按語】印,"抑"的本字,指向下按壓。從該導引動作看,先興心。《説文·舁部》:"興,起也。"心,代指胸部。興心,即胸部抬起。後接動作宜爲仰起下巴,這樣纔能起到拉伸胸腹的作用。如果是"抑頤",即下按下巴,與治療腹脹、拉伸胸腹部的導引動作不符合。"仰"和"抑"形近,故"印"當爲"仰"之訛。仰頤,即仰起下巴。"興心,仰頤"是頭和胸部抬起後仰的姿勢。

⑥【何有祖 2004】從圖版看,"力引"後無"之"字。

⑦【整理小組 2006】抄寫者名。缺字右從"頁"。(第 181 頁)

【按語】其餘條目均無抄寫者名,有待考證。

【原文】

● 引虖及欬(咳)①,端立,將②壁,手舉頤,稍去壁,極而已。77

【集釋】

①【鄧春源 1994】導引治療呼吸氣促及咳嗽。《説文》:"虖,哮虖也。"哮虖,指號呼,是呼氣的引申。虖,此指呼氣急促,當屬哮喘之類。

【高大倫 1995】虖,本爲虎吼。《説文·虍部》:"虖,哮虖也。"段玉裁注:"虎聲謂之哮唬。"此處引申爲哮喘。(第 150 頁)

【整理小組 2001】虖,《説文》:"哮嘑也。"此處當指哮喘。(第 295 頁)

【按語】虖,"呼"的異體字,宜寫作"虖(呼)"。

②【鄧春源 1994】將,《廣雅·釋言》:"扶也。"《詩經·周南·樛木》:"福履將之。"鄭玄:"將,猶扶助也。"

【整理小組 2006】將,《廣雅·釋言》:"扶也。"(第 182 頁)

【原文】

● 引肩痛^①,其在肩上,爰^②行三百;其在肩後,前據三百;其在肩前,後復三百;其在夜(腋)下,支落三百;其在兩肩之間^③₇₈痛,危坐,夸(跨)股,把棺(腕),印(抑)股,以力榣(搖)肩,百而已。₇₉

【集釋】

① 【鄧春源 1994】導引治療肩痛。

【高大倫 1995】導引肩痛。(第 152 頁)

② 【整理小組 2006】爰,疑讀爲"援",即"猿"字。(第 182 頁)

③ 【按語】間,依簡文圖版,應爲"閒",釋文宜寫作"閒(間)"。

【原文】

● 引瘛^①,其在脅^②,左手據壁,右手據尻,前左足,詘(屈)其卻(膝),信(伸)右足而力引之,極;因^③前右足,詘(屈)其卻(膝),信(伸)左足,各三而已。₈₀

【集釋】

① 【鄧春源 1994】導引治療筋脉拘急抽搐。

【高大倫 1995】瘛,瘛瘲,癇病,俗稱抽風。《素問·玉機真藏論》:"病筋脉相引而急,病名曰瘛。"余雲岫《古代疾病名候疏義》:"瘛瘲者,痙攣牽引之謂。"(第 152 頁)

【整理小組 2006】《素問·玉機真藏論》:"病筋脉相引而急,病名曰瘛。"(第 182 頁)

【謝妍 2018】瘛,即瘛瘲、癇病,俗稱抽風,又稱小兒急驚風。(第 52 頁)

② 【劉春語 2016】脅,從原版圖片看,應寫作"脅"。(第 169 頁)

【按語】脅,"脅"的異體字,且圖版爲"脅",宜寫作"脅"。

③ 【鄧春源 1994】因,繼,接着。

【原文】

● 引辟^①,在[左]^②頰,左^③手據右顫^④之髮,信(伸)左手而右手引之;

在⑤右煩,引之如左,皆三而已。廁比十,陽見十,梟沃十。₈₁● 端立⑥,被髮敦踵⑦三百,却步⑧三百而休。₈₂

【集釋】

①【鄧春源 1994】導引治療面部喎斜。

【高大倫 1995】辟,讀爲"僻",邪也,旁也。觀本文文意,似指口眼喎邪一類病症。《靈樞·經筋》:"足之陽明,手之太陽,筋急則口目爲僻,眦急不能卒視。"(第 153 頁)

【整理小組 2006】《莊子·田子方》:"口辟焉而不能言。"司馬彪注:"卷不開也。"(第 182 頁)

【劉樸 2010】導引口眼喎斜症狀。

【謝妍 2018】辟,同"癖",指兩脅之間疼痛;或讀爲"僻",指口眼喎邪一類病症。(第 51 頁)

②【整理小組 2006】據文意"在"下脱"左"字。(第 182 頁)

③【整理組 1990】將"左"釋爲"右"。

【李發 2005】查原簡圖片,認爲應爲"右"。

【按語】李發是。

④【鄧春源 1994】後有脱文,存疑。

【高大倫 1995】顮,頭不正,指頭側部位。(第 154 頁)

【整理小組 2006】顮,讀爲"顁",《説文》:"顁頂也。"(第 182 頁)

【按語】高大倫是。"顮"如果釋爲顁頂,就無法分左右,"右顮之髮"無法解釋。

⑤【劉玉環 2012】從圖版看,"左"是"在"的訛字,按照釋文凡例,當釋爲"左(在)右煩"。

【王貴元 2003】觀點同劉玉環。

⑥【按語】"端立"一句另起一行,前無病症名稱,不知是否是"引辟"的内容,存疑待考。

⑦【鄧春源 1994】敦,堅。《莊子·列禦寇》:"伯昏瞀人北面而立,敦杖蹙之乎頤。"

341

【按語】敦,猶"頓",把東西使勁放下。敦踵,即頓踵,指腳跟落下。

⑧【何有祖 2004】却步,指適度步行。

【按語】却步,後退,倒走。韓愈《復志賦》:"諒却步以圖前兮,不浸近而愈遠。"

【原文】

● 引朕(喉)痹①,無(撫)乳,上舉頤,令下齒包上齒,力卬(仰),三而已。其病甚,令人騎其北(背),無(撫)顏(顏),舉頤而卬(仰)之,亟(極)而已②。83

【集釋】

①【鄧春源 1994】導引治療喉痹。

【高大倫 1995】喉痹,或稱喉閉,喉中閉塞不通,廣義爲咽喉腫痛病症的統稱。《素問·咳論》:"心咳之狀,咳則心痛,喉仲介介如梗狀,甚則咽腫喉痹。"(第 154 頁)

【劉樸 2010】導引喉腫。

【謝妍 2018】咽部腫痛,吞咽阻塞不利。(第 48 頁)

②【鄧春源 1994】亟,屢次,頻繁。《左傳·隱公元年》:"(姜氏)愛共叔段,欲立之,亟請於武公。"

【按語】亟而已,到了"亟"的程度就停止,"亟"應爲一個具體的數量,即到達極限後停止。

【原文】

● 引鼽①,危坐,以手力循(揗)②鼻以卬(仰),極,無(撫)心,以力引之,三而已。去立③,夸(跨)足,以佛(俛)據地,極之,三而已。84

【集釋】

①【鄧春源 1994】導引治療鼻塞不通。

【高大倫 1995】鼽,鼻塞。《釋名·釋疾病》:"鼻塞曰鼽。鼽,久也,涕久不通,遂至窒塞也。"後世又稱鼻齁。《字彙》:"鼻塞曰齁。"(第 155 頁)

【劉樸 2010】導引鼻子不通症狀。

【劉春語 2016】釋文宜作"齆（齅）"。（第 169 頁）

【謝妍 2018】《素問・金匱真言》："故春善病鼽衄。"《素問・玄機原病式》："鼽者,鼻出清涕也。"此症是指鼻塞,流青鼻涕。（第 15 頁）

【按語】謝妍是。

②【鄧春源 1993】循,順着撫摩。《漢書・李陵傳》："而數數自循其刀環。"顏師古曰："循,謂摩順也。"

③【按語】簡文"去"和"立"之間間隙較大,且有"、"樣標志,故兩字之間宜斷開。"去"指動作轉換,"去,立"指動作由原來的坐位轉換爲站位。

【原文】

● 引口痛①,兩手指内（入）② 口中,力引之;已,力張口,力張左輯（頷）③,有（又）力張右輯（頷）,毛（吒）④ 而勿發,此皆三而已。85

【集釋】

①【鄧春源 1994】導引治療口腔痛。

【高大倫 1995】導引口痛。（第 156 頁）

【劉樸 2010】導引口痛的症狀。

②【按語】内,有"入"意,不必通"入"。《説文・入部》："内,入也。從门入,自外而入也。"

③【鄧春源 1994】輯,借作"頰",同聲母通假。

【高大倫 1995】輯,讀爲"噍",嚼。力張左輯,用力張開左邊上下頷骨。（第 156 頁）

【按語】輯,高大倫釋爲"嚼"這個動作,欠妥。頷,指構成口的上部和下部,不分左右,整理小組非是。輯,宜指嘴角。《韓非子・外儲説》："飾以玫瑰,輯以翡翠。"輯,通"緝",連綴,這裏指上下嘴唇的連綴之處。

④【鄧春源 1994】吒,因痛苦而作憤怒聲。

【整理小組 2006】吒,《説文》："噴也。"（第 183 頁）

【按語】吒,意爲張大口發聲,是鍛煉口的一種方法。

【原文】

● 失欲口不合①，引之，兩手奉其頤，以兩拇指口中擪②，窮耳而力舉頤，即已矣。86

【集釋】

①【鄧春源 1994】下顎脱臼，口不能閉合。

【彭浩 1990】這種幫助脱臼下顎復位的方法至今仍然使用。

【高大倫 1995】指下頜骨關節脱落而口不能閉合。（第 157 頁）

【整理小組 2006】欲，《説文》：“合會也。”（第 183 頁）

【劉樸 2010】導引口不能閉的症狀。

【謝妍 2018】下頜關節脱落而使嘴巴不能閉合，俗稱落下巴。（第 41 頁）

②【鄧春源 1994】擪，《廣雅·釋詁》：“按也。”

【整理小組 2006】擪，《説文》：“一指按也。”朱駿聲《説文通訓定聲》云：“一指當作以指。”（第 183 頁）

【王貴元 2004】“以兩拇指口中擪”證明“擪”非一指，朱駿聲説爲是。

【按語】王貴元非是。“以兩拇指口中擪”，即把兩拇指放入口中，左右兩邊各一指。按壓的時候，一指按壓一側，左邊拇指按壓左邊，右邊拇指按壓右邊，兩手一齊用力，當髁狀突移到關節水平以下時，再輕輕向後推動，此時髁狀突即可滑入關節窩而得復位。此法恰證《説文》“擪，一指按也”之釋。《引書》之“引目痛，左目痛，右手指擪内脉……兩手之指擪兩目内脉”，即兩手手指分別按兩側目内眦，也説明“擪”爲一指按壓。

【原文】

● 引肘痛①，□□三百，□□三百②。其掐（腕）痛在左，右手把左掐（腕）而前後摇（摇）之，千而休；其在右，左手把右掐（腕），前後摇（摇）87之，千而休。其在右手③，左手杷（把）右掐（腕），前後摇（摇）之，千而休。其左手指痛，右手無（撫）左手指，反引之。其右手指痛，左手無（撫）右手指，88力引之，十而休④。89

【集釋】

① 【鄧春源 1994】導引治療肘關節痛。

【高大倫 1995】導引肘痛。（第 158 頁）

【劉樸 2010】導引肘痛。

② 【按語】從簡文看，"□□三百，□□三百"宜爲"□□而□三百"。

③ 【高大倫 1995】"其在右手"前疑奪"其在左手，右手把左指（腕），前後榣（搖）之，千而休"。（第 157 頁）

【按語】同意奪句的觀點，但補的位置可商榷，宜補在"其在右手"句之後。本導引動作叙述次序宜爲左腕—右腕—右手—左手—左指—右指，此爲《引書》叙述左右次序之特點。"引瘻"亦是按照"左—右—右—左—左—右—右—左"的次序排列。故該句宜補於"其在右手"句之後，"其左手指痛"之前。

④ 【整理小組 2006】按文例，此下當脱右手指痛一段。（第 183 頁）

【原文】

●引目痛①，左目痛，右手指痒（摩）内脉②，左手指無（撫）顳而力引之，三而已；右如左。●一曰：兩手之指痒（摩）兩目内脉而上循（揗）之，至項，₉₀十而已。●一曰：起臥而危坐，痒（摩）兩手，令指熱，以循（揗）兩目，十而已。₉₁

【集釋】

① 【高大倫 1995】導引目痛。（第 159 頁）

【鄧春源 1996】導引治療眼痛。

【劉樸 2010】導引眼睛疼的症狀。

② 【鄧春源 1996】内脉，目内眦部。

【高大倫 1995】内脉，即内眦，又名大眦，即内眼角。（第 158 頁）

【原文】

●引厥（瘻）①，其在右恒陽②之胕脉，視左足之指，佛（俛），力引之；其在左，引之如右。其在右則（側）陽筋③胕脉，視左肩，力引之；其在左₉₂則（側）陽筋胕脉，如右。其在左則（側）陰（陰）筋胕脉，雇（顧）右足蹱（踵），力引之；其在右則（側）陰（陰）筋胕脉，亦如左。其在前陰（陰）筋，兩手無（撫）₉₃乳上，以力舉頤，此物皆十而已。₉₄

【集釋】

①【高大倫 1995】瘻，瘰癧，即淋巴結核。《說文·疒部》：“瘻，頸腫也。”《脉書》：“在頸，爲瘻。”《靈樞·寒熱》：“寒熱瘰癧在於頸腋者……此皆鼠瘻寒熱之毒氣也。”瘰癧之病多發於頸項及耳之前後，病變可局限於一側，也可兩側同時發生，其形狀纍纍如珠，歷歷可數，故名。（第 160 頁）

【鄧春源 1996】導引治療肛痔。

【整理小組 2006】瘻，《山海經·中山經》注：“癰屬也。”（第 184 頁）

【劉樸 2010】導引淋巴結核。

【謝妍 2018】瘻，瘰癧，即淋巴結核。（第 52 頁）

【按語】鄧春源非是。瘻，應爲頸部淋巴結核。

②【鄧春源 1996】右，肛門右側。恒，固定。陽，外露的，外側。此似指發生於肛門齒綫以下之外痔。

【按語】不妥。瘻，應爲頸部淋巴結核，非肛瘻。

③【鄧春源 1996】筋，皮下可見的静脉血管。

【原文】

●引聾①，端坐，聾在左，信（伸）左臂，撟母（拇）指端，信（伸）臂，力引頸與耳；右如左。₉₅

【集釋】

①【高大倫 1995】聾，聽覺失靈或遲鈍。《釋名·釋疾病》：“聾，籠也。如在蒙籠之内，聽不察也。”《廣雅·釋訓》：“聾，聵，疾也。”王念孫《疏證》：“聾、聵，皆不能聽之疾。”（第 160—161 頁）

【鄧春源 1996】導引治療耳聾。

【劉樸 2010】導引耳聾。

【謝妍 2018】聾，病症名，指聽力喪失或衰減。（第 12 頁）

【整理小組 2006】《導引圖》有"引聾",圖像與本術式不同。（第 184 頁）

【原文】

● 引耳痛①，内指耳中而力引之，壹②上下，壹前後，已，因右手據左肩，力引之，已，左手據右肩，力引之，皆三而已。96

【集釋】

①【高大倫 1995】導引耳痛。（第 161 頁）

【鄧春源 1996】導引治療耳内痛。

【劉樸 2010】導引耳痛。

②【鄧春源 1996】壹，或。《孫子·謀攻》："不知彼而知己，壹勝壹負。"

【按語】壹，在此處爲量詞。

【原文】

● 苦額（?）及顏（顏）痛①，漬以寒水，如餐（餐）頃，掌安（按）顫②，指據髮，更上更下而諟（呼）虖虖，手與口俱上俱下，卅而已。97

【集釋】

①【高大倫 1995】額，顴部。《説文·頁部》："額，權也。"段玉裁注："權者今之顴字。"帛書《足臂十一脉灸經》"足陽明脉"條有"額"字，整理小組注："額，顴部。"顏，額頭，眉以上兩額之間的部分。（第 162 頁）

【鄧春源 1996】患面煩及前額部痛。

【何有祖 2004】從圖版來看，此字與《引書》簡 94 之"頤"字同，與《二年律令》簡 30 之"額"字異，字當釋作"頤"。

②【鄧春源 1996】顫，指能辨氣味，引申爲鼻。

【按語】非是。顫，當指頭部兩側太陽穴附近。

【原文】

● 學（覺）以涿（啄）齒①，令人不齲②。其齲也，益涿（啄）之。98

347

【集釋】

①【鄧春源 1996】涿，即"涿"。涿，擊，叩擊。《周禮‧秋官‧序官》"壺涿氏"，鄭玄注："壺，謂瓦鼓。涿，擊之也。"

【整理小組 2006】啄齒，叩齒。（第 184 頁）

【吕志峰 2014】涿，"涿"的俗字。"涿"本身就有"敲擊"之意，"涿齒"即"叩齒"，不需要通假"啄"字。

【按語】吕志峰是。

②【彭浩 1990】齲齒。

【高大倫 1995】齲，即齲齒，俗稱蛀牙。《史記‧扁鵲倉公列傳》："齊中大夫病齲齒。"張守節引《釋名》云："齲，朽也，蟲齒之缺朽也。"

【鄧春源 1996】蛀牙。

【原文】

● 閉息以利交筋。

【集釋】

【高大倫 1995】交筋，疑泛指男女前陰。（第 164 頁）

【鄧春源 1996】用停止呼吸法導引就能使全身的筋脉滑利。

【按語】高大倫非是。交筋，即筋脉之會合、通利。

【原文】

堂落以利恒脉。

【集釋】

【史常永 1992】堂落，借作"唐落"，亦即"鷞落"。堂，通"唐"。《淮南子‧修務訓》："唐牙莫之鼓也。"高誘注："唐，猶堂也。"《爾雅‧釋鳥》："鷞，鷞鳩。"郭璞注："似鳥，蒼白色。"《玉篇‧鳥部》："鷞，一名唐屠，鳥似烏。"郝懿行疏引《酉陽雜俎》曰："唐者，黑色也，謂斑上有黑，一變爲白鷞。"如《雜俎》説，是鷹屬也。由是知"鷞"古亦省作"唐"。

【高大倫 1995】恒脉，疑即"引瘻"中"其在右恒陽之胕脉"。堂落，疑通

348

"螳螂",其術式爲"□□者,大決足,右手據左足而俛"。(第 164 頁)

【鄧春源 1996】恒,通"亙",意爲遍、滿。此句釋爲:用堂落法導引就能使遍身脉道通暢。

【原文】

蛇甄以利距腦。

【集釋】

【高大倫 1995】距腦,即"鉅腦",頭爲諸陽之所會,故云。(第 164 頁)

【鄧春源 1996】用蛇甄法導引就能使足指節和頭部功能活動正常。

【按語】距,據守。《尚書·五子之歌》:"有窮后羿,因民弗忍,距於河。"孔安國:"有窮,國名。羿,諸侯名。距太康於河,不得入國,遂廢之。"腦,指頭部。距腦,即衛護頭部。

【原文】

梟沃以利首輨。

【集釋】

【高大倫 1995】輨,同"軸",病也。首輨,頭部病。(第 164—165 頁)

【鄧春源 1996】用梟沃導引就能使頭部轉動靈活。

【整理小組 2006】輨,字不識,似即簡 51"軖"字。(第 185 頁)

【原文】

周脉循奏(腠)理以利蹱(踵)首。

【集釋】

【高大倫 1995】周脉,指遍身筋脉。循,順着,沿着。踵首,指足和頭。該句意爲:遍及周身筋脉,順着腠理,有益於足跟和頭。(第 165 頁)

【鄧春源 1996】用周脉法撫摩皮膚肌肉就能使脚跟和頭部功能良好。

【原文】

廁(側)比以利耳。

【按語】見前文："側比者，反錯手，背而卑，突肩。"

【原文】

陽見以利目。

【按語】見前文："陽見者，反錯手，背而仰，後顧。"

【原文】

啓₉₉口以卬（仰）以利鼻。

【按語】張開口並仰頭有利於鼻。

【原文】

秏（吒）而勿發以利口。

【集釋】

【鄧春源 1996】張口作聲却屏氣不呼就能使口齒健康。吒，引申爲張口。

【按語】"張口作聲"與"屏氣不呼"是矛盾的，作聲必然要呼氣，此處"勿發"不是"屏氣不呼"，而是不發聲音。

【原文】

撫心舉頤以利膁（喉）脴（咽）。

【集釋】

【鄧春源 1996】做按摩心胸抬舉下巴的動作就能使喉嚨暢利。

【原文】

梟栗以利柎項。

【集釋】

【高大倫 1995】柎，通"拊"，保護。（第 165 頁）

【鄧春源 1996】用梟栗法導引就能使項背部舒展。柎，弓背中部兩側貼附的骨片,借指人的背部。

【按語】前文有:"梟鵜者,反錯手,背而縮頸甄頭。"

【原文】

虎雇(顧)以利項尼。

【集釋】

【整理小組 2006】尼,或讀爲"胒",臀部。(第 185 頁)

【高大倫 1995】虎顧,像虎一樣回頭看。尼,通"胒",指臀部。(第 165 頁)

【按語】頸與臀距離較遠,"尼"釋爲"臀部"似不妥。《廣雅·釋詁》:"尼,安也。"項尼,宜指項部安和。

【原文】

信(伸)倍以利肩綎(錦)。

【集釋】

【史常永 1992】整理組釋"綎"爲"錦",未知所指。綎,亦作"紟"。《説文·系部》:"紟,衣系也,從系,今聲。"段玉裁注:"聯合衣襟之帶也,今人用銅紐,非古也。凡結帶皆曰紟。""紟""筋""靳"古音近義通。《説文·竹部》:"筋,肉之力也,從肉、力,從竹。竹,物之多筋者。"《釋名·釋形體》:"筋,力也。肉中之力,氣之元也,靳固於身形也。"《説文·革部》:"靳,當膺也。"膺背並以結帶相連。"紟"古韵爲文部見紐,"筋""靳"爲侵部見紐,鄰韵雙聲,故可通借。肩紟,猶"肩筋"也。

【高大倫 1995】倍,讀爲"背"。肩錦,即肩甲、肩胛。(第 165 頁)

【鄧春源 1996】綎,繫結衣帶,或作"紟",此引申爲肩關節連屬部位。

【陳斯鵬 2004】倍,應釋爲"信",讀爲"伸"。

【按語】陳斯鵬是。依簡文看,整理小組的釋文缺失"引"字。綎,即"紟",繫衣服的帶子。《説文·系部》:"紟,從系,今聲。"筋,《説文·竹部》:"居銀切。"故"紟""筋"音近。肩筋,指肩部筋脉。"綎"與"錦"不同,釋文宜寫作"綎(紟—筋)"。

【原文】

支落以利₁₀₀夜（腋）下。

【集釋】

【陳斯鵬2004】落，"胳"的借字。《説文》："胳，亦下也。"正好與"利腋下"功效相符。

【按語】前文有："鳹落者，□□腰，撟一臂與足而偃。"

【原文】

雞信（伸）以利肩婢（臂）。

【集釋】

【高大倫1995】雞伸，導引術式名。婢，通"臂"。肩臂，指手腕至肩部。（第165頁）

【鄧春源1996】用雞伸法導引就能使肩下部位活動正常。《玉篇》："卑，下也。""婢""卑"二字同源。

【按語】高大倫是。

【原文】

反揺（摇）以利腹心。

【集釋】

【鄧春源釋1996】用反摇法導引就能使胃腸功能正常。

【按語】心，代指胸部。腹，指腹部。腹心，宜指胸腹部位。

【原文】

反旋以利兩胠。

【按語】胠，指脅肋部。《素問·咳論》："肝咳之狀，咳則兩脅下痛，甚則不可以轉，轉則兩胠下滿。"王冰注："胠，亦脅也。"

【原文】

熊經以利䐔（脢）背。

352

【集釋】

【高大倫 1995】朡,讀爲"脄",背肉也。（第 165 頁）

【鄧春源 1996】用熊經法導引就能使背部肌肉結實。朡，背肥美，引申爲背部的肌肉發達。

【原文】

復據以利要（腰）。

【集釋】

【高大倫 1995】復，疑通"覆"。（第 165 頁）

【原文】

禹步以利股閒。

【集釋】

【高大倫 1995】禹步有益於兩腿之間。（第 165—166 頁）

【鄧春源 1996】用禹步法導引就能使兩大腿之間肌腱剛勁。

【原文】

前厥以利股劫（膝）。

【集釋】

【高大倫 1995】前厥，意爲前仆或前跳。（第 166 頁）

【劉春語 2016】厥，查原版圖片宜釋爲"厤（厥—蹶）"。（第 183 頁）

【按語】厥，叩首，《孟子·盡心下》曰："若崩厥角稽首。"馬王堆《導引圖》有"俯厥"式，身體前俯，兩手按地，拉伸腿部筋脉。故"前厥"宜爲類似"俯厥"的姿勢。

【原文】

反101掔以利足蹢。

【集釋】

【高大倫 1995】掔，脚圈。反掔，脚反踏。《釋名·釋形體》："蹢，底也，

足底也。"足蹢爲足底。（第 166 頁）

【鄧春源 1996】用反腕法就能使脚和脚趾靈活有力。掔，或作"腕""捥"。

【整理小組 2006】掔，當係"擥"字之訛，字又作"擥"，《莊子·徐無鬼》司馬彪注："牽也。"蹢，《廣雅·釋獸》："足也。"（第 185 頁）

【按語】掔，即"擥"，同"腕"。《漢書·郊祀志》："莫不搤掔而自言有禁方能神仙矣。"顏師古注："掔，古手腕之字也。"唐柳宗元《箏郭師墓志》："布爪指，運掌掔。"何焯引潘緯曰："掔，烏貫切，與'腕'同。"而此處作用部位在足，故應爲脚腕。反掔，即"反腕"，指反脚腕。蹢，蹄也。《詩經·小雅·漸漸之石》："有豕白蹢，烝涉波矣。"《毛傳》："蹢，蹄也。"足蹢，指足。

【原文】

跌指以利足氣。

【集釋】

【高大倫 1995】跌，讀爲"夾"。指，讀爲"趾"。跌指，將足趾并攏。利足氣，有利於足下陽氣流通。（第 166 頁）

【按語】跌指，似指"僉指"，"僉指"亦用於活動足部。

【原文】

敦踵（踵）以利匈（胸）中。

【集釋】

【高大倫 1995】頓足跟有益於胸中。（第 166 頁）

【鄧春源 1996】用竪立脚後跟法導引就能胸中寬暢舒鬆。

【按語】敦踵，即頓脚跟，提起脚跟然後落下引起身體振動。鄧春源之"竪立脚後跟法"，未言及落足動作。

【原文】

此物皆三而已。[102]

【集釋】

【整理小組 2006】物,《左傳·昭公九年》注:"類也。"（第 185 頁）

【原文】

● 人之所以得病者,必於^①暑濕風寒雨露,奏（腠）理启闔,食歙（飲）不和,起居^②不能與寒暑相應（應）,故得病焉。是以春夏秋₁₀₃ ●^③冬之閒^④,亂氣相薄遝^⑤也,而人不能自免其閒（間）,故得病。

【集釋】

① 【高大倫 1995】於,表原因。（第 168 頁）

② 【高大倫 1995】起居,作息、舉止,謂日常生活。（第 168 頁）

③ 【整理小組 2006】墨點係誤加。（第 185 頁）

④ 【按語】宜寫作"閒（間）"。

⑤ 【高大倫 1995】亂,混雜。亂氣,指四時之中陰陽失和之氣。薄遝,猶言"迫及"。（第 168 頁）

【鄧春源 1996】遝,通"逮",及。

【整理小組 2006】亂,《荀子·解蔽》注:"雜也。"薄,《釋名·釋言語》:"迫也。"遝,《廣雅·釋言》:"及也。"（第 185 頁）

【按語】遝,通"沓",衆多,重疊。此句形容季節轉換時非常之氣雜亂相迫。

【原文】

是以必治八經之引,炊（吹）呴（呴）虖（呼）吸^①天地之精氣,信（伸）復（腹）折要（腰）,力信（伸）手₁₀₄足,軹蹱（踵）曲指^②,去起寬亶^③,偃治巨^④引,以與^⑤相求^⑥也,故能毋病。偃卧炊（吹）呴（呴）、^⑦引隂（陰）,春日再^⑧呴（呴）,壹虖（呼）壹炊（吹）;夏日再虖（呼）,壹呴（呴）壹₁₀₅炊（吹）;冬日再炊（吹）,壹呴（呴）壹虖（呼）。

【集釋】

① 【高大倫 1995】此語最早見《莊子·刻意》。吹,吐出涼氣。呴,吐出

355

熱氣。呼，吹出温氣。吸，入息，與呼相對。（第 168 頁）

②【高大倫 1995】軵，推。軵踵曲指，推進足跟，彎曲手指。（第 168 頁）

③【高大倫 1995】去起，不解，疑釋爲臥、起兩個體位。亶，大。寬亶，即寬大，度量寬大，能容人；或可釋爲"寬祖"。（第 168 頁）

【鄧春源 1996】亶，通"癉"，病。《禮記·緇衣》："下民卒癉。"去，《廣雅·釋詁》："行也。"起，由坐、臥而站立，或由臥而坐。《左傳·宣公十四年》："楚子聞之，投袂而起。"起，引申爲活動、運動。寬，猶遠也。《國語·周語》："以恭給事則寬於死。"遠，不接近，疏遠。《論語·雍也》："敬鬼神而遠之。"遠，引申爲減少。

【整理小組 2006】亶，讀作"祖"。（第 185 頁）

【陳斯鵬 2004】去，讀爲"閭"。

【李發 2005】陳斯鵬所釋不妥。去，可以理解爲"去於"。去起，即起身。

④【高大倫 1995】巨，極，或釋爲"大"。（第 168 頁）

【鄧春源 1996】巨，通"矩"。《管子·宙合》："成功之術，必有巨獲。"巨獲，即"矩彠"，法度。矩，此指導引術式、程式。

⑤【鄧春源 1996】"與"後省一"之"字。之，代指上文各種導引動作。

⑥【鄧春源 1996】求，通"逑"，匹配，配合。《詩經·大雅·下武》："世德作求。"《詩經·大雅·民勞》："惠此中國，以爲民逑。"

⑦【按語】頓號宜改爲逗號。

⑧【高大倫 1995】再，兩次。（第 168 頁）

【原文】

人生於清（情）①，不智（知）愛其氣②，故多病而易（易）死。人之所以善蹶（瘚）③，蚤（早）衰於陰④，以₁₀₆其不能節其氣也。能善節其氣而實其侌（陰），則利其身矣。

【集釋】

①【李學勤 1991】此句釋爲"人生於清（精）"。

【高大倫 1995】情，情感。人之情包括喜、怒、哀、樂、懼、愛、惡、欲，參見

《禮記·禮運》。（第 168 頁）

【鄧春源 1996】喜、怒、哀、懼、惡、愛、欲。

【按語】李學勤非是。下一句"不知愛其氣"説明"清"與氣的耗損有關，而情緒變化可以導致氣的消耗。《素問·舉痛論》："百病生於氣也。怒則氣上，喜則氣緩，悲則氣消，恐則氣下，寒則氣收，炅則氣泄，驚則氣亂，勞則氣耗，思則氣結。"《素問·陰陽應象大論》："人有五臟化五氣，以生喜怒悲憂恐。故喜怒傷氣，寒暑傷形，暴怒傷陰，暴喜傷陽。"五臟化五氣，五氣生情志，如果不能節制自己的喜怒等情緒，就會造成氣的運行異常，進而耗損正氣，導致生病甚至死亡。故"清"宜爲"情"。

② 【高大倫 1995】氣，元氣，本元之氣。（第 169 頁）

③ 【高大倫 1995】蹷，昏厥。（第 169 頁）

【鄧春源 1996】蹷，通"厥"，病名。

【整理小組 2006】瘚，《廣雅·釋詁》："病也。"（第 185 頁）

【劉春語 2016】查原版圖片宜釋爲"蹙（蹙—厥）"。（第 183 頁）

【按語】蹷，非"瘚"的借字，《説文·足部》："蹷，僵也。""蹷"與"瘚"在文中均出現，意義不同，前者指倒下，後者指逆氣。《説文·人部》："僵，偃也。"段玉裁注："僵謂仰倒。"《吕氏春秋·貴卒》："鮑叔御公子小白僵。"注："僵，猶偃也。"善蹷，意爲容易倒下，引申爲容易死亡。

④ 【高大倫 1995】陰，男女生殖器官。（第 169 頁）

【按語】陰，指五臟之氣。早衰於陰，即五臟之氣早衰。

【原文】

貴人之所以得病者，以其喜怒之不和①也。喜則陽107氣多，怒則陰（陰）氣多②，是以道者③喜則急昫（呴）、怒則劇炊（吹）以和之④，吸天地之精氣，實其陰（陰），故能毋病。賤人之所108以得病者，勞卷（倦）飢渴，白汗夬（決）⑤絶，自⑥入水中，及卧寒突之地⑦，不智（知）收⑧衣，故得病焉；有（又）弗智（知）昫（呴）虖（呼）而除去之，109是以多病而易死。110

【集釋】

① 【高大倫1995】和，和協。不和，不和協，不平衡。（第170頁）

② 【高大倫1995】《素問·舉痛論》："百病生於氣也。怒則氣上，喜則氣緩，悲則氣消，恐則氣下，寒則氣收，炅則氣泄，驚則氣亂。"《素問·陰陽應象大論》："人有五臟化五氣，以生喜怒悲憂恐。故喜怒傷氣，寒暑傷形，暴怒傷陰，暴喜傷陽。"（第170頁）

③ 【高大倫1995】道者，得養生之道者。（第170頁）

【按語】道者，即導者，導引之人。

④ 【高大倫1995】和之，和喜怒。（第171頁）

⑤ 【高大倫1995】夬，通"決"，決絕，斷絕。（第171頁）

【鄧春源1996】夬，《釋名·釋言語》："夬，決也。有所破壞決裂之於終始也。"

【整理小組2006】決，《説文》："行流也。"（第185頁）

【按語】決，指汗液流出。

⑥ 【鄧春源1996】自，猶"其"，代詞。《洛陽伽藍記·法雲寺》之"自餘酒器"，《太平廣記》注："自作其。"《周書·庾信傳》："唯王褒頗與信相埒，自餘文人，莫有逮者。"劉淇曰："自餘猶云其餘。"

⑦ 【高大倫1995】突，空，洞。寒突之地，寒冷通風的地方。（第171頁）

【鄧春源1996】突，《説文》："穿也。"《廣雅·釋詁》："空也。"

【整理小組2006】突，《廣雅·釋詁》："空也。"（第185頁）

【按語】突，穿透。《説文·穴部》："突，穿也。"寒突之地，指寒冷透風的地方。

⑧ 【鄧春源1996】收，古冠名。《儀禮·士冠禮》："周弁殷哻夏收。"

【原文】

● 治身欲與天地相求，猶橐籥①也，虛而不屈，勤（動）而俞（愈）出②。閉玄府③，啓繆門④，闔五臧（臟）⑤，逢（?）九竅⑥，利啓闔奏（腠）₁₁₁理，此利身之道也。燥則婁（數）虖（呼）婁（數）卧，濕則婁（數）炊（吹）毋卧實⑦陰（陰），暑則精婁(數)昫(呴),寒則勞身,此與燥濕寒暑相應(應)之道也。112

【集釋】

①【高大倫 1995】橐籥,鼓風的排橐,其内部空虛而不屈曲,運動越快,鼓出的風也越多。(第 172 頁)

②【整理小組 2006】《老子》:"天地之間,其猶橐籥乎? 虛而不屈,動而愈出。"(第 186 頁)

③【高大倫 1995】玄府,氣門,即汗孔。閉玄府,指"節其氣"。(第 172 頁)

【整理小組 2006】玄府,詞見《素問·水熱穴論》。(第 186 頁)

【按語】閉,簡文爲▇,因竹簡中間有竪裂紋,導致右側顯示不清。字的下半部分似"開"字的殘餘,推斷此字宜爲"開"字。《引書》中"閉息以利交筋"的"閉"字是完整的,書寫爲▇。二者有所不同。第一,"門"的書寫不同,前者"門"的右側一竪上下突出,後者右側一竪很短,没有超出上下兩横。第二,下半部分的書寫不同,前者在下半部分一竪的左側有兩横(或一横一撇),右側因裂紋不顯示;後者顯示完整,在下半部分一竪左邊爲一横,右邊爲一横一折,但是這一折没有越過分隔號到達分隔號左邊。《引書》中没有其他"開"字,故無法對照。查《張家山漢簡文字編》,張家山漢簡中"開"字的字形有:▇(《二年律令》)、▇(《二年律令》)、▇(《蓋廬》)。"閉"字的字形有:▇(《脉書》)、▇(《脉書》)、▇(《脉書》)、▇(《引書》)、▇(《引書》)。《引書》中▇的下面半個字形,與《蓋廬》《二年律令》中"開"字的左半部分相似。因此,從含義和字形兩方面推斷,此字宜爲"開"字。

④【高大倫 1995】繆門,疑爲"命門",指下丹田。啓繆門,指"實其陰"。(第 172 頁)

⑤【整理小組 2006】五臟,心、肝、脾、肺、腎。(第 186 頁)

⑥【高大倫 1995】逢,疑爲"通"字之訛。九竅,九孔。(第 172 頁)

【陳斯鵬 2004】"逢"字簡文與睡虎地秦簡、馬王堆帛書、銀雀山漢簡等處"達"字極近,也當釋爲"達"。達九竅,意爲通九竅。(第 74—77 頁)

【整理小組 2006】九竅,耳、目、鼻、口和前陰、後陰。(第 186 頁)

【按語】陳斯鵬是。

⑦【劉春語 2016】查原版圖片宜釋爲"賓(實)"。(第 188 頁)

三、集釋參考文獻簡稱

(一) 書　　籍

高大倫著:《張家山漢簡〈引書〉研究》,巴蜀書社,1995 年。【高大倫 1995】

張家山二四七號漢墓竹簡整理小組編:《張家山漢墓竹簡〔二四七號墓〕》,文物出版社,2001 年。【整理小組 2001】

張家山二四七號漢墓竹簡整理小組編著:《張家山漢墓竹簡〔二四七號墓〕》(釋文修訂本),文物出版社,2006 年。【整理小組 2006】

李零著:《中國方術考》(修訂本),東方出版社,2000 年。【李零 2000】

周祖亮、方懿林著:《簡帛醫藥文獻校釋》,學苑出版社,2014 年。【周祖亮 2014】

(二) 期 刊 論 文

張家山漢簡整理組:《張家山漢簡〈引書〉釋文》,《文物》1990 年第 10 期,第 82—88 頁。【整理組 1990】

彭浩:《張家山漢簡〈引書〉初探》,《文物》1990 年第 10 期,第 87—91 頁。【彭浩 1990】

李學勤:《〈引書〉與〈導引圖〉》,《文物天地》1991 年第 2 期,第 8 頁。【李學勤 1991】

鄧春源:《張家山漢簡〈引書〉譯釋》(一),《醫古文知識》1991 年第 4 期,第 22—23 頁。【鄧春源 1991】

連邵名:《江陵張家山漢簡〈引書〉述略》,《文獻》1991 年第 2 期,第 256—263 頁。【連邵名 1991】

史常永:《張家山漢簡〈脉書〉〈引書〉釋文通訓》,《中華醫史雜志》1992 年第 3 期,第 129—136 頁。【史常永 1992】

鄧春源：《張家山漢簡〈引書〉譯釋》（續篇），《醫古文知識》1993 年第 1 期，第 24—26 頁。【鄧春源 1993】

鄧春源：《張家山漢簡〈引書〉譯釋》（續編），《醫古文知識》1994 年第 2 期，第 33—36 頁。【鄧春源 1994】

吳志超：《張家山漢簡導引專著〈引書〉述探》，《體育文史》1995 年第 5 期，第 9—11 頁。【吳志超 1995】

鄧春源：《張家山漢簡〈引書〉譯釋》（續完），《中醫藥文化》1996 年第 4 期，第 34—37 頁。【鄧春源 1996】

劉釗：《〈張家山漢墓竹簡〉釋文注釋商榷》（一），《古籍整理研究學刊》2003 年第 3 期，第 1—4 頁。【劉釗 2003】

王貴元：《張家山漢簡字詞釋讀考辨》，《鹽城師範學院學報》（人文社會科學版）2003 年第 4 期，第 85—86 頁。【王貴元 2003】

王貴元：《張家山漢簡與〈説文解字〉合證：〈説文解字校箋〉補遺》，《古漢語研究》2004 年第 2 期，第 46—47 頁。【王貴元 2004】

陳斯鵬：《張家山漢簡〈引書〉補釋》，《江漢考古》2004 年第 1 期，第 74—77 頁。【陳斯鵬 2004】

孟蓬生：《張家山漢簡字義札記》，《古籍整理研究學刊》2004 年第 5 期，第 1—15 頁。【孟蓬生 2004】

李發：《讀張家山漢簡〈引書〉札記》，《四川理工學院學報》（社會科學版）2005 年第 1 期，第 61—63 頁。【李發 2005】

方勇、侯娜：《讀秦漢簡札記四則》，《古籍整理研究學刊》2009 年第 4 期，第 39—42 頁。【方勇 2009】

張雪丹、張如青：《張家山漢簡〈脉書〉〈引書〉中“瘴”字考釋》，全國第十八次醫古文研究學術年會會議論文，合肥，2009 年，第 35—39 頁。【張雪丹 2009】

劉樸：《漢代竹簡〈引書〉中徒手治療導引法的復原及特徵研究》，《體育科學》2010 年第 9 期，第 18—29、43 頁。【劉樸 2010】

黃瀟瀟：《以〈張家山漢墓竹簡〉印證〈説文〉説解》，《南陽師範學院學報》2011 年第 4 期，第 56—60 頁。【黃瀟瀟 2011】

劉玉環:《讀〈張家山漢墓竹簡〔二四七號墓〕〉札記》,《寧夏大學學報》(人文社會科學版)2012 年第 4 期,第 17—21 頁。【劉玉環 2012】

吕志峰:《讀漢簡札記三則》,《中國文字研究》2014 年第 1 期,第 177—180 頁。【吕志峰 2014】

周祖亮:《張家山漢簡醫書疾病詞語考辨三則》,《醫療社會史研究》2016 年第 2 期,第 259—266 頁。【周祖亮 2016】

(三) 碩士、博士論文

郝慧芳:《張家山漢簡語詞通釋》,博士學位論文,華東師範大學,2008 年。【郝慧芳 2008】

羅寶珍:《簡帛病症文字研究》,博士學位論文,福建師範大學,2011 年。【羅寶珍 2011】

劉春語:《漢簡帛醫書十三種字詞集釋》,博士學位論文,西南大學,2016 年。【劉春語 2016】

謝妍:《簡帛醫書症狀研究》,碩士學位論文,南京中醫藥大學,2018 年。【謝妍 2018】

韓厚明:《張家山漢簡字詞集釋》,博士學位論文,吉林大學,2018 年。【韓厚明 2018】

(四) 網 絡 文 章

何有祖:《張家山漢簡釋文與注釋商補》,簡帛研究網,2004 年,http://www.jianbo.org/admin3/html/heyouzhu07.htm。【何有祖 2004】

孟蓬生:《張家山漢簡"去(盍)"字補釋》,簡帛網,2007 年,http://www.bsm.org.cn/?hanjian/4722.html。【孟蓬生 2007】

附　　録

一、關於導引的若干問題的探討

導引療法源遠流長,其概念和内涵在發展過程中不斷豐富,本文對導引相關的若干問題進行一些思考。

(一)導引用詞

"導引"指導引療法,在不同的語境中,"導引"經常略寫爲"引"或者"導"。"引"字字義前文已述。《説文・寸部》:"導,引也。从寸,道聲。"段玉裁注:"經傳多假道爲導……引之必以法度。"故"導"與"引"同義。

古書中"導引"一詞的用法可分爲以下四種:

第一,直接用"導引"。《莊子・刻意》中最早出現"導引"一詞。《靈樞・病傳》云:"余受九針於夫子,而私覽於諸方,或有導引行氣、喬摩、灸、熨、刺、焫、飲藥之一者可獨守耶,將盡行之乎?"將"導引"列爲主要的中醫治療方法。

第二,將"導引"略寫爲"引"。《引書》《導引圖》皆以"引"表示"導引",在描述導引治療某種疾病時,常以"'引'+疾病名稱"的形式出現,如"引踝痛"。《素問・血氣形志》:"形苦志樂,病生於筋,治之以熨引。""引"即指導引療法。

第三,"導"亦可指"導引"。《靈樞・陰陽二十五人》:"氣有餘於上者,導而下之。""導"即導引。咳嗽、噯氣、呃逆等"氣有餘於上"的病症,需用針刺將上逆之氣導引下行。

第四,"導"亦可寫作"道"。《説文・寸部》段玉裁注:"經傳多假道爲導,義本通也。"《引書》:"是以道者喜則急呴、怒則劇吹以和之,吸天地之精氣,實其陰,故能毋病。""道者"即導引之人。導引之人採用呼吸吐納調節情緒引起的氣機紊亂,過喜時吐氣並發"呴"聲,大怒時吐氣並發"吹"聲,以調節不和諧之氣,吸收天地精氣,充實五臟,故能免於生病。馬王堆漢墓竹簡《十問》:"朘之葆愛,兼予成佐,是故道者發明垂手循臂,摩腹從陰從陽。""道者"亦指導引之人。保養愛護男陰,要做到給予營養、穩固朘氣、佐以運動三個方面,所以善於導引之人發明了兩手下垂循經按摩手臂,按摩腹部以調和陰陽的方法。《管子·中匡》:"道血氣以求長年、長心、長德,此爲身也。"[1]"道"即導引。導引氣血以延年益壽,静心養德,這是保養身體之道。

(二) 導引宜屬《漢書·藝文志》醫經類

東漢班固《漢書·藝文志·方技略》分爲醫經、經方、房中、神仙四類,"方技者,皆生生之具,王官之一守也"。"方技"是保養生命、治療疾病的内容,與人的身心相關的療病、養生、修身養性等内容皆在此列。

《漢書·藝文志》神仙類載有《黄帝雜子步引》十二卷,是有記載的最早的導引書籍,但僅有書名。後世以此爲依據,將導引列在神仙一類。《漢書·藝文志》:"神仙者,所以保性命之真,而遊求於其外者也。聊以蕩意平心,同死生之域,而無怵惕於胸中。"[2]神仙之學側重於身心修煉,既保養生命,又提升生命境界,期望達到無論在何種境界内心都可以平静如水、穩如泰山,即"無怵惕於胸中",最終達到生命層次的至高境界。可見,導引是修煉身心的一個重要法門。

從出土的《引書》《導引圖》以及傳世文獻《内經》等對導引内容的記載可以看出,導引在秦漢時期主要是一種治病的方法。《内經》將"導引行氣"作爲一種治療方法,與"喬摩、灸、熨、刺、焫、飲藥"等這一時期常用的療法並列。《引書》從病因、病機、病症、治療原則、治療方法等方面,完整記述了導

---

[1] 〔唐〕房玄齡注,〔明〕劉績補注:《管子》,劉曉藝校點,上海古籍出版社,2015年,第138頁。
[2] 〔漢〕班固編撰:《漢書藝文志講疏》,顧實講疏,上海古籍出版社,2009年,第245—246頁。

引療法的内容。《導引圖》題記多闡述導引治療某種疾病,如"引膝痛"等。可知導引療法首先是治療疾病的一種手段,其次纔是健身、養生、修煉等。如果將導引列在神仙類,會使人誤認爲導引僅僅有修養身心之用,而忽略了其治病的本質。這可能也是後世越來越將導引僅作爲養生法的原因之一。

醫經類則集中論述疾病的治療方法。《漢書·藝文志》:"醫經者,原人血脉經絡骨髓陰陽表裏,以起百病之本,死生之分,而用度針石湯火所施,調百藥齊,和之所宜。"針灸、砭石、湯藥、火熨皆屬醫經類,導引療法亦是秦漢時期比較常用的治療方法,當在此列。故將導引療法列在醫經類更爲合理,而非列入神仙類。

（三）導引多在貴族階層中使用

秦漢時期,能够用文字記録下來的都是很珍貴的内容,而能够隨葬的更是墓主人珍視之物。導引文獻發現於很多漢墓中,可見其在秦漢時期之地位。墓主人能够修建大墓,本身就説明其有一定身份或財力雄厚。湖南長沙馬王堆漢墓的主人是西漢第一代軑侯利蒼及其家人,利蒼曾經在西漢長沙王手下做丞相。該墓出土了已知最早的導引圖譜《導引圖》,同時出土了衆多醫學文獻。湖北荆州張家山漢墓的主人是獄史,主刑獄奏讞之事。該墓出土了已知最早最完整的導引專著《引書》,同時出土了《脉書》等醫學文獻。《引書》記載的導引療法完整有序,既可以作爲醫書使用,又可以作爲日常保健之用,應是墓主人生前常用之書。安徽阜陽雙古堆第二代汝陰侯夏侯竈墓出土的《萬物》中有行氣等内容。這説明導引療法可能是貴族階層常用的一種醫療手段,墓主人仙逝後也將其生前所用之物一起入葬,使導引資料得以保存下來。可見,導引療法是秦漢時期的貴族比較常用的一種醫療方法。

（四）導引與氣功關係密切

導引療法與氣功療法均以"氣"爲工具,通過引導和調整人體之氣,預防和治療疾病。從這個意義上來説,《引書》所用的導引療法就是現代的中醫氣功療法。氣功注重調身、調心、調息的協調統一。《引書》導引療法亦有"三調"。一是調身。《引書》中44種疾病的治療方法有約三分之二採用了肢體拉伸的方法,這些導引動作都是調身的體現。二是調息。《引書》所載44種疾病的治療方法中,有約三分之一採用了呼吸吐納法,此其調息之表現。三是調心。《引書》非常注重情緒對人體的影響,認爲情緒紊亂最容易耗傷人體正氣,這就暗含着情緒調整是導引療法的重要任務。"人生於情,不知愛其氣,故多病而易死。"《引書》導引之時須内心平静和調,以此爲基礎再應用具體的調心方法,如專注一處。"病腸之始也,必前脹。當脹之時,屬意少腹而精吹之。"將精神專注在少腹,並小口發"吹"的聲音吐氣,以祛除水寒之氣。《靈樞·官能》:"緩節柔筋而心和調者,可使導引行氣。"從事導引行氣的人須做到"心和調",亦説明調心在導引的施行過程中是非常重要的。

導引與氣功都經歷了漫長的演變,導引比氣功出現得更早。在秦漢時期的文獻記載中,導引可以治療和預防疾病,亦可作爲一種修仙方法,内涵非常豐富。這一時期的導引可謂廣義的導引。隨着歷史發展,導引的内容逐漸分化爲導引、服氣、存思等。時至今日,導引多指肢體屈伸,已演變爲狹義的導引。導引的内涵越來越窄,而氣功的内涵却越來越廣泛,可以説現代氣功代替了古代導引的概念。"氣功"一詞最早見於魏晉南北朝時期的《净明宗教録》,其含義與現在所講的氣功有所不同。現代意義上的氣功在1949年以後纔真正爲廣大民衆所熟知。氣功是三調合一的身心鍛煉技能,是一種技術或者方法,不僅可以作爲醫療手段,也可以作爲養生手段,還可以作爲修行方法。20世紀50年代,氣功側重於醫療和養生;經過兩次氣功高潮,儒、釋、道等的修煉方法加入,氣功内涵不斷擴大。由是觀之,秦漢時期的導引與現代的氣功具有幾乎相同的内涵。

(五) 導引與體育不同

體育是現代運動概念,主要爲了鍛煉身體,增强體質,既可整體鍛煉,也可鍛煉身體的某個部位,增强該部位的肌肉、韌帶、骨骼的力量。體育基本不與疾病相聯繫，没有治療理念，而多用於競技比賽。導引的作用是祛疾養生，是古代中醫的一種療法。雖然《引書》列舉了人體 24 個部位的導引療法，但主要是用於預防和治療 24 個身體部位的疾病，導引治病與體育健身有着本質的区别。1949 年以來，國内的現代體育也開始將導引作爲傳統的運動方法加以提倡和研究。這是具有中國特色的，其主要作用是預防疾病，不是競技。彭浩認爲，《引書》把體操與治療相關疾病聯繫起來，具有實用價值，深入研究導引與治療疾病的關係是我國體育保健史上的一個重要課題。[1]

二、最早的導引圖譜《導引圖》與《引書》互鑒

（一）《導　引　圖》

通過《導引圖》原圖（圖 5－2－1）可以判斷其保存程度，通過《導引圖》復原圖（圖 5－2－2）可以看到整體圖形排列和顔色。

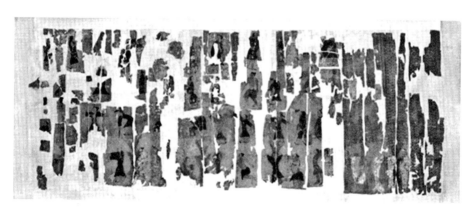

圖 5－2－1　《導引圖》原圖[2]

---

［1］彭浩：《江陵張家山漢墓出土大批珍貴竹簡》，《江漢考古》1985 年第 2 期，第 1—3 頁。

［2］圖片出自湖南省博物館網站 http://61.187.53.122/collection.aspx?id = 1334&lang = zh -
　　CN。

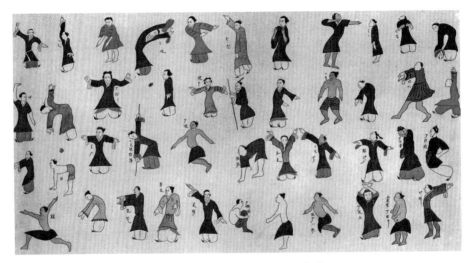

圖 5 - 2 - 2　《導引圖》復原圖[1]

馬王堆《導引圖》中，人形圖像有題記，按照從左到右、從上到下的順序
整理如表 5 - 2 - 1。

表 5 - 2 - 1　《導引圖》題記[2]

列\行	第一列	第二列	第三列	第四列	第五列	第六列	第七列	第八列	第九列	第十列	第十一列
第一行	（缺題）	□□	（缺題）	堂(螳)狼(螂)	（缺題）	折陰	（缺題）	（缺題）	□□	□□	（缺題）
第二行	煩	（缺題）	引聾	（缺題）	覆(腹)中	（缺題）	（缺題）	引噴(瘨)	□□	痛明(明)	□
第三行	（缺題）	信(伸)	猺(搖)弘(肱)	以丈(杖)通陰陽	引項	備(俛—俯)欮(厥)	蠪登	虎扣引	鶴𩃛	引胠責(積)	引郄(膝)痛
第四行	鶮	（缺題）	蠅𢝊	熊經	篗(爰—猿)堚(呼)	引脾(痹)痛	（缺題）	坐引八維	引温病	木(沐)疾(猴)謹引炅中	卬(仰)謼(呼)

[1] 馬王堆漢墓帛書整理小組編：《導引圖》，文物出版社，1979 年。
[2] 題記參考湖南省博物館、復旦大學出土文獻與古文字研究中心編纂，裘錫圭主編：《長沙馬王堆漢墓簡帛集成》(陸)，中華書局，2014 年，第 16—33 頁。本書對其中四處做了修訂。

下面從字義、字形等方面對《導引圖》的四處題記進行訂正。

第二行第八列，《長沙馬王堆漢墓簡帛集成》（陸）寫作"引瀆（積）"。"積"通"瘠"，此條即"引瘠"，宜寫作"引瀆（瘠）"。

第三行第六列，《長沙馬王堆漢墓簡帛集成》（陸）寫作"偭（俛）欮"。"俛"爲"俯"的異體字，"欮"通"厥"，此條即"俯厥"，故宜寫作"偭（俛—俯）欮（厥）"。

第三行第七列，《長沙馬王堆漢墓簡帛集成》（陸）寫作"蠪（龍）登"。"蠪"意爲大蟻，與導引姿勢相符，故不通"龍"，宜寫作"蠪登"。

第四行第五列，《長沙馬王堆漢墓簡帛集成》（陸）寫作"篒（爰）壚（呼）"。"爰"通"猨"，"猨"是"猿"的異體字，此條即"猿呼"，故宜寫作"篒（爰—猿）壚（呼）"。

（二）《導引圖》與《引書》互參

馬王堆漢墓帛書《導引圖》是一幅繪在帛上的彩色導引圖譜，是現存最早的導引圖譜，1973 年出土於湖南長沙馬王堆漢墓，圖形優美自然，栩栩如生。《導引圖》長約 100 釐米，寬約 50 釐米，繪有 44 個正在導引的男女人像，分爲四行，每行 11 個人像，人像圖形有題記，部分殘缺。該圖原無名稱，整理小組將其命名爲"導引圖"。據墓葬年代（前 168 年）推斷，圖像繪製時間最晚在西漢初年，是迄今爲止我國考古發現的年代最早的一件導引圖譜。

馬王堆《導引圖》與張家山漢簡《引書》屬於同時代作品，兩者可以相互藉鑒。前者是彩色導引圖譜，後者是導引專著。兩者有着諸多聯繫，有的《導引圖》題記可以在《引書》中找到完全相同的文字記述，有的《導引圖》題記在《引書》中可找到相關內容，有的《導引圖》術式在《引書》中有相似動作描述。將兩者內容進行比較，不僅有助於對《馬王堆》圖形姿勢意義的揭示，還可以深化對《引書》文字內涵的理解和闡釋。

1. 兩書中相同的導引名稱

引聾

《導引圖》"引聾"見圖 5 - 2 - 3[1]。

---

［1］以下所引馬王堆《導引圖》圖形均出自《長沙馬王堆漢墓簡帛集成》（陸）。

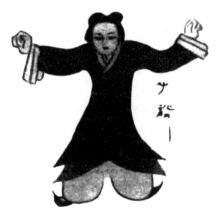

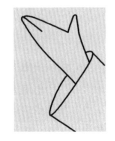

圖 5-2-3 《導引圖》"引聾"　　　　圖 5-2-4 《導引圖》手部殘片[1]

《引書》："引聾,端坐,聾在左,伸左臂,撟拇指端,伸臂,力引頸與耳;右如左。"

引聾,導引治療耳聾。《導引圖》和《引書》的治療方法基本相同,都是通過伸直手臂,拉伸手三陽經。《引書》中還通過竪起大拇指,加強拉伸效果。《導引圖》復原圖中人物兩手握拳,但在未復原的圖形中不能看出兩手姿勢,故可以藉鑒《引書》的文字,依據"撟拇指端",復原兩手姿態爲大拇指伸直向上。另外,在《導引圖》的手部殘片當中亦有拇指向上的手形(圖 5-2-4)。

搖肱

《導引圖》"搖肱"見圖 5-2-5。

《引書》:"搖肱者,前揮兩臂,如擊狀。"

搖肱,導引術式名稱,爲模仿搖櫓的姿勢。《導引圖》圖形與《引書》文字描述不太一樣,《導引圖》中兩臂平伸,《引書》中兩臂前擊。不過《導引圖》應是截取了整個動作過程中一個關鍵姿勢,而《引書》則是一個完整的動作過程。

---

[1]湖南省博物館、復旦大學出土文獻與古文字研究中心編纂,裘錫圭主編:《長沙馬王堆漢墓簡帛集成》(陸),中華書局,2014 年,第 32 頁。

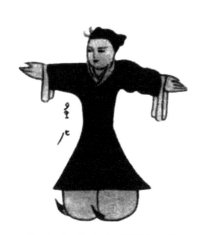

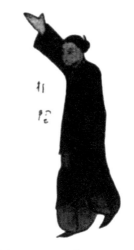

图 5－2－5　《導引圖》"摇肱"　　　图 5－2－6　《導引圖》"折陰"

折陰

《導引圖》"折陰"見圖 5－2－6。

《引書》："折陰者，前一足，錯手，俯而反鈎之。"

折陰，導引術式名稱。《導引圖》與《引書》對足部動作的描述一致，均爲"前一足"，一足向前；但手部動作不同，《引書》中兩手交叉向前俯身，《導引圖》中右手向上舉起，亦有向前俯身的趨勢。

引癩

《導引圖》"引癩"見圖 5－2－7。

《引書》："引癩，腸癩及筋癩，左手據左股，屈左膝，後伸右足，屈右手而左顧三；又前右足，後左足，曲左手，顧右，三而已。又復撟兩手以偃，極之三；撟左臂以偃，極之；撟右臂，左手據左尻以偃，極之，此皆三而已。"

引癩，導引治療疝氣一類疾病。《導引圖》與《引書》動作差異較大。《導引圖》中兩脚分開，兩腿屈曲，類似站桩姿勢。《引書》中描述得很詳細，兩腿弓步，兩手同時或者交替向上並仰身。

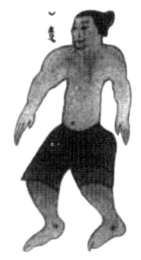

图 5－2－7　《導引圖》"引癩"

引膝痛

《導引圖》"引膝痛"見圖5-2-8。

《引書》："引膝痛,右膝痛,左手據權,力揮右足,千而已;左膝痛,右手據權,而力揮左足,千而已。左手勾左足指,後引之,十而已;又以左手據權,右手引右足指,十而已。""前厥以利股膝。""苦兩足步不能鈞而膝善痛,兩胻善寒,取木繕削之,令其大杷,長四尺,係其兩端。以新纍懸之,令其高地四尺,居其上,兩手控纍而更蹶之,朝爲千,日中爲千,暮食爲千,夜半爲千,旬而已。"

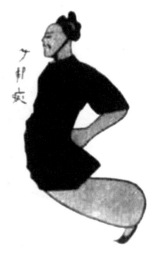

圖5-2-8 《導引圖》"引膝痛"

引膝痛,導引治療膝關節疼痛。《導引圖》中的姿勢表現爲向前挺腰,拉伸兩膝,《引書》中則是踢脚或者拉伸腿部,二者動作有明顯不同。另外,《引書》中採用每天坐在鞦韆式的裝置上踢脚數千次的方式治療膝痛,還通過"前厥"鍛煉兩腿和膝蓋。

熊經

《導引圖》"熊經"見圖5-2-9。

《引書》："熊經以利腜背。""引背痛,熊經十,前據十,端立,跨足,前後俯,手傅地,十而已。"

熊經,導引術式名稱。《導引圖》中動作似熊直立,兩手抱圓;《引書》中沒有描述具體動作,但提到該術式有利於鍛煉背部。從《導引圖》的姿勢看,該術式爲聳肩,兩手抱圓,似抱住大樹,前後晃動身體。

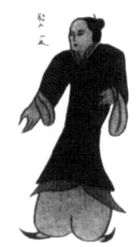

圖5-2-9 《導引圖》"熊經"

2. 兩書中相關的導引名稱

伸

《導引圖》"伸"見圖5-2-10。

《引書》："鷄伸以利肩臂。"

伸,導引術式名稱。從《導引圖》和《引書》看,該動作有利於拉伸肩臂。

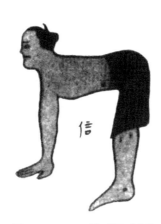

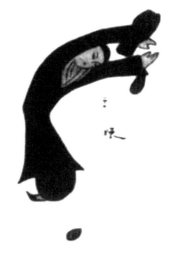

圖 5 - 2 - 10　《導引圖》"伸"　　　　圖 5 - 2 - 11　《導引圖》"螳螂"

度狼

《導引圖》"螳螂"見圖 5 - 2 - 11。

《引書》："度狼者,兩手各撫腋下,旋脣。"

度狼,模仿某種動物(螳螂或狼)的導引術式名稱。《導引圖》中是模仿螳螂的動作,兩手向上,側面拉伸脅肋部。《引書》中則可能是模仿狼的動作,兩手置於腋下,旋轉胸部,也是拉伸脅肋部。二者均用了"狼"字,可能代表的動物不同,但作用部位均爲脅肋部。

項

《導引圖》"引項"見圖 5 - 2 - 12。

《引書》："項痛不可以顧,引之,僥臥,□目,伸手足□☑已,令人從前後舉其頭,極之,因徐直之,休,復之十而已;因□也,力拘毋息,須臾之頃,汗出走腠理,極已。"

導引治療項部不適。《導引圖》中的動作並不局限於活動項部,而是通過全身整體的拉伸疏通筋脉,治療項部疾患。《引書》中則側重項部局部的活動,有主動

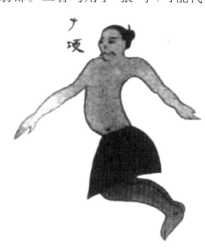

圖 5 - 2 - 12　《導引圖》"引項"

活動，也有他人輔助，配合閉氣，使汗出痙解。

猿

《導引圖》"猿呼"見圖 5－2－13。

《引書》："猿據者，右手據左足，撟左手，負而俯，左右。""引肩痛，其在肩上，猿行三百；其在肩後，前據三百；其在肩前，後復三百；其在腋下，鵙落三百；其在兩肩之間痛，危坐，跨股，把腕，抑股，以力搖肩，百而已。"

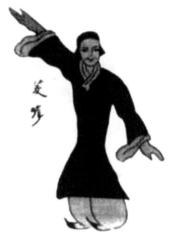

這是模仿猿的動作的導引術式。《導引圖》和《引書》中均有兩手一上一下的動作，不過《引書》中是俯身按足，《導引圖》中是直立。《引書》中採用"猿行"的姿勢治療肩上痛，說明"猿行"可以活動肩頭部位。從"猿據"和"猿呼"的動作看，此二者也可以活動肩頭部位。

圖 5－2－13　《導引圖》"猿呼"

厥

《導引圖》"俯厥"見圖 5－2－14。

《引書》："前厥以利股膝。""引蹶，危坐，伸左足，右足支尻，右手撫股，左手勾左足之指而引，極之，左右皆三而已。""引瘚，臥，屈兩膝，直踵，并搖卅，日□□□□鳧沃卅，虎顧卅，又復俠臥如前，廿而休；又起，危坐，鳧沃卌，虎顧卌，復俠臥如前，卅而休；因起，鳧沃五十，虎顧五十而已。"

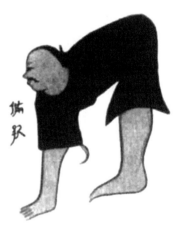

圖 5－2－14　《導引圖》"俯厥"

"厥"通"蹶"或"瘚"，是一種疾病，指突然昏倒、手足逆冷等症。"引蹶""引瘚"即導引治療厥症，前者爲四肢逆冷，後者爲逆氣。"厥"也有叩首之意，《孟子·盡心下》曰："若崩厥角稽首。"從"俯厥"的動作看，此處"厥"爲叩首，即俯身向下。《引書》"前厥以利股膝"之"厥"亦應爲此義，故推斷"前厥"與"俯厥"相似。

蟗

《導引圖》"蟗登"見圖 5－2－15。

《引書》："蟗興者,屈前膝,伸後,錯兩手,據膝而仰。"

這是模仿蟗的姿勢,蟗爲大蟻。《導引圖》中兩手分開上舉,《引書》中兩腿弓步,兩手交叉並仰身,二者都是模仿大蟻的姿勢。

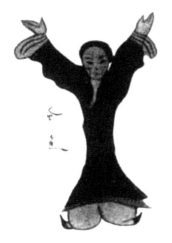

圖 5－2－15　《導引圖》"蟗登"

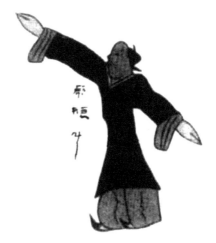

圖 5－2－16　《導引圖》"虎扣引"

虎

《導引圖》"虎扣引"見圖 5－2－16。

《引書》："虎顧以利項尼。""虎偃者,并兩臂,後揮肩上,左右。"

這是模仿虎的姿勢的導引術式。《導引圖》之"虎扣引",兩臂一上一下伸直,仰頭目視上手,有拉伸頸肩的作用。《引書》"虎顧以利項尼",説明該動作有利於頸部,"虎偃"亦爲活動肩頸部。

八

《導引圖》"坐引八維"見圖 5－2－17。

《引書》："是以必治八經之引,吹呴呼

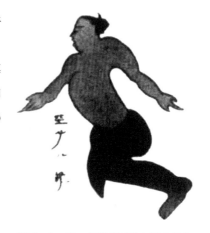

圖 5－2－17　《導引圖》"坐引八維"

吸天地之精氣，伸腹折腰，力伸手足，軵踵曲指，去起寬宣，偃治巨引，以與相求也，故能毋病。"

兩者有所區別。《導引圖》之"坐引八維"爲四正四隅八個方向的導引，《引書》之"八經之引"可能爲四肢手足內外的導引。《引書》中多次提到"八經之引"，當爲導引動作的概稱。

明

《導引圖》"痛明"見圖 5 - 2 - 18。

《引書》："引目痛，左目痛，右手指厭內脉，左手指撫顱而力引之，三而已；右如左。一曰：兩手之指厭兩目內脉而上循之，至項，十而已。一曰：起臥而危坐，摩兩手，令指熱，以循兩目，十而已。"

導引治療眼痛。《導引圖》中爲弓步，兩臂前伸，通過拉伸背部足太陽膀胱經治療目痛。《引書》中採用了三種方法按壓撫摩眼部，均爲眼睛局部導引。可見《導引圖》側重整體運動疏通筋脉，《引書》則側重活絡局部氣血筋脉。

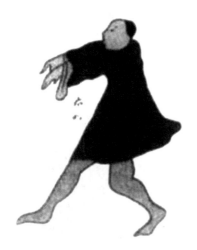

圖 5 - 2 - 18 《導引圖》"痛明"

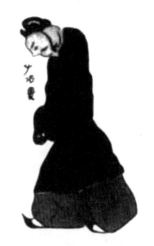

圖 5 - 2 - 19 《導引圖》"引肤積"

肤

《導引圖》"引肤積"見圖 5 - 2 - 19。

《引書》："反旋以利兩肤。"

導引治療兩脅的疾患。《導引圖》之"引肤積"，兩足一前一後，兩手相握，低頭稍前俯，可以拉伸兩脅，祛除兩脅的積滯。《引書》中採用"反旋"的方式，也是爲了活動兩脅部位。

呼

《導引圖》"仰呼"見圖 5-2-20。

《引書》："引癉病之始也……急呼急呴……口呼。""□□上□……精呼之卅……""苦腹脹……精呼之十……""引呼及咳，端立，將壁，手舉頤，稍去壁，極而已。""苦顑及顏痛……更上更下而呼呼呼。""吹呴呼吸天地之精氣。""春日再呴，壹呼壹吹；夏日再呼，壹呴壹吹；冬日再吹，壹呴壹呼。""弗知呴呼而除去之，是以多病而易死。""燥則屢呼屢臥……"

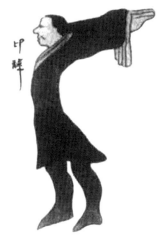

圖 5-2-20　《導引圖》"仰呼"

"呼"是吐納方法，做法是吐氣時口發"呼"聲。《導引圖》中向後仰身，呼氣並發"呼"聲。《引書》中多次用到"呼"字吐納法，"呼"字吐納可用在"癉病""腹脹""顑及顏痛"等熱性疾病以及夏日炎熱之時，推斷"呼"字發聲吐納可以祛除熱邪。

3. 兩書中動作相似的導引式

苦腹脹

《導引圖》"引痹痛"見圖 5-2-21。

《引書》："苦腹脹……臥而尻壁，舉兩股，兩手鈎兩股而力引，極之，三而已。"

《導引圖》"引痹痛"的姿勢與《引書》"苦腹脹"中"臥而尻壁，舉兩股，兩手鈎兩股而力引"的姿勢相似。

引膚痛

《導引圖》之動作見圖 5-2-22。

《引書》："引膚痛，前膚後手十，引伸十，後反復十而已。"

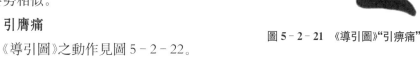

圖 5-2-21　《導引圖》"引痹痛"

《導引圖》中該式題記不清楚,與《引書》"引膚痛"中"前膚後手"的姿勢相似。

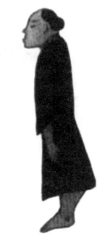 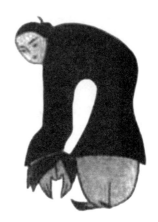

圖 5 - 2 - 22　《導引圖》動作 1　　　　圖 5 - 2 - 23　《導引圖》缺題 1

窮視

《導引圖》之動作見圖 5 - 2 - 23。

《引書》:"窮視者,反錯手,背而俯,後顧踵。"

《導引圖》中該式無題記,與《引書》"窮視"中"反錯手,背而俯,後顧踵"的動作相似。

引心痛

《導引圖》之動作見圖 5 - 2 - 24。

《引書》:"引心痛……一曰:跨足,折腰控杖而力引之,三而已。""病肥癃,引之之方,右手把杖,嚮壁,毋息,左足蹠壁,倦而休;亦左手把杖,右足蹠壁,亦倦而休。頭氣下流,足不痿痹,首不腫鼽,毋事恒服之。""引膝痛,右膝痛,左手據權,力揮右足,千而已;左膝痛,右手據權,而力揮左足,千而已。左手勾左足指,後引之,十而已;又以左手據權,右手引右足指,十而已。"

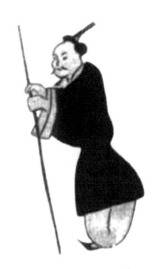

圖 5 - 2 - 24　《導引圖》缺題 2

　　《導引圖》中該式無題記,特點是採用了木杖作爲工具進行導引。《導引圖》與《引書》中均有採用木杖輔助的導引方法,《導引圖》中人兩手把杖,《引書》之"引心痛"也是兩手握杖,"病肬瘇""引膝痛"均爲單手握杖。

猿據

　　《導引圖》之動作見圖 5-2-25。

　　《引書》:"猿據者,右手據左足,撟左手,負而俯,左右。"

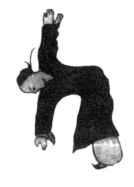

　　《導引圖》中該式無題記,姿勢爲兩手一上一下,上下相撐,彎腰。《引書》之"猿據"式,一手按足,一手上撐,俯身。二者姿勢相似。

參倍

　　《導引圖》之動作見圖 5-2-26。

　　《引書》:"參倍者,兩手奉,引前而旁軵之。"

圖 5-2-25　《導引圖》缺題 3

　　《導引圖》中該式無題記。《導引圖》和《引書》中皆有"兩手奉"的姿勢。

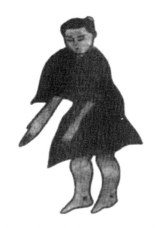

圖 5-2-26　《導引圖》缺題 4

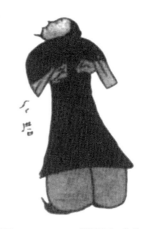

圖 5-2-27　《導引圖》動作 2

陽見

　　《導引圖》之動作見圖 5-2-27。

　　《引書》:"陽見者,反錯手,背而仰,後顧。"

《導引圖》中該式題記不清楚。《導引圖》與《引書》中均有反手在身後和仰身後看的動作。

引陰

《導引圖》之動作見圖 5‑2‑28。

《引書》:"引陰者,反錯撟手而俯,極之。"

《導引圖》中該式無題記。《導引圖》與《引書》"引陰"式中均有兩手合并前俯的姿勢。

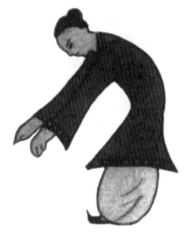

圖 5‑2‑28　《導引圖》缺題 5

綜上所述,《導引圖》中共 44 個導引圖形,其中可辨識題記的有 26 個,包括螳螂、折陰、煩、引聾、腹中、伸、以杖通陰陽、搖肱、引項、俯厥、鸇、熊經、猿呼、引痹痛、引癩、痛明、蠪登、鶴𦥃、虎扣引、引胠積、引膝痛、坐引八維、引温病、沐猴讙引炅中、仰呼、蠅恳,占總導引圖像的 59.09％。在可辨識的題記中,有 6 個題記可以在《引書》中找到,占可辨識題記的 23.08％,爲引聾、搖肱、折陰、引癩、引膝痛、熊經。其中引聾、引癩、引膝痛是導引治療具體的疾病,搖肱、折陰、熊經則是導引術式。除熊經外,《引書》中都有具體導引操作的描述,而《導引圖》中則直觀體現了熊經的動作姿勢。

《導引圖》中除了 6 個可辨識的題記在《引書》中出現外,還有 11 個可辨識的題記在《引書》中能夠找到相關内容,即伸、螳螂、引項、猿呼、俯厥、蠪登、虎扣引、坐引八維、痛明、引胠積、仰呼,相關之處見前文。相同和相關題記合起來共有 17 個,占可辨識題記的 65.38％,説明《導引圖》和《引書》相關性很高。另在《導引圖》中還有 8 個術式可以在《引書》中找到相似的動作描述。從《導引圖》和《引書》導引動作的對比中可以發現,《導引圖》側重整體運動疏通筋脉,從而治療局部疾患;《引書》則側重病竈局部導引,活絡局部氣血筋脉,治療局部疾患。

時間上,兩部作品形成於同一時期。空間上,《導引圖》出土於湖南長沙,《引書》出土於湖北荆州,相距不遠。兩者同屬導引著作,内容上必然有聯繫,祇是這一時期可參考的導引資料較少,深入研究比較困難。這兩部經典導引著作及其關係,有待我們繼續深入挖掘。

4.《導引圖》中的其他圖形

《導引圖》中除了和《引書》有關的圖形外,還有 19 個圖形(圖 5－2－29、圖 5－2－30、圖 5－2－31、圖 5－2－32、圖 5－2－33、圖 5－2－34、圖 5－2－35、圖 5－2－36、圖 5－2－37、圖 5－2－38、圖 5－2－39、圖 5－2－40、圖 5－2－41、圖 5－2－42、圖 5－2－43、圖 5－2－44、圖 5－2－45、圖 5－2－46、圖 5－2－47)。

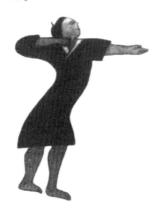

圖 5－2－29　《導引圖》缺題 6

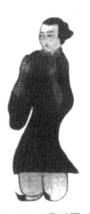

圖 5－2－30　《導引圖》缺題 7

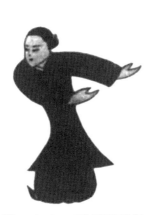

圖 5－2－31　《導引圖》缺題 8

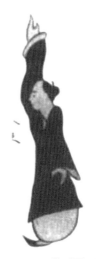

圖 5－2－32　《導引圖》動作 3

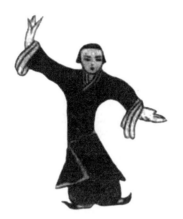

圖 5－2－33　《導引圖》缺題 9

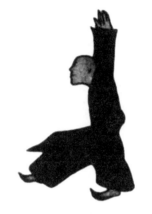

圖 5－2－34　《導引圖》動作 4

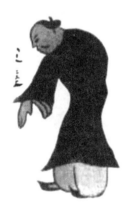

圖 5－2－35　《導引圖》動作 5

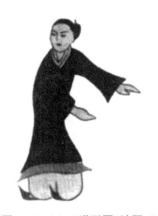

圖 5－2－36　《導引圖》缺題 10

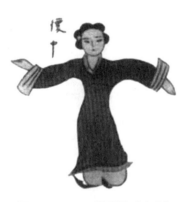

圖 5－2－37　《導引圖》"腹中"

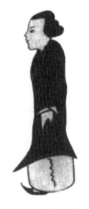

圖 5－2－38　《導引圖》缺題 11

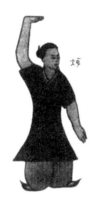

圖 5－2－39　《導引圖》"煩"

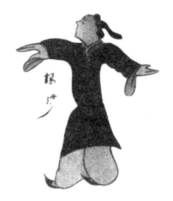

圖 5－2－40　《導引圖》"鶴□"

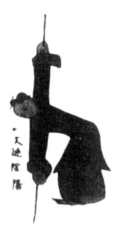

圖 5－2－41　《導引圖》"以杖通陰陽"

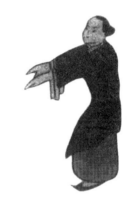

圖 5－2－42　《導引圖》缺題 12

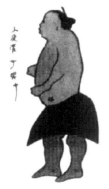

圖 5－2－43　《導引圖》"沐猴讙引炅中"

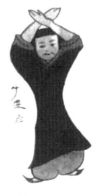

圖 5－2－44　《導引圖》"引温病"

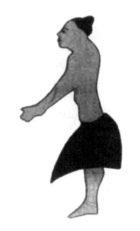

圖 5－2－45　《導引圖》缺題 13

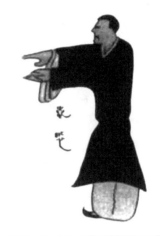

圖 5－2－46　《導引圖》"蠅㽄"

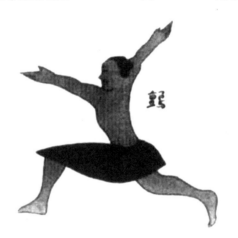

圖 5－2－47　《導引圖》"鷯"

三、最早的服氣專篇《却穀食氣》與《引書》互鑒

　　馬王堆漢墓帛書《却穀食氣》(圖 5－3－1)是現存最早的辟穀服氣專著。1973 年出土,原缺篇名,馬王堆帛書整理小組根據其内容特點將其命名爲"却穀食氣"。整幅帛高約 50 釐米,長約 140 釐米,前段爲《却穀食氣》和《陰陽十一脉灸經》乙本,後段爲《導引圖》。《却穀食氣》和《陰陽十一脉灸經》乙

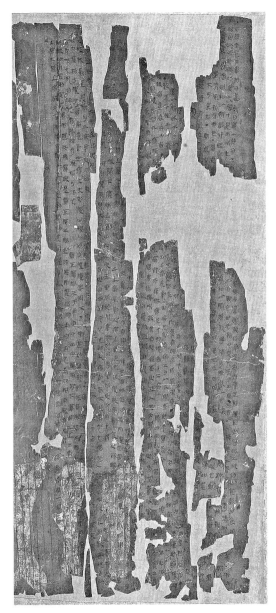

圖 5 - 3 - 1　馬王堆漢墓帛書《却穀食氣》[１]

---

［１］湖南省博物館、復旦大學出土文獻與古文字研究中心編纂，裘錫圭主編：《長沙馬王堆漢墓
簡帛集成》(貳)，中華書局，2014 年，第 98 頁。

本筆迹一致，中間不另分行，且相接處有缺損，見不到區分標志。《却穀食氣》可辨識的字有270多個，估計全篇字數在478—485之間。

《却穀食氣》分爲三部分，第一部分闡述辟穀服氣之法，第二部分爲四季吐納宜忌，第三部分介紹服氣原理。原文如下：

●去穀者食石韋，朝日食質，日駕（加）一節，旬五而［止；旬］六始銳（匡），日□［一］節，至晦而復質，與月進復（退）。爲首重足輕體（體）軫，則昫（呴）炊（吹）之，視利止。食穀者食質而［□］，食氣者爲昫（呴）炊（吹），則以始卧與始興。凡昫（呴）中息而炊（吹）。年廿［者朝廿暮廿，二日之］莫（暮）二百；○年卅者朝卅莫（暮）卅，三日之莫（暮）三百，以此數誰（誰—推）之。

春食一去濁陽，和以［銳］光、朝暇（霞），［昏（昏）清］可。夏食一去湯風，和以朝暇（霞）、行（沆）暨（瀣），昏（昏）［清可。秋食一去□□］、霜霧（霧），和以輸陽、銳［光］，昏（昏）清可。冬食一去淩陰，［和以端］陽、銳光、輸陽、輸陰，［昏（昏）清可］。［□□□□□□□□］四塞，清風折首者也。●霜霧（霧）者，［□□□□□□也］。●濁陽者，黑四塞，天之乳（亂）氣也，及日出而霧（霧）也。［湯風者］，□風也，熱而中人者也。日［□淩陰］者，入骨［□□也］。此五］者不可食也。●朝暇（霞）者，□［□□□□□□□□□□□□］也。□□］者，日出二干，春爲濁［□□□□］□雲如蓋，蔽［□□□□□］者［也。□□］者，苑［□□□□□□□］夏昏（昏）清風也。

●凡食［□□□□□□□□□□□□□□□□□□□□□□□］方，食氣者食員（圓），員（圓）者天也，方［者地也。□□□］者北鄉（嚮）［□□□□□□□□□］多食。●［□□□□□□□□□□□□□□□□□□□□□］則和以端陽。夏氣□［□□□□□□□□□□□□□□］多陰，日夜分□［□□□□□□□□□□□□□□□□□□□□□］□□□失氣］爲青附，青附即多朝暇（霞）。朝日失氣爲白［附］，白［附］即多銳光。昏（昏）失氣爲黑附，黑附即多輸［□］。□□□□□□□□］

□食毋□□[1]

《却穀食氣》與《引書》是同時期的作品，是現存最早的服氣專篇，其呼吸吐納方法和四時養生思想可以與《引書》互參互鑒。

（一）服　氣　方　法

《却穀食氣》探討了辟穀與服氣的方法，辟穀要與服氣配合應用。呼吸吐納是導引的重要組成部分，《引書》中亦廣泛應用於多種疾病。

却穀即辟穀，不食五穀；食氣即服氣，呼吸吐納。《却穀食氣》記載，辟穀時食用的是石韋，用量先慢慢增多，再逐漸減少。若出現身體不適，則用呼吸吐納的方法進行調節，如出現“首重足輕體軫”，則“昫吹之”，用“昫吹”的方法祛除這些症狀。“體軫”即身體腫脹，頭重、體腫均説明體內濕邪留滯。《引書》曰：“病腸之始也，必前脹。當脹之時，屬意少腹而精吹之，百而已。”腸病初期腹脹之時，注意力集中在少腹，採用“吹”的方法祛除脹滿。兩處均用“吹”的方法，説明“吹”有祛除水寒的作用。

《却穀食氣》：“食氣者爲昫吹。”祇採用了“昫”“吹”兩種吐納方法。比較而言，《引書》中有三種吐納方法——“呼”“昫”“吹”，《養性延命録》六字訣有六種吐納方法——“呼”“噓”“吹”“呬”“唏”“呵”。從《引書》中的用法可以看出，“吹”以祛寒，“昫”以祛熱。寒熱是人體不適時最主要的症狀，《却穀食氣》採用“昫吹”的食氣方法乃調整人體的寒熱狀態。

《却穀食氣》明確記述了食氣養生的時間、方法、數量等。食氣的時間主要是“始臥與始興”，即晨起和睡前。食氣的方法是“昫中息而吹”，次序是先發“昫”音吐氣，待“中息”後再發“吹”音吐氣。周祖亮釋“中息”爲“與自身呼吸節奏協調合拍”[2]，可參。數量上，二十歲的人早晚各二十次，每兩天的晚上做兩百次；三十歲的人早晚各三十次，每三天的晚上做三百次，根據年

[1]譯文參照湖南省博物館、復旦大學出土文獻與古文字研究中心編纂，裘錫圭主編：《長沙馬王堆漢墓簡帛集成》（陸），中華書局，2014年，第1—5頁。該書將此篇命名爲“去穀食氣”。
[2]周祖亮、方懿林著：《簡帛醫藥文獻校釋》，學苑出版社，第185頁。

齡調節食氣的强度。

(二) 四 時 宜 忌

《却穀食氣》詳細記載了四時服氣的對象、原理和宜忌。《引書》則記述了適應四時氣候特點的生活起居細節以及四時吐納方法，指出春季宜用“呴”字呼吸吐納法。

“春食一去濁陽，和以銚光、朝霞，昏清可。夏食一去湯風，和以朝霞、沆瀣，昏清可。秋食一去□□、霜霧，和以輸陽、銚光，昏清可。冬食一去凌陰，和以端陽、銚光、輸陽、輸陰，昏清可。□□□□□□□四塞，清風折首者也。霜霧者，□□□□□□也。濁陽者，黑四塞，天之亂氣也，及日出而霧也。湯風者，□風也，熱而中人者也。日□凌陰者，入骨□□也。此五者不可食也。朝霞者，□□□□□□□□□□□□也。□□者，日出二干，春爲濁□□□□□雲如蓋，蔽□□□□者也。□□者，苑□□□□□□夏昏清風也。”此段闡述了服氣宜忌。春季吐納服氣要避免“濁陽”，因“濁陽者，黑四塞，天之亂氣也，及日出而霧也”。“濁陽”爲春季之亂氣，“濁陽”出現時，天地昏暗，或者日出在霜霧之時，要避免此時吐納服氣。春季吐納適合的環境是“銚光、朝霞”，宜在晴朗有早霞之時，充分吸收春天柔和的日光。夏季吐納要避免“湯風”，“湯風者，□風也，熱而中人者也”。“湯風”爲夏季高熱之氣，此氣易傷人，宜避之。夏季呼吸吐納要在“朝霞、沆瀣”的環境中，即服食夏季朝霞之氣及暑氣散去後的草露清氣。司馬相如《大人賦》：“呼吸沆瀣兮餐朝霞。”嵇康《琴賦》曰：“餐沆瀣兮帶朝霞。”[1]張銑注：“沆瀣，清露也。”秋季要避免“□□、霜霧”，“霜霧者，□□□□□□也”，可能爲急勁的肅殺之氣，應避免在這樣的環境中服氣。秋季服氣吐納宜選擇“輸陽、銚光”之境，即秋天柔和的日光下。冬季服氣要避免“凌陰”的環境，“凌陰者，入骨□□也”。冬季氣候冰冷異常，寒冽刺骨，要在“端陽、銚光、輸陽、輸陰”的環境中服氣。“端陽”即正陽，應爲正午的陽光，冬季正午的陽光陽氣最盛，且不會傷人。“端

---

[1] 〔梁〕蕭統編：《文選》，〔唐〕李善注，上海古籍出版社，1986年，第842頁。

陽、銚光、輸陽、輸陰"皆言冬季適合服氣的環境,總體而言,冬天服氣應選擇
比較温暖柔和的天氣。

(三) 服 氣 機 理

"凡食□□□□□□□□□□□□□□□□□□□□□□方,食氣者
食圓,圓者天也,方者地也。□□□者北嚮□□□□□□□□□多食。
□□□□□□□□□□□□□□□□則和以端陽。夏氣□□□
□□□□□□□□□□多陰,日夜分□□□□□□□□□□□□□
□□□□□□□□□□□□失氣爲青附,青附即多朝霞。朝日失氣爲
白附,白附即多銚光。昏失氣爲黑附,黑附即多輸□。□□□□□
食毋□☑"該部分殘缺較多,但總而言之,服氣即服"端陽""朝霞""銚光"等
適宜之氣。

綜上,吐納服氣當順應四季氣機,春避邪風,夏避酷熱,秋避霜霧,冬避
陰寒;還需選擇適宜服氣的環境,如清晨有朝霞、露水之時,白天陽光柔和且
温度適宜之時。本書將《却穀食氣》之四季吐納宜忌環境歸納如表 5-3-1。

表 5-3-1　四季吐納宜忌表

季　節	禁 忌 環 境	適 宜 環 境
春季	濁陽	銚光、朝霞
夏季	湯風	朝霞、沆瀣
秋季	□□、霜霧	輸陽、銚光
冬季	淩陰	端陽、銚光、輸陽、輸陰

《却穀食氣》記載的"銚光""朝霞""沆瀣""端陽""輸陽""輸陰"這六種適
宜之氣可能爲古籍所載"六氣"之源。關於"六氣",衆説紛紜。《莊子·逍遥
遊》有"御六氣之辯",杜預謂陰陽風雨晦明也,支道林謂天地四時之氣。[1]

---

[1] 〔戰國〕莊周著:《莊子注解》,張京華校注,岳麓書社,2008 年,第 10 頁。

《楚辭·遠遊》:"軒轅不可攀援兮,吾將從王喬而娛戲。餐六氣而飲沆瀣兮,漱正陽而含朝霞。保神明之清澄兮,精氣入而麤穢除。"王逸注:"春食朝霞,朝霞者,日始欲出赤黃氣也;秋食淪陰,淪陰者,日没以後赤黃氣也;冬飲沆瀣,沆瀣者,北方夜半氣也;夏食正陽,正陽者,南方日中氣也。并天地玄黃之氣,是爲六氣也。"[1]從這些記載來看,"六氣"應爲"銑光""朝霞""沆瀣""端陽""輸陽""輸陰"這六種氣。《却穀食氣》不僅記載了"六氣"的内容,還對其應用進行了詳細描述,故以其爲"六氣"學説之源較爲可靠。

《引書》記述了四時服氣的方法:"吹呴呼吸天地之精氣……春日再呴,壹呼壹吹;夏日再呼,壹呴壹吹;冬日再吹,壹呴壹呼。"春季多用"呴"字吐納,條達肝氣;夏季側重"呼"字吐納,健脾化濕;冬季側重"吹"字吐納,祛除寒氣。《引書》還强調人要與四時之氣相適應:"人之所以得病者,必於暑濕風寒雨露,腠理啓闔,食飲不和,起居不能與寒暑相應,故得病焉。是以春夏秋冬之間,亂氣相薄沓也,而人不能自免其間,故得病。"指出人要適應四時外氣的變化,在季節轉換時避免受到紊亂外氣的侵擾而生病。

總之,《引書》側重論述吐納方法及其對疾病的治療作用,而《却穀食氣》不僅闡述吐納的方法,同時也詳細介紹了服氣之宜忌、機理,兩者側重點不同。

四、最早的行氣記載《行氣玉佩銘》與《引書》互鑒

行氣玉佩(圖5-4-1)現藏天津博物館,是戰國時期的杖首玉飾,質地爲青玉。此玉佩原爲合肥李木公舊藏,1953年被天津博物館徵得。玉器呈十二面棱柱狀,中空,内頂部留有鑽鑿痕迹,器身下部有一穿孔與内腹相通,推斷是爲了固定在杖上而鑿出的圓孔。玉器表面磨製光滑,陰刻篆體文字,每面3字,共36字,另有重文符號9個("退"字下漏刻一重文符號),故總計45字(圖5-4-2)。

---

[1]〔漢〕劉向輯,〔漢〕王逸注,〔宋〕洪興祖補注:《楚辭》,上海古籍出版社,2015年,第206頁。

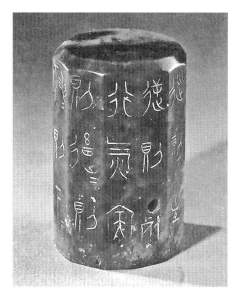

圖 5－4－1　行氣玉佩

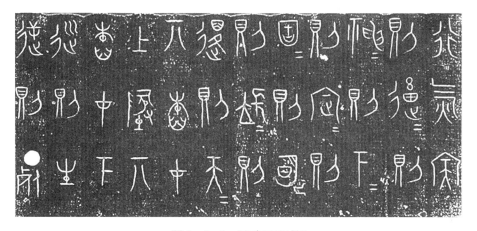

圖 5－4－2　《行氣玉佩銘》

　　《行氣玉佩銘》當爲記載導引行氣較早的文獻,距今約 2 400 年。該銘文講述呼吸導引的一個完整過程,具有重要的文獻價值與實踐價值。多位學者對此銘文進行過釋義,通行的是郭沫若於 1973 年在《奴隸制時代》一書中的釋文。郭沫若將其譯述爲:"行氣,深則蓄,蓄則伸,伸則下,下則定,定則固,固則萌,萌則長,長則退,退則天。天几舂在上,地几舂在下。順

則生,逆則死。"[1]並指出:"這是深呼吸的一個回合。吸氣深入則多其量,
使它往下伸,往下伸則定而固;然後呼出,如草木之萌芽,往上長,與深入時
的徑路相反而退進,退到絕頂。這樣,天機便朝上動,地機便朝下動。順此
行之則生,逆此行之則死。這是古人所說的'道引',今人所說的氣功。《莊
子·刻意》'吹呴呼吸,吐故納新,熊經鳥申,爲壽而已矣。此道引之士,養形
之人,彭祖壽考者之所好也',可證戰國時代確實有這一派講究氣功的養
生家。"[2]

《行氣玉佩銘》與《莊子》大致產生於同一時期,較《引書》早。《引書》所
載"吹""呴""呼"等吐納法與《莊子》記載相同,而與《行氣玉佩銘》不同。
"吹""呴""呼"吐納法側重通過發聲調節臟腑功能,祛除寒熱濕邪等氣,既可
用於養生,也可用於祛疾。《行氣玉佩銘》所載之行氣方法側重探討氣在人
體內的運行規律,是一個行氣的全過程,主要用於養生延年。"吹""呴""呼"
吐納法發展爲後來的六字訣,而《行氣玉佩銘》行氣法則可說是小周天行氣
法的肇始。

五、秦漢時期導引俑與《引書》之比較

秦漢時期的導引俑是直觀立體展現導引風貌的實物,是研究秦漢導引
的重要資料,可與《引書》內容進行比較印證。目前已在重慶巫山麥沱漢墓、
山東陽穀縣吳樓漢墓、河南濟源西窑頭村漢墓、秦始皇帝陵等墓葬中出土了
各種形態的導引俑,以下分述之。

(一)重慶巫山麥沱漢墓導引俑[3]

重慶巫山麥沱漢墓群位於重慶市巫山縣巫峽鎮高塘村麥沱山上。出土

---

[1]郭沫若注釋:"銘中兩個'几'字,可讀爲'其',也可讀爲'機',應以讀'機'爲較適。"
[2]郭沫若著:《奴隸制時代》,中國人民大學出版社,2005年,第203—204頁。
[3]重慶市文化局、湖南省文物考古研究所、巫山縣文物管理所:《重慶巫山麥沱漢墓群發掘報告》,《考古學報》1999年第2期,第153—182頁。

陶俑六件,分兩型。

A型,3件,立式。(1)短袖短褲,衣後擺開衩,右衽,兩腿叉開,一足前跨,腿略彎曲,一臂殘,一手抄於胸前,尖腮,頭挽髻,簪孔對穿,簪失,高17.5釐米(圖5-5-1)。(2)雙臂殘,長衣短褲,右衽,頭挽高髻,簪孔對穿,簪失,高19.5釐米(圖5-5-2)。(3)弓身弓步,雙腿略彎曲,一臂殘,一手前伸,手心向上,頭挽髻,假簪孔,頭呈橢圓形,似爲女性,高15釐米(圖5-5-3)。

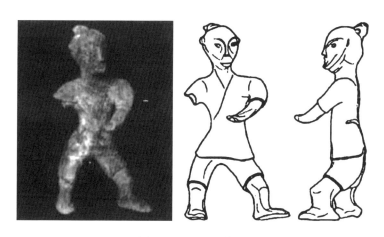

圖5-5-1　A型俑1

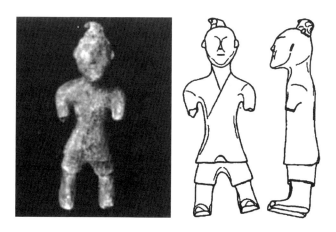

圖5-5-2　A型俑2

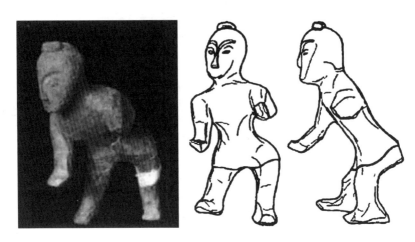

圖 5 - 5 - 3　A型俑 3

　　B型,3件,坐式。(1)屈膝端坐,頭微仰,右手抬至眼前,手心向前,作招手狀,右手壓於右膝上,頭挽髻,簪孔對穿,簪失,衣下擺開衩,似女性,高11.3釐米(圖5-5-4)。(2)短衣短褲,正襟危坐,雙手交握於膝前,交衽,頭挽髻,簪孔對穿,簪失,高15.5釐米(圖5-5-5)。(3)屈膝端坐,頭向右偏,雙臂彎曲,握拳交於膝前,右衽,短袖長衫,尖腮,頭盤大髻,簪孔對穿,簪失,衣下擺開衩,高15釐米(圖5-5-6)。

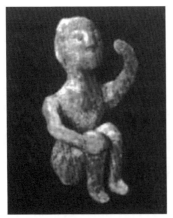
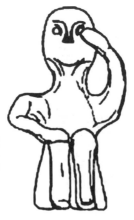
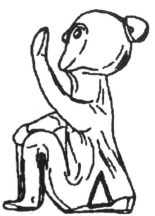

圖 5 - 5 - 4　B型俑 1

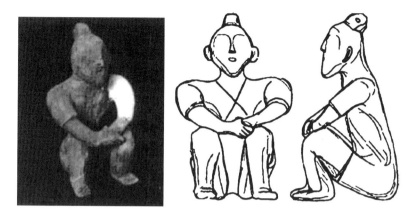

圖 5－5－5　B 型俑 2

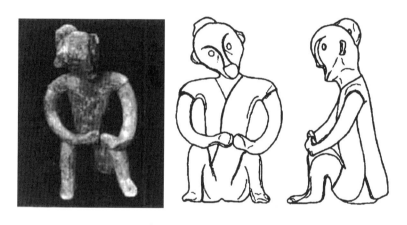

圖 5－5－6　B 型俑 3

這六件陶俑形態與樂舞俑不同，參考《引書》《導引圖》，可推斷其大致
動作。

A 型俑 1，跨步，左手在前，似將要按在前腿上，右手缺失。其動作類似
《引書》之"引背痛……跨足，前後俯"，又類似《導引圖》之"引癲"式。

A 型俑 2，缺少手部姿勢，從足部姿勢看，動作類似《引書》之"引詘筋，跨
立"，又類似《導引圖》之"引聾"式。

A 型俑 3，俯身，右臂探右足。其動作類似《引書》之"折陰者，前一足，錯
手，俯而反鈎之"及"引瘻，其在右恒陽之肘脉，視左足之指，俯，力引之；其在

左,引之如右",又類似《導引圖》之"痛明"式。

B型俑1,左手在上,右手在下。其動作類似《引書》之"引陰,端坐,張兩股,左手承下,右手撫上,折腰,伸少腹,力引尻",又類似《導引圖》之"煩"式。

B型俑2,扼腕動作明顯,類似《引書》之"引肩痛……危坐,跨股,把腕,抑股,以力搖肩,百而已"。

B型俑3,頭部向一側傾斜,類似《引書》之"側比者,反錯手,背而卑,突肩"。

(二) 山東陽穀縣吳樓漢墓陶人俑[1]

吳樓漢墓位於山東省陽穀縣定水鎮吳樓村西北0.5公里。出土人物俑12件,皆捏製而成,指紋痕迹猶存。俑體表面皆施白粉,多已脫落,個別殘存墨綫勾勒的眉眼等。可分爲坐姿俑、踞坐俑、跪俯俑三類。

跪俯俑5件。(1)雙膝跪地,身前傾,頭上仰,面部較瘦削,口大張,左手撫地,右手殘缺,下肢并攏,雙足均向右勾,長10釐米,高8釐米(圖5-5-7)。(2)雙膝跪地,身前傾,頭上仰,面稍豐潤,左手撫地,似在拍地痛哭,右手上舉,下肢并攏,雙足右勾,長8.3釐米,高7釐米(圖5-5-8)。(3)頭微上仰,左上肢殘缺,右上肢舉起,似在拍地痛哭,下肢并攏,足向右勾,長9釐米,高6.9釐米(圖5-5-9)。(4)身前傾,頭微上仰,雙手撫地,下肢并攏,脚向右勾,長9.1釐米,高6.5釐米(圖5-5-10)。(5)雙膝跪地,身前傾,頭上仰,面部豐潤,以細墨綫勾畫出眉眼,頂束髮高髻,左手撫地,右手殘缺,由殘存部分觀察,應同屬舉手作拍地狀,下肢并攏,足向右勾,長8.8釐米,高8.3釐米(圖5-5-11)。

踞坐俑4件。(1)身前傾,頭向後仰,面部略瘦削,左手撫於左膝之上,右手上舉,雙腿并攏,小腿部分殘缺,殘高9.3釐米(圖5-5-12)。(2)上身直立,面部略豐潤,雙手合十於胸前,下肢并攏跪地,足向右勾,分別高9.6釐

---

[1] 聊城市文物管理委員會:《山東陽穀縣吳樓一號漢墓的發掘》,《考古》,1999年第11期,第35—45頁。

米和 9.8 釐米(圖 5-5-13、圖 5-5-14)。(3) 上身直立,頂部曲尖高起,雙臂殘,如帶巾狀,高 9.9 釐米(圖 5-5-15)。

　　坐姿俑 3 件。(1) 上身直立,頭向後仰,頭頂如戴巾,口部橫穿小孔,右上肢前伸,手握如拳,撫於右膝之上,左上肢前伸,手上握如拳,右下肢呈懸腿坐姿,足下有踏物,左下肢殘缺,高 12.6 釐米(圖 5-5-16)。(2) 上身直立,稍前傾,頭頂如戴巾殘缺,下巴上有二穿孔,上肢屈曲前伸,下肢呈懸腿坐姿,左足殘缺,高 11.9 釐米(圖 5-5-17)。(3) 上身後仰,目視左上方,頭頂戴巾,右手上舉,左手殘缺,下肢呈盤腿坐姿,高 8 釐米(圖 5-5-18)。

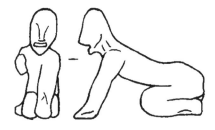

圖 5-5-7　跪俯俑 1

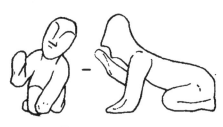

圖 5-5-8　跪俯俑 2

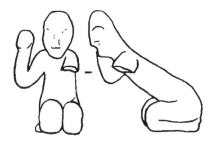

圖 5-5-9　跪俯俑 3

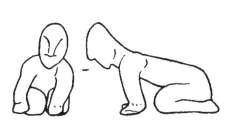

圖 5-5-10　跪俯俑 4

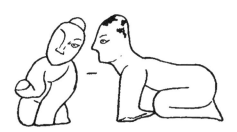

圖 5-5-11　跪俯俑 5

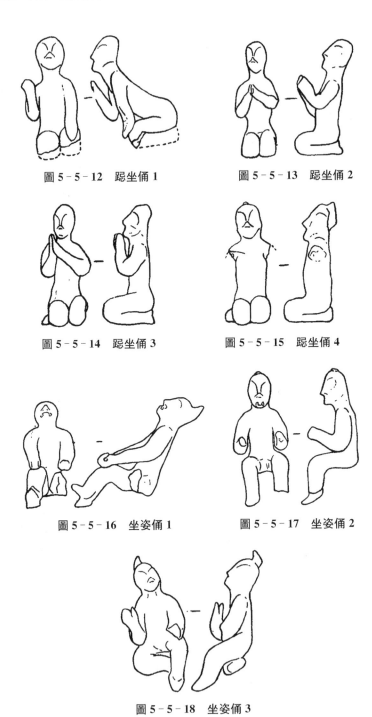

圖 5－5－12　踞坐俑 1

圖 5－5－13　踞坐俑 2

圖 5－5－14　踞坐俑 3

圖 5－5－15　踞坐俑 4

圖 5－5－16　坐姿俑 1

圖 5－5－17　坐姿俑 2

圖 5－5－18　坐姿俑 3

對於這一組陶俑，主要有兩種看法。其一，認爲是導引俑，如《山東陽穀縣吳樓一號漢墓的發掘》認爲：“有的屈腿坐姿，雙手合十，有的握拳蹲坐，姿勢各不相同，我們認爲可能是一種‘導引圖’式，即現在的氣功。”[1]蘇奎[2]、于兵[3]亦認爲這12件陶俑均屬於導引俑。其二，認爲一部分是導引俑，一部分是哭喪俑，如凌文秀認爲：“（陶俑）造型奇異……展現的可能是不同的導引術式（圖5-5-19）……跪俯俑共5件……似在拍地痛哭，哀傷之情溢於言表……應是一組‘哭喪俑’（圖5-5-20）。”[4]墓中物品一般仿生前製作，“視死如生”，爲的是死後仍可以再享受生前的生活，應以享樂爲主。如果放一組哭喪俑在墓中，墓主人要在死後天天看着哭喪，似乎也不合理，其他墓中未見類似的哭喪俑。故這組陶俑應爲導引俑。

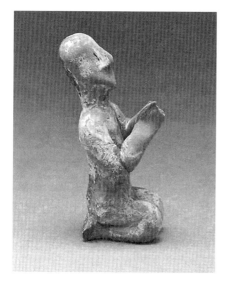

圖5-5-19　導引俑

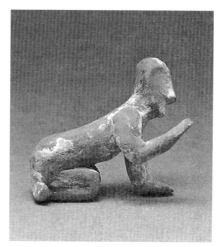

圖5-5-20　哭喪俑

［1］聊城市文物管理委員會：《山東陽穀縣吳樓一號漢墓的發掘》，《考古》，1999年第11期，第35—45頁。

［2］蘇奎：《漢代導引俑與導引術》，《中國歷史文物》2010年第5期，第17—24頁。

［3］于兵：《論〈導引圖〉内涵及與〈引書〉、導引俑的關聯》，《求索》2013年第8期，第52—55頁。

［4］凌文秀、朱鵬：《13件人物陶俑再現西漢社情民風》，《齊魯晚報》2018年9月6日第L04版。

（三）濟源西窰頭村 M10 陶塑導引俑[1]

濟源西窰頭村位於河南濟源市區北 20 公里，西窰頭村漢墓群在西窰頭村南 200 米處，其中西窰頭村 M10 居西窰頭村漢墓群的中部偏南。

出土的養生俑群由 7 件俑組成。（1）高 11 釐米，身着無袖短衫和長不及踝的寬短褲，雙腿扎馬步，上身前傾，左手立掌四指并攏，伸臂向前下方推出，右臂自然彎曲，右手持一柄狀物，頭部缺失；上身施紅釉，下身施綠釉（圖 5-5-21）。（2）高 14 釐米，頭戴平頂帽，高鼻闊嘴，身着瘦身無袖上衣，下着長不及踝的寬短褲，雙臂自然上抬過肩，雙手四指并攏前伸，雙腿向兩側自然分開；上身施褐釉，下身施綠釉（圖 5-5-22）。（3）高 13.5 釐米，頭戴長冠，袒胸露乳，下着寬長褲，右腿獨立，左腿彎曲上抬與臍平，鼓腹翹臀，左手貼於下腹處，右臂上抬，右手四指并攏舉與頭齊，口大張似吼喊，作用掌劈物狀；上身施黃褐釉，下身施綠釉（圖 5-5-23）。（4）高 12 釐米，頭戴平頂帽，腦後挽一髮髻，深目大鼻，口微閉，上身着無袖上衣，下身着長不及踝的寬褲，雙腿向兩側分開站立，膝微曲，上身稍前傾，兩臂抬起與肩平，雙手四指并攏、立掌向前自然推出；上半部施褐釉，下半部施綠釉（圖 5-5-24）。（5）高 13 釐米，頭頂梳單髻，髻垂下至頭側，袒胸露乳，下着寬長褲，鼓腹翹臀，右腿直立，左腿屈膝向上抬起，左手置於腹下，右手持一物於前額，張大口似大吼；上身施紅釉，下身施綠釉（圖 5-5-25）。（6）高 6.5 釐米，頭戴平頂帽，面部表情自然，上身着無袖上衣，下身着不及踝的寬短褲，頭微仰，彎腰，雙腿叉開呈半蹲狀，兩臂殘斷；足無釉，其餘施黃褐釉（圖 5-5-26）。（7）高 10 釐米，頭戴平頂帽，頭後梳一髮髻，面部刻畫五官，身着無袖短衫和長不及踝的寬短褲，左臂抬起與胸齊，四指并攏前伸，右臂自然下垂略後伸，左右腿前後稍分開，曲膝下蹲，身體前傾，呈半蹲狀；足無釉，其餘施黃褐釉（圖 5-5-27）。

---

[1] 李彩霞：《濟源西窰頭村 M10 出土陶塑器物賞析》，《中原文物》，2010 年第 4 期，第 101—104 頁。

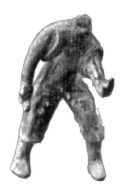
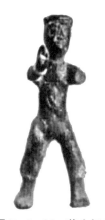
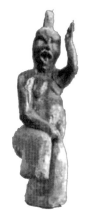

圖 5-5-21　養生俑 1　　　圖 5-5-22　養生俑 2　　　圖 5-5-23　養生俑 3

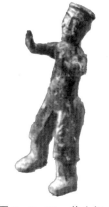
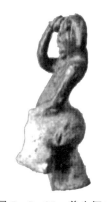

圖 5-5-24　養生俑 4　　　圖 5-5-25　養生俑 5

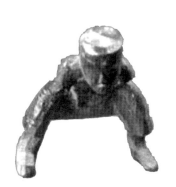
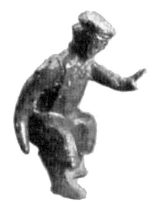

圖 5-5-26　養生俑 6　　　圖 5-5-27　養生俑 7

七個導引俑中,俑1、7上肢動作相似,兩腿姿勢不同,似是導引動作的變化;俑2、4導引動作相似;俑3、5導引動作基本相同,且都有張口呼吸,像是在作發聲呼氣;俑6的導引姿勢衹有一個。這一組陶俑似是在做一套導引動作。

(四) 秦始皇帝陵 K0007 陪葬坑導引俑[1]

西安秦陵 K0007 坑位於秦陵外城垣以北 900 餘米處,距秦陵封土北邊直綫距離約 3 公里。

K0007 坑出土了 15 件陶俑,目前已修復 9 件,公布了 7 件的資料(詳見表 5 - 5 - 1)。其中,箕踞姿陶俑 4 件,跽姿陶俑 3 件。箕踞姿陶俑雙腿平伸坐在地上,左手心朝上,右手心朝下,兩手似握着一根棍子,兩手向前努至兩足(圖 5 - 5 - 28)。跽姿陶俑跪坐於地,直身,右手上舉,似手握一物,左手下垂(圖 5 - 5 - 29)。

表 5 - 5 - 1　秦始皇帝陵 K0007 陪葬坑陶俑數據表

陶俑名稱	陶俑尺寸	陶俑形象	陶俑圖像
箕踞姿陶俑	通高 86.5 釐米	目視下前方,儀態莊重,身體微向前傾。雙手間原執一物,現殘缺不明	
	通高 86 釐米	頭略向下低,目下視,身體微向前。雙手間原執一物,現殘缺不明	

---

[1] 張濟琛、張濤:《秦始皇帝陵 K0007 陪葬坑出土陶俑應爲導引俑——兼論導引術的起源與發展》,《山東體育學院學報》2021 年第 2 期,第 56—61 頁。

陶俑名稱	陶俑尺寸	陶俑形象	陶俑圖像
箕踞姿陶俑	通高 83 釐米	頭殘失，俑體高大，健碩。臂較長，手至肘部向前平伸，袖短，袖口較寬，手臂處裸露較多	
	通高 87 釐米	頭稍低，目視脚前方，神情專注	
跽姿陶俑	右手指至膝底高 127 釐米	頭殘失，右手心呈長方形，有執物的印痕；左臂自然下垂，左手微上翹	
	通高 112 釐米	目光略下視。雙臂稍短，右臂微曲上舉至眼部，左手斜指前下方。右脚微抬，似從跪狀起立	
	通高 110 釐米	頭略向下低，目下視。右臂斜抬起，掌心原似執一物，左臂下垂	

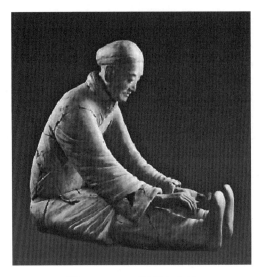 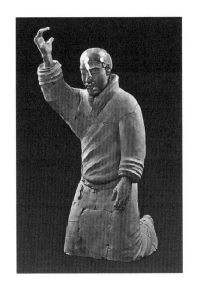

圖 5‑5‑28　箕踞姿陶俑　　　　　　　圖 5‑5‑29　跽姿陶俑

六、秦漢房中文獻中的導引與《引書》有別

　　馬王堆漢墓出土了衆多房中文獻，包括竹簡《十問》(圖 5‑6‑1)、《合陰陽》(圖 5‑6‑2)、《天下至道談》(圖 5‑6‑3)和帛書《養生方》(圖 5‑6‑4)等。其中多處用到導引服氣，如《天下至道談》中提到的"十勢""八益"等房中術應用了導引服氣。有的學者認爲導引屬於房中，甚至將《導引圖》和《引書》歸到房中一類，並認爲《行氣玉佩銘》對氣的運行的描述是房中行氣，這是需要商榷的。從《引書》和《導引圖》內容看，導引是一種治療疾病的方法，亦可用於防病康復，《內經》便將其作爲主要療法之一。籠統地將房中術與導引混爲一談是不合適的，房中術可以用到導引，但是導引不屬於房中。

　　古人認爲性功能強健是身體健康的標志，並且與長壽息息相關，所以發明創造出增強性功能的導引服氣方法，保養朘精，增強體質，延年益壽。導引在房中起到的作用分爲兩方面：一方面是房中術結合導引，在此不論；另一方面是除房中術外，採用導引保養精氣、養護朘精等。以下對這一部分內容展開探討。

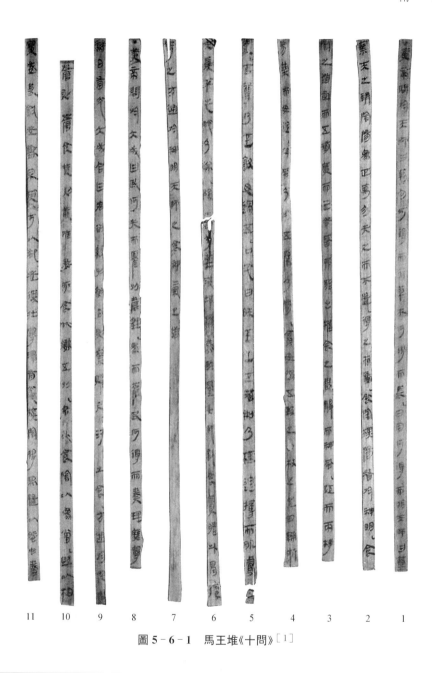

圖 5 - 6 - 1　馬王堆《十問》[1]

11　　10　　9　　8　　7　　6　　5　　4　　3　　2　　1

---

[1] 湖南省博物館、復旦大學出土文獻與古文字研究中心編纂，裘錫圭主編：《長沙馬王堆漢墓
　　簡帛集成》（貳），中華書局，2014 年，第 203 頁。

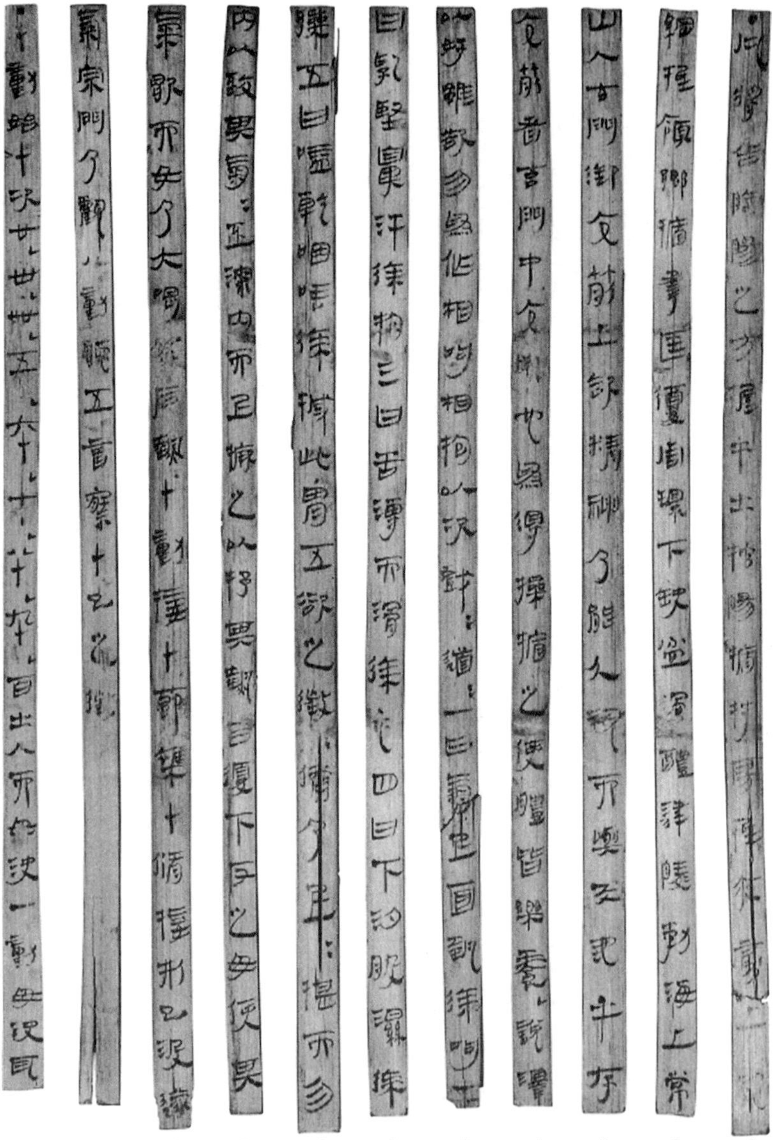

圖 5 - 6 - 2　馬王堆《合陰陽》[1]

[1] 湖南省博物館、復旦大學出土文獻與古文字研究中心編纂,裘錫圭主編:《長沙馬王堆漢墓
簡帛集成》(貳),中華書局,2014 年,第 212 頁。

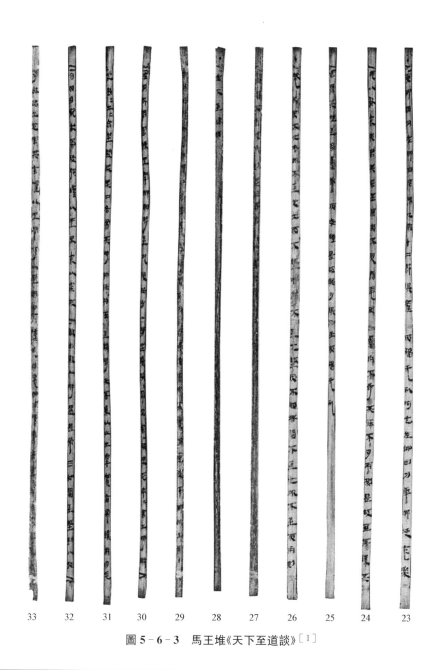

33　　32　　31　　30　　29　　28　　27　　26　　25　　24　　23

圖 5-6-3　馬王堆《天下至道談》[1]

[1]湖南省博物館、復旦大學出土文獻與古文字研究中心編纂,裘錫圭主編:《長沙馬王堆漢墓
　　簡帛集成》(貳),中華書局,2014 年,第 216 頁。

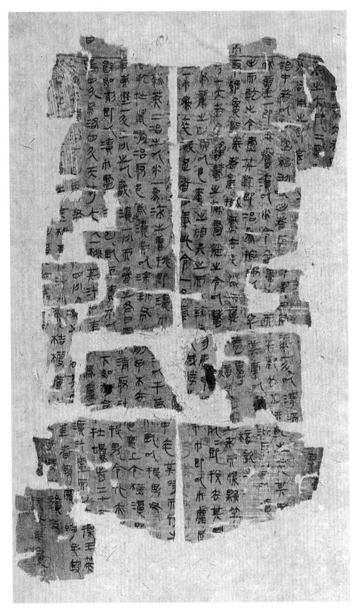

圖 5 - 6 - 4　帛書《養生方》[1]

---

[1] 圖片出自湖南省博物館網站 http://61.187.53.122/collection.aspx?id = 1359&lang = zh - CN。

（一）保 養 精 氣

精氣是生命之源，精氣旺盛是健康長壽的基礎，故保養精氣是養生的重中之重。

《十問》第四則"黄帝問於容成"中，完整地提出了服氣積精的目的、操作方法和注意事項。

第一，論述精氣的重要性。"君若欲壽，則順察天地之道。天氣月盡月盈，故能長生。地氣歲有寒暑，險易相取，故地久而不腐。君必察天地之情而行之以身。有徵可知，閒雖聖人，非其所能，唯道者知之。天地之至精，生於無徵，長於無形，成於無體，得者壽長，失者夭死。"[1]認爲長壽要順應天地之道。天氣有月虧月盈，所以能够長生。地氣有寒有暑，險地平地相互依憑，所以能够長久而不腐。天地間最寶貴的精氣，毫無徵象地產生，無形無相地生長，成熟時也没有體相，能够得到精氣的人可以長壽，失去精氣的人壽短甚至死亡。

第二，提出保養精氣的原理。"善治氣摶精者，以無徵爲積，精神泉溢，翕甘露以爲積，飲瑤泉靈尊以爲經，去惡好俗，神乃溜刑。翕氣之道，必致之末，精生而不厥。上下皆精，寒温安生？息必深而久，新氣易守。宿氣爲老，新氣爲壽。善治氣者，使宿氣夜散，新氣朝最，以徹九竅，而實六府。"[2]培養精氣要在未病時開始。容成子認爲，善於治氣聚精者，在没有疾病的徵象時開始積纍精氣。精氣和神氣像泉水一樣涌出，吸收甘露進行積纍，常飲口中津液，去惡從善，神氣就會充滿身體。吸氣時一定要深入到肢體末端，這樣精氣就源源不斷。身體上下都充滿精氣，寒温邪氣怎能侵入？呼吸一定要深長而持久，新氣就容易保持。陳氣使人衰老，新氣使人長壽。故善於治氣者，會散去體內陳氣，令新氣在早晨聚集，通徹九竅，充實六腑。

第三，指出服氣的禁忌。"食氣有禁，春避濁陽，夏避湯風，秋避霜霧，冬

[1] 湖南省博物館、復旦大學出土文獻與古文字研究中心編纂，裘錫圭主編：《長沙馬王堆漢墓簡帛集成》（陸），中華書局，2014年，第143頁。
[2] 同上。

避淩陰，必去四咎，乃深息以爲壽。"[1]春天避開濁陽，夏天避開湯風，秋天避開霜霧，冬天避開淩陰，要避開這四種不好的氣候，深呼吸以達到長壽的目的。

第四，提出每日具體的服氣方法。"朝息之志，其出也務合於天，其入也揆彼閨滿，如藏於淵，則陳氣日盡而新氣日盈，則形有雲光。以精爲充，故能久長。晝息之志，呼吸必微，耳目聰明，陰陰摯氣，中不潰腐，故身無痾殃。暮息之志，深息長徐，使耳勿聞，且以安寢。魂魄安形，故能長生。夜半之息也，覺寤毋變寢形，深徐去勢，六府皆發，以長爲極。將欲壽神，必以膝理息。"[2]早晨服氣的方法，呼出之氣要合於四時之氣，吸入之氣要深入蓄積滿小腹，好似將氣藏在深淵，令陳氣慢慢竭盡，新氣慢慢充盈，從而使身體容光煥發。這是因爲精氣充足纔能夠長久。白天服氣，呼吸要細微，令耳聰目明，暗暗吸氣，臟腑不會潰爛腐敗，所以身體沒有疾病之患。晚上服氣，呼吸要深長，令耳不聞聲，安然就寢，魂魄安定，所以能夠長生。夜半服氣，睡眠姿勢不要改變，呼吸深長緩慢，六腑都打開，吸氣達到極限。若想長壽，要以膝理調和呼吸。

第五，指出養護精氣要補瀉得宜。"治氣之精，出死入生，驩欣咪穀，以此充形，此謂搏精。治氣有經，務在積精，精盈必瀉，精出必補。補瀉之時，於卧爲之。"[3]治氣之精要在於吐故納新，充養形體，這是聚集精氣的方法。治氣的關鍵在於積纍精氣，精氣充盈一定要瀉出，瀉出精之後一定要補充。補瀉的時候要躺卧。

總之，容成子認爲服氣要效法天地，"治氣搏精"，並提出了保養精氣的目的、方法、注意事項以及好處等。服氣積精的目的是防病延年。這裏的精氣不僅僅是生殖之精，亦指人體的精氣。服氣的方法是保持深長呼吸，去陳出新，並提出了在早晨、白天、夜晚、午夜服氣的具體做法。文中還指出善於治氣聚精的人，在沒有疾病的徵象時開始積纍精氣，即注重未病時開始養

---

[1] 湖南省博物館、復旦大學出土文獻與古文字研究中心編纂，裘錫圭主編：《長沙馬王堆漢墓簡帛集成》(陸)，中華書局，2014年，第143頁。

[2] 同上。

[3] 同上。

生。最後詳細記述了四季服氣的注意事項,其對四季亂氣的記載與《却穀食氣》相同。此段全面闡述了行氣積精的理論,並佐以實踐,是後世服氣積精的範本。

《十問》第九則"文摯見齊威王"中,記述了夜半服氣的方法。"夫食氣潛入而默移,夜半而□□□□□氣,致之六極。六極堅精,是以内實外平,痤瘻弗處,癃噎不生,此道之至也。"[1]服氣可以使人潛移默化地改變,夜半到日中這段時間吸收新氣,使之到達人體四肢末端和前後二陰。這些部位強健了,身體就可以内實外平,痤瘻不會出現,癃喉不會產生,這是養生之道的至高境界。

《十問》第十則"秦昭王問道"中,記述了晨起服氣的方法。"蠱息以晨,氣形乃剛。"[2]在早上服氣吐納,元氣和身體就可以剛健有力。

(二) 保 養 朘 精

朘精即男性生殖之精,是人體精氣的重要組成部分。朘精有繁衍生息的作用,象徵着生命的動力,所以古人非常重視朘精的養護,並且將朘精養護作爲長生的重要方法。保養朘精除使用房中術外,還可藉助導引服氣。

《十問》第六則"王子巧父問彭祖"論述如何養護朘精。"人氣莫如朘精。朘氣菀閉,百脉生疾;朘氣不成,不能繁生,故壽盡在朘。朘之葆愛,兼予成佐,是故道者發明垂手循臂,摩腹從陰從陽。必先吐陳,乃翕朘氣,與朘通息,與朘飲食,飲食完朘,如養赤子。"[3]房中通過飲食、穩定朘氣、輔助男陰活動來保養男陰。先吐出口中濁氣,然後吸男陰之精氣,吮吸朘氣如哺育嬰兒。男陰之氣順暢,則可百病不生,益壽延年;否則筋脉閉塞,疾病叢生,其者早衰。平時可"垂手循臂,摩腹從陰從陽"。長壽源於精氣的蓄積,精氣不瀉是長壽養生之道。

---

[1] 湖南省博物館、復旦大學出土文獻與古文字研究中心編纂,裘錫圭主編:《長沙馬王堆漢墓簡帛集成》(陸),中華書局,2014年,第149頁。

[2] 同上書,第150頁。

[3] 同上書,第146—147頁。

（三）保 養 男 陰

男陰爲筋脉之宗，可藉助導引鍛煉男陰。

《十問》第七則"帝盤庚問於耇老"中，記載了接陰以實現長壽的方法。"君必貴夫與身俱生而先身老者，弱者使之强，短者使長，貧者使多糧。其事壹虛壹實，治之有節：一曰垂肢，直脊，撓尻；二曰疏股，動陰，縮州；三曰合睫勿聽，翕氣以充腦；四曰含其五味，飲夫泉英；五曰群精皆上，翕其大明。至五而止，精神日怡。"[1]一定要珍愛那個與身體一起生長但是早於身體衰老的男陰，弱的使它强壯，短的使其增長，精液少的使其增多。這件事分爲虛實兩個方面，要有步驟地去鍛煉：第一，肢體下垂，脊柱挺直，臀部彎曲；第二，分開兩大腿，抖動陰部，收縮肛門；第三，閉上眼睛，勿聽外聲，專心吸氣，充養腦髓；第四，想象口中品含五味，飲下口中產生的津液；第五，各種精氣皆向上運行，吸收日月之精華。如此便會日漸神清氣爽。這是耇老接陰、服食神氣的方法，即增强性功能的日常導引方法。耇老採用導引、行氣、觀想等方法强健男陰，男陰强壯，身體精神就會越來越好。

《十問》第八則"禹問於師癸"中，提出了保養男陰的方法。"血氣宜行而不行，此謂款殃，六極之宗也。此氣血之續也，筋脉之族也，不可廢忘也。於腦也弛，於味也移，導之以志，動之以事。非味也，無以充其中而長其節；非志也，無以知其中虛與實；非事也，無以動其四肢而移去其疾。故覺寢而引陰，此謂練筋；既伸又屈，此謂練骨。動用必當，精故泉出。行此道也，何世不物？"[2]氣血應當運行而不能行就是鬱閉之殃，會引發六種疾病。男陰是氣血的接續處、筋脉的彙聚處，不能够遺忘，不能任其衰敗。補益大腦，變換五味，用意念引導，用勞務運動。沒有五味就不能充實生長，沒有意念就不知道虛實變化，沒有勞動就不能運動四肢而祛除疾病。睡醒之後牽引前陰，叫作練筋；既伸長又收縮，叫作練骨。運動和使用要恰當，精液就會像泉水一樣涌出。

---

[1] 湖南省博物館、復旦大學出土文獻與古文字研究中心編纂，裘錫圭主編：《長沙馬王堆漢墓簡帛集成》(陸)，中華書局，2014 年，第 147 頁。

[2] 同上書，第 148 頁。

《養生方》中的“食引”亦是鍛煉男陰的方法。“利益氣，食飲恒移陰動之，卧又引之，故曰：飲食之，又教誨之。右引而曲左足。”[1]從動作看，“食引”是飲食與導引動作配合進行的一種方法，目的應爲强健陰部、補益腎氣。躺卧時牽引陰部，這是在房事時對陰部的保養方法。

《養生方》中的“不起”是治療陽痿的方法。“飲食□□□棄水，已，必以□□□□□氣鉤口仰之，比□，稍以鼻出氣，□□復氣。”[2]治療陽痿不起，小便以後仰頭吐氣，這是用呼吸吐納的方法祛除内熱。

總之，導引的目的是防病治病，延年益壽。導引服氣在房中的應用主要有三種：（1）爲了增强房中效果的日常導引保健，（2）房中術結合導引，（3）應對陽痿不起的導引方法。反觀《引書》，並未記載與房中相關的導引。

七、最早的中醫典籍《黄帝内經》與《引書》互鑒

《内經》與《引書》大致是同一時期的作品。《内經》是秦漢時期流傳下來的最系統、最完整的中醫學著作，包括《素問》《靈樞》兩部分，其對導引療法的記載可與《引書》互參。

（一）導引是秦漢時期的主流療法

《内經》將導引療法與其他治法並列，《靈樞·病傳》載黄帝曰：“余受九針於夫子，而私覽於諸方，或有導引行氣、喬摩、灸、熨、刺、焫、飲藥之一者可獨守耶，將盡行之乎？”[3]“導引行氣”是秦漢時期一種較爲普遍的治病方法。《引書》作爲導引療法的專著，全面記述了導引療法的内容，印證了《内經》對導引療法的記載。

《内經》注重因人、因時、因地的三因治宜，針對不同地區的氣候特點和

[1]湖南省博物館、復旦大學出土文獻與古文字研究中心編纂，裘錫圭主編：《長沙馬王堆漢墓簡帛集成》（陸），中華書局，2014年，第64頁。
[2]同上書，第39頁。
[3]郭靄春編著：《黄帝内經靈樞校注語譯》，天津科學技術出版社，1989年，第306頁。

人的生活習性提出相應的治療方法,將導引療法視爲潮濕氣候所引發的疾病的主要療法。《素問·異法方宜論》:"中央者,其地平以濕,天地所以生萬物也衆。其民食雜而不勞,故其病多痿厥寒熱。其治宜導引按蹻,故導引按蹻者,亦從中央出也。"[1]中央之地潮濕,地理環境優越,物産豐富,人们飲食豐富多樣,勞動較少,肢體疏於活動,易産生痿厥寒熱等病症,需要通過導引健運筋骨肢體,驅除鬱結於體內的濕邪。導引療法是人们祛寒熱的主要方法。

秦漢時期的醫藥資源匱乏,能够用醫療手段治病的人多屬於貴族階層。導引作爲一種側重於身體運動和需要静心安養的治療方法,不適合勞苦大衆,因爲他們多終日勞作,身體已有一定程度甚至過度的運動,而且他們缺乏時間和精力進行導引操作,普通大衆應用導引療法的可能性不大。《引書》:"貴人之所以得病者,以其喜怒之不和也。喜則陽氣多,怒則陰氣多。是以導者喜則急呴、怒則劇吹以和之,吸天地之精氣,實其陰,故能毋病。賤人之所以得病者,勞倦飢渴,白汗決絶,自入水中,及卧寒突之地,不知收衣,故得病焉。又弗知呴呼而除去之,是以多病而易死。""貴人"多因情志致病,須用導引吐納的方法調節情志;"賤人"不僅勞倦飢渴,且不懂得用導引吐納,故多病易死。這也説明導引療法主要在貴族階層流傳應用。《内經》記載的"食雜而不勞",即飲食豐富多樣且缺乏勞動,亦符合貴族階層的特徵。

(二) 導引在四時日常養生中的運用

《素問·上古天真論》:"上古之人,其知道者,法於陰陽,和於術數,食飲有節,起居有常,不妄作勞,故能形與神俱,而盡終其天年,度百歲乃去。"[2]上古之人懂得養生要與"道"相合,保持身體陰陽平衡,符合生命修養法則,飲食有度,起居規律,不過度勞累,因此可以使身體的精、氣、神合一,不受疾病侵害,自然衰老盡壽,可達百歲而終。馬蒔《素問注證發微》曰:"術數者,修養之法則也。上古之人,爲聖人而在上者,能知此大道而修之,法天地之

---

[1] 郭靄春主編:《黄帝内經素問校注》,人民衛生出版社,2013年,第125頁。
[2] 同上書,第3頁。

陰陽,調人事之術數。"注曰:"術數,所該甚廣,如呼吸按蹻,及《四氣調神論》養生、養長、養收、養藏之道,《生氣通天論》陰平陽秘,《陰陽應象大論》七損八益,《靈樞·本神》長生久視,本篇下文飲食起居之類。"[1]指出《内經》所謂"術數"包含了呼吸吐納、按蹻、四時養生、飲食起居等等内容。《素問·寶命全形論》云:"天覆地載,萬物悉備,莫貴於人。人以天地之氣生,四時之法成。"[2]人的健康與天地四時息息相關,養生延年亦要與自然氣候相合,日常保健的屈伸肢體、呼吸吐納、漫步静養等均屬於導引範疇。導引是一種注重人體自我修復的主動性療法,强調人與自然的呼應,是日常養生的主要内容。

　　《内經》和《引書》均注重四時日常起居調攝。《内經》:"陰陽四時者,萬物之終始也,死生之本也,逆之則災害生,從之則苛疾不起,是謂得道。"[3]養生之道需依照天地四時,以天地陰陽之法調節人體陰陽平衡。《引書》:"春産、夏長、秋收、冬藏,此彭祖之道也。""人之所以得病者,必於暑濕風寒雨露,腠理啓闔,食飲不和,起居不能與寒暑相應,故得病焉。是以春夏秋冬之間,亂氣相薄沓也,而人不能自免其間,故得病。"

　　《素問·四氣調神大論》:"春三月,此謂發陳。天地俱生,萬物以榮。夜卧早起,廣步於庭,被髮緩形,以使志生。生而勿殺,予而勿奪,賞而勿罰。此春氣之應,養生之道也。"[4]春日,萬物升發,晨起後宜披散頭髮,漫步於庭前,舒展身體,與春氣相應。此即孫思邈《備急千金要方·道林養性》中"流水不腐,户樞不蠹,以其運動故也"[5]的導引養生理念,唯有不斷運動,纔能保持身體氣血筋脉的通暢。《内經》注重身體和精神兩方面並重的調攝方法。運動可以活動筋骨,抒發情志。"使志生"即春氣可促進人的情志,從而使身心和調。相較於《内經》之精要與概括,《引書》側重於描述四季日常養生的具體内容。"春日,早起之後,棄水,澡漱,洒齒,昫,被髮,遊堂下,逆

[1]〔明〕馬蒔著:《黄帝内經素問注證發微》,王洪圖、李雲點校,科學技術文獻出版社,1999年,第4頁。

[2]郭靄春主編:《黄帝内經素問校注》,人民衛生出版社,2013年,第250頁。

[3]同上書,第23頁。

[4]同上書,第15頁。

[5]〔唐〕孫思邈撰:《備急千金要方》,魯兆麟等點校,遼寧科學技術出版社,1997年,第410頁。

露之清,受天之精,飲水一杯,所以益壽也。入宮從昏到夜大半止之,益之傷氣。"春日早起之後小便、洗臉、刷牙,然後調勻呼吸進行吐納導引,緩慢柔和地發"呴"的聲音,調暢肝臟氣機,順應春季升發之氣。夜晚也要作息規律,房事時間與春氣相應。《太清·導引服氣存思》:"噓屬肝。""噓"與"呴"同音,通過發"噓"的聲音以調達肝氣。

(三) 勞 逸 適 度

《內經》和《引書》均主張勞力適度。身體既需要適度勞作以保持血脉通暢、氣血增長,又不能因過勞而損傷氣血。《素問·經脉別論》:"春秋冬夏,四時陰陽,生病起於過用,此爲常也。"[1]過勞是疾病發生的原因之一,要順應四時陰陽變化,適度勞動,纔能保持身體健康。《素問·舉痛論》:"勞則氣耗……勞則喘息汗出,外內皆越,故氣耗矣。"[2]過勞不僅耗傷氣血,更會損傷臟腑。《素問·生氣通天論》:"因而强力,腎氣乃傷,高骨乃壞。"[3]《後漢書·方術列傳》載華佗言:"人體欲得勞動,但不當使極耳。"[4]適度運動有助於身體健康,過度勞累則損害身體。孫思邈《備急千金要方·道林養性》:"養性之道,常欲小勞,但莫大疲及强所不能堪耳。"强調小勞,忌諱過度疲勞和做自己能力所不及之事。《引書》:"賤人之所以得病者,勞倦飢渴,白汗決絕,自入水中,及臥寒突之地,不知收衣,故得病焉。又弗知呴呼而除去之,是以多病而易死。""賤人"過度勞累,不知養護,又不懂採用導引吐納調攝人體陰陽以袪除邪氣,導致多病甚至死亡。

(四) 導引治療疾病

《引書》記載了以導引治療 44 種疾病,如引內癉、引癉病之始、引詘筋、引膝痛、引踝痛、引腸澼、引背痛、引腰痛等,並詳細記述了每種疾病的導引

---

[1] 郭靄春主編:《黃帝內經素問校注》,人民衛生出版社,2013 年,第 218 頁。
[2] 同上書,第 361—362 頁。
[3] 同上書,第 37 頁。
[4] 〔南朝宋〕范曄撰:《後漢書》,羅文軍編,太白文藝出版社,2006 年,第 633 頁。

方法,涵蓋了内、外、五官、骨傷等科的病症。《導引圖》則繪有44個治療不同疾病的導引人形,如痛明、引癩、腹中、引聾、煩、引膝痛、引胠積、俛厥、引項、沐猴讙引炅中、引温病、引痹痛等。

《内經》記載了導引治療氣虚、筋病、勞風、息積、腎病、腰痛、瘕堅及愈後防復等方面的内容。

1. 氣虚

《素問·陰陽應象大論》:"血實宜決之,氣虚宜掣引之。"[1]"引"即導引,氣虚之證需要牽拉伸拔而長養内氣。《素問·宣明五氣》:"久臥傷氣。"久臥不動會致氣血變弱,故宜適度運動以增長氣血,此即"氣虚宜掣引之"。《引書》:"治身欲與天地相求,猶囊籥也,虚而不屈,動而愈出。"修身要取法天地。天地猶如一個大風箱,廣闊空虚,能量不竭。人通過呼吸吐納、導引屈伸,可令人體之氣如天地之氣一般生生不息、充盈不竭。

2. 筋病

導引主要是屈伸筋脉,故筋病治療以導引爲先。《素問·血氣形志》:"形苦志樂,病生於筋,治之以熨引。"[2]王冰注:"形苦,謂修業就役也。然修業以爲,就役而作,一過其用,則致勞傷,勞用以傷,故病生於筋……引,謂導引。"指出過度勞累會傷筋,筋脉受損可以用導引方法治療。

3. 勞風

勞風病表現爲兩目上視、唾液黏稠、惡風等症狀。《素問·評熱病論》:"勞風法在肺下,其爲病也,使人强上瞑視,唾出若涕,惡風而振寒,此爲勞風之病……以救俯仰,巨陽引精者三日,中年者五日,不精者七日,咳出青黄涕,其狀如膿,大如彈丸,從口中若鼻中出,不出則傷肺,傷肺則死也。"[3]"勞風"病位在肺下,治療方法是"以救俯仰",即採用俯仰屈伸的方法進行救治,"俯仰"即是導引方法。"巨陽引"即導引巨陽經,"巨陽"即太陽,指手、足太陽經,兩經在目内眥交接,導引手、足太陽經可以治療"强上瞑視"。"惡風

---

[1] 郭靄春主編:《黄帝内經素問校注》,人民衛生出版社,2013年,第75頁。
[2] 同上書,第247頁。
[3] 同上書,第314頁。

而振寒"是太陽病的特點,《傷寒論·辨太陽病脉證並治》以"脉浮,頭項强痛而惡寒"[1]概括了太陽病的基本特點。《素問·熱論》:"巨陽者,諸陽之屬也,其脉連於風府,故爲諸陽主氣也。"[2]諸陽脉皆隸屬太陽,太陽脉連於"風府",容易感受風邪。太陽脉從頭至足,行走於人體背面,主一身之精氣,《靈樞·營衛生會》:"太陽主外。"[3]《靈樞·本臟》:"腎合三焦膀胱,三焦膀胱者,腠理毫毛其應。"[4]故太陽經病症常表現出"惡風而振寒",通過屈伸俯仰等導引肢體的方法,可以宣通足太陽膀胱經,祛風散寒。另外,"惡風而振寒"是太陽表實證,需要發汗以解表,而導引療法即有發汗功效。治療效果要看患者施行導引的到位程度,"精者三日",對於精確掌握導引方法並勤加練習者,三日即可見效;"中年者五日",或作"中若五日",中等掌握導引方法的人鍛煉五日方可見效;"不精者七日",對於掌握導引方法較差且練習不勤奮的人,七日總會有效。導引之後最終會咳出青黃濃痰,濃痰不出則會傷肺,傷肺則死。總之,該處記述了導引療法治療勞風病的方法、注意事項及預後,較完整地展現了導引療法的作用。

4. 息積

息積是氣鬱、氣逆而上的一類疾病。《素問·奇病論》:"病脅下滿,氣逆,二三歲不已……病名曰息積,此不妨於食。"[5]息積,脅下滿,氣逆,需用導引行氣的方法理氣降逆。《素問·奇病論》:"不可灸刺,積爲導引、服藥,藥不能獨治也。"[6]息積日久不能灸刺,亦不能獨用藥物治療,需要結合導引治療。

5. 腎病

久病腎虛,可採用導引療法從身心兩方面進行補益。《素問·刺法論》:

---

[1]〔漢〕張機(仲景)述:《傷寒論》,上海中醫學院中醫基礎理論教研組校注,上海人民出版社,1976年,第1頁。
[2]郭靄春主編:《黃帝內經素問校注》,人民衛生出版社,2013年,第293頁。
[3]郭靄春編著:《黃帝內經靈樞校注語譯》,天津科學技術出版社,1989年,第176頁。
[4]同上書,第339頁。
[5]郭靄春主編:《黃帝內經素問校注》,人民衛生出版社,2013年,第424頁。
[6]同上。

"腎有久病者,可以寅時面向南,净神不亂思,閉氣不息七遍,以引頸咽氣順之,如咽甚硬物,如此七遍後,餌舌下津令無數。"[1]腎病日久,採用導引服氣治療。清晨五點到七點面向南方,静心,閉氣,伸長頸項,咽氣,像吞咽很硬的東西,如此操作七遍則津液滿口。後世服氣咽津以補腎氣的方法,其理論依據似是從此而來。

6. 腰痛

腰痛不能俯仰多是經筋爲病。《靈樞·經筋》記述了足少陰腎經經筋發病時的情況,"病在此者主癇瘛及痓,病在外者不能俯,在内者不能仰"[2]。"内者"指内側的經筋。《靈樞·經筋》:"陽病者腰反折不能俯,陰病者不能仰。治在燔針劫刺,以知爲數,以痛爲輸,在内者熨引飲藥。"[3]"引"即導引,腰痛病症在内側經筋時不能仰身,不適宜用針刺,須用温熨、導引、飲藥等方法。

7. 瘛堅

筋脉拘攣可通過導引加以柔化舒展。《靈樞·周痹》:"其瘛堅,轉引而行之。"[4]"瘛"指抽搐、痙攣一類的病症,"引"即導引,通過運轉拉伸肢體而舒緩柔化筋脉,令筋脉舒展。

8. 愈後防復

疾病康復期正氣虛弱,需要静心安神養氣,待正氣來復。《素問·五常政大論》:"其久病者,有氣從不康,病去而瘠……化不可代,時不可違。夫經絡以通,血氣以從,復其不足,與衆齊同,養之和之,静以待時,謹守其氣,無使傾移,其形乃彰,生氣以長,命曰聖王。故《大要》曰,無代化,無違時,必養必和,待其來復。此之謂也。"[5]久病康復期需要静養、守氣,待氣來復。静坐、行氣是導引的重要内容,藉助導引鍛煉可以促進久病後康復,並預防復發。

導引療法可在疾病發生發展的全過程進行干預。《引書》中不僅記載了導

[1]郭靄春主編:《黄帝内經素問校注》,人民衛生出版社,2013年,第827—828頁。

[2]郭靄春編著:《黄帝内經靈樞校注語譯》,天津科學技術出版社,1989年,第153頁。

[3]同上。

[4]同上書,第244頁。

[5]郭靄春主編:《黄帝内經素問校注》,人民衛生出版社,2013年,第664頁。

引治療疾病,還記載了每個身體部位的導引方法,蘊含了未病先防的思想。《內經》崇尚"不治已病治未病",導引療法在未病、已病及愈後這三個方面均可以發揮作用。未病時通過導引吐納,屈伸肢體,安神定志,預防疾病的發生;已病後,導引吐納,活躍氣血,正骨柔筋,調和臟氣,治療疾病;病癒後,採用導引吐納強健氣血,養神和氣,促進身體康復,防止疾病復發。導引屬於非創傷、非藥物治療方法,通過人體主動性運動和呼吸吐納,對人體的筋骨、氣血、臟腑等進行調節,從整體上調整人體的陰陽平衡,從而達到養生、祛病、延年的目的。

(五) 秦漢時期有專門從事導引的醫生

《內經》中明確提到有專門從事導引行氣的人員,《靈樞・官能》:"明目者,可使視色。聰耳者,可使聽音。捷疾辭語者,可使傳論。語徐而安靜、手巧而心審諦者,可使行針艾,理血氣而調諸逆順,察陰陽而兼諸方。緩節柔筋而心和調者,可使導引行氣。疾毒言語輕人者,可使唾癰咒病。爪苦手毒、爲事善傷者,可使按積抑痹。"[1]眼睛好的人可以讓他辨別顏色。聽力靈敏的人可以使其辨別音色。善於言辭的人可以使其傳授學問。心靈手巧、安靜沉着的人,可以使其運用針刺、艾灸,調節氣血,調理順逆。骨節舒緩、筋脉柔韌、內心和調的人,可以使其運用導引行氣的方法。病情深重、言語輕慢者,可以讓他用言語咒罵疾病。下手較重、容易傷人的人,可以讓他按摩疼痛之處。從這段描述可以看出,在《內經》時期是根據疾病的特點選擇醫生的。導引行氣的醫生自身要有行使導引行氣的優勢,即"緩節柔筋",筋骨要柔韌舒展,適合屈伸運動,這樣纔能夠爲患者做好示範,並幫助患者進行導引行氣的操作。《引書》中也可以體現這一點,其中大約十分之一的疾病在導引治療時需要他人輔助。導引需要有專人進行教授,可知當時已經有專門從事導引治療的醫者。

(六) 導引療法機理

導引療法主要在兩個方面發揮作用:一是注重精神調攝,內心恬淡,專

---

[1] 郭藹春編著:《黃帝內經靈樞校注語譯》,天津科學技術出版社,1989年,第475頁。

注守神,不受外物之累;二是動作不衰,通過動作、吐納祛除邪氣,運化氣血。《素問·移精變氣論》:"往古人居禽獸之間,動作以避寒,陰居以避暑,内無眷慕之累,外無伸宦之形,此恬憺之世,邪不能深入也。"[1]古人在與禽獸搏鬥的過程中,自然而然地運動肢體,通過不斷活動身體以祛除寒冷。生活簡單,内心恬淡,所以氣血通暢,邪不能深入。動作不衰,用以養形,内心恬淡,用於養神,形神俱養是導引療法發揮作用的關鍵。

1. 内心恬淡

情志對人體氣血影響甚大,七情是導致内傷臟腑的重要因素,避免情緒對人的影響,對於治病、養生等至關重要。内心恬淡則氣血和順,病亦不生,長壽以此爲基礎。《素問·陰陽應象大論》:"是以聖人爲無爲之事,樂恬憺之能,從欲快志於虛無之守,故壽命無窮,與天地終,此聖人之治身也。"[2]内心恬淡無爲是保持人體健康的基本要素之一,也是實現長壽的基本要求。《素問·上古天真論》:"恬憺虛無,真氣從之,精神内守,病安從來? 是以志閑而少欲,心安而不懼,形勞而不倦,氣從以順,各從其欲,皆得所願。"[3]一方面,内心恬淡虛無,則氣血運行無礙,真氣流通。精神内守而不向外耗散,身心和順,疾病便不會發生。另一方面,適度運動使氣血通流,情志安定,心安氣順,從而保持身體健康。《素問·上古天真論》:"上古有真人者,提挈天地,把握陰陽,呼吸精氣,獨立守神,肌肉若一,故能壽敝天地,無有終時,此其道生。"[4]"呼吸精氣"即注重吐納服氣,"獨立守神"即注重精神内守。通過呼吸吐納、調攝精神,最終達到"肌肉若一"、陰陽相合、與天地同壽的目標。《素問·生氣通天論》:"故聖人傳精神,服天氣,而通神明。"[5]亦指出調攝精神、服氣吐納便可通神明。内心恬淡,喜怒不生,是防病却病、長生久視的必然路徑。《靈樞·本藏》:"志意和則精神專直,魂魄不散,悔怒不起,

[1] 郭靄春主編:《黄帝内經素問校注》,人民衛生出版社,2013 年,第 127 頁。
[2] 同上書,第 68 頁。
[3] 同上書,第 5 頁。
[4] 同上書,第 12 頁。
[5] 同上書,第 27 頁。

五臟不受邪矣。"[1]《靈樞·本神》："智者之養生也……和喜怒而安居處,節陰陽而調剛柔。如是則僻邪不至,長生久視。"[2]《引書》："人生於情,不知愛其氣,故多病而易死。人之所以善蹶,早衰於陰,以其不能節其氣也。能善節其氣而實其陰,則利其身矣。"情志劇烈變化會造成人體氣機紊亂,耗傷正氣,導致生命早衰。《引書》："喜則陽氣多,怒則陰氣多。是以導者喜則急呴、怒則劇吹以和之。"用"呴""吹"等呼吸吐納法和調喜怒等情緒變化造成的陰陽不和之氣,從而調攝情志。

2. 骨正筋柔,氣行血旺

筋骨柔韌強健可以促進氣血的通暢,是健康的標志之一。《素問·生氣通天論》："是故謹和五味,骨正筋柔,氣血以流,湊理以密,如是則骨氣以精,謹道如法,長有天命。"[3]導引療法屈伸關節、伸筋柔身,直接作用於人體的筋脉,促進骨骼堅固,筋脉柔順。俗語"筋長一寸,壽延十年",也是強調筋脉柔暢對人健康長壽的重要性。《引書》記載的 44 種導引治療的病症中,有 42 種病症應用了筋骨的拉伸,占 95.45%,可見導引療法非常注重筋骨的柔韌堅固。氣不可不運行,《靈樞·脉度》："氣之不得無行也,如水之流,如日月之行不休。"[4]氣滯會產生血瘀、積聚等種種疾病。《素問·調經論》："五臟之道,皆出於經隧,以行血氣,血氣不和,百病乃變化而生,是故守經隧焉。"[5]氣血通暢,身體安泰,氣血不暢,百病叢生。《素問·宣明五氣》："久臥傷氣,久坐傷肉。"[6]《引書》："動而愈出。"運動有助於氣血的長養與運行,人體氣機纔能正常升降,血氣暢達,筋骨健壯,五臟安和,百病不生,此皆"流水不腐,户樞不蠹"之理也。

3. 正氣存內,邪不可干

中醫重視正氣對人體的重要性,心安神守、適度勞動是保持正氣的主要

---

[1] 郭藹春編著:《黃帝內經靈樞校注語譯》,天津科學技術出版社,1989 年,第 330 頁。

[2] 同上書,第 82 頁。

[3] 郭藹春主編:《黃帝內經素問校注》,人民衛生出版社,2013 年,第 40 頁。

[4] 郭藹春編著:《黃帝內經靈樞校注語譯》,天津科學技術出版社,1989 年,第 175 頁。

[5] 郭藹春主編:《黃帝內經素問校注》,人民衛生出版社,2013 年,第 525 頁。

[6] 同上書,第 243 頁。

途徑,這也正是導引療法發揮作用之機理。《素問·上古天真論》:"夫上古聖人之教下也,皆謂之虛邪賊風,避之有時,恬憺虛無,真氣從之,精神內守,病安從來? 是以志閑而少欲,心安而不懼,形勞而不倦,氣從以順,各從其欲,皆得所願。"[1]飲食起居得宜,內心恬淡,真氣充身,少欲心安,適度勞動,氣血順暢,正氣存內,方能令外邪不得侵擾。《引書》:"是以必治八經之引,吹呴呼吸天地之精氣,伸腹折腰,力伸手足,軹踵曲指,去起寬宣,偃治巨引,以與相求也,故能毋病。"通過呼吸天地精氣,屈伸牽引肢體,促進人體正氣充盛,從而治病防病。

正氣是抵抗外邪的關鍵因素。《內經》採用觀想的方法堅固五臟,增強正氣,抵禦瘟疫。觀想産生正向意念,亦是導引的重要組成部分。《素問·刺法論》:"五疫之至,皆相染易,無問大小,病狀相似,不施救療,如何可得不相移易者……不相染者,正氣存內,邪不可干,避其毒氣,天牝從來,復得其往,氣出於腦,即不邪干。氣出於腦,即室先想心如日。欲將入於疫室,先想青氣自肝而出,左行於東,化作林木。次想白氣自肺而出,右行於西,化作戈甲。次想赤氣自心而出,南行於上,化作焰明。次想黑氣自腎而出,北行於下,化作水。次想黃氣自脾而出,存於中央,化作土。五氣護身之畢,以想頭上如北斗之煌煌,然後可入於疫室。"[2]處瘟疫之中而不染病,關鍵在於"正氣存內",通過觀想五臟堅實,充盛人體正氣,可抵禦瘟疫。《引書》亦重視人體正氣,不僅通過導引吐納增強正氣,還注重通過日常調攝避免邪氣入侵。若情志發生異常,當及時採用呼吸吐納調節紊亂的氣機,使機體免受傷害。

八、秦漢導引的特色及對秦漢醫學的思考

導引是一個古老而又新穎的概念。説導引古老是因爲導引的概念和方

---

[1] 郭靄春主編:《黃帝內經素問校注》,人民衛生出版社,2013年,第5頁。
[2] 同上書,第829頁。

法早在公元前三千多年就已出現,馬家窰文化遺址中出土的彩陶上繪有舞蹈和服氣吐納的人像;戰國時期的《行氣玉佩銘》有 45 字,描述了導引行氣的整個過程;中醫最早的經典理論著作《黄帝内經》將導引作爲一種重要的治療手段;長沙馬王堆漢墓出土的帛書《導引圖》,生動直觀地展現了秦漢時期導引療法的綽約風姿;張家山漢簡《引書》的出土則揭示了秦漢時期導引療法的真實面貌。説導引新穎是由於隨着與導引有關的出土文獻、文物等資料的增多,人們對導引的認識不斷刷新。

(一) 秦漢時期導引特點

導引廣泛應用在防治疾病、養生延年及修仙悟道中,廣受古代貴族和知識階層的喜愛。現存的秦漢時期傳世文獻中無導引專著或專篇,但在醫、史、子等各類書籍中有諸多導引記載。由於導引具體内容的記載缺失,導致很長一段時間人們對秦漢時期導引的具體情況不清楚。直到二十世紀七八十年代,隨着出土文物的增多,這一狀況發生了改變。出土文物中不僅有導引專著,還有導引圖譜、導引陶俑,爲揭示秦漢時期導引療法的真實面貌提供了寶貴資料。可以説,秦漢時期的導引資料主要保存在出土文獻當中。先秦及秦漢導引文獻,按照導引用途可歸納爲祛疾、養生、修道三類。

1. 祛疾類

秦漢時期導引主要作爲一種醫療手段,以《内經》《引書》《導引圖》等著作爲代表。《吕氏春秋·古樂》:"昔陶唐氏之始,陰多滯伏而湛積,水道壅塞,不行其原,民氣鬱閼而滯着,筋骨瑟縮不達,故作爲舞以宣導之。"[1]在氏族公社時期,氣候潮濕,濕滯氣鬱,筋骨不利,人們用"舞"這種運動來"宣導"濕滯之氣,通利關節。這是導引的最初形式。運動至關重要,形氣瘀滯會導致種種疾病。《吕氏春秋·盡數》:"流水不腐,户樞不蠹,動也,形氣亦然。形不動則精不流,精不流則氣鬱。鬱處頭,則爲腫爲風;處耳,則爲挶爲

---

[1] 〔漢〕高誘注,〔清〕畢沅校:《吕氏春秋》,徐小蠻標點,上海古籍出版社,2014 年,第 101 頁。

聲；處目，則爲蔑爲盲；處鼻，則爲鼽爲窒；處腹，則爲張爲疛；處足，則爲痿爲蹶。"[1]精塞氣鬱在頭、耳、目、鼻、腹、足等部位會産生不同的疾病，如腫、風、搁、聾、蔑、盲、鼽、窒、張、疛、痿、蹶等。導引似"流水""户樞"，通過身體各個部位的運動，屈伸肢體關節，達到行氣解鬱、通滯活絡、防病治病的目的。《素問·移精變氣論》："往古人居禽獸之間，動作以避寒，陰居以避暑。"[2]古人以"動作"袪除寒氣。這與"舞"的作用相同，均通過運動暢通氣血，預防和袪除疾病。舞蹈和導引術的分野，正是以人們是否自覺地把舞蹈當作鍛煉身體、保持身體健康或治療疾病的手段爲標志。[3]西漢司馬遷將導引療法與湯藥、針灸等並提。《史記·扁鵲倉公列傳》："上古之時，醫有俞跗，治病不以湯液醴灑、鑱石撟引、案扤毒熨，一撥見病之應，因五藏之輸，乃割皮解肌，訣脉結筋，搦髓腦，揲荒爪幕，湔浣腸胃，漱滌五藏，練精易形。"[4]側面反映了西漢時導引依然是主要的治療方法之一。《史記·留侯世家》："留侯性多病，即道引不食穀，杜門不出歲餘。"[5]"留侯乃稱曰……今以三寸舌爲帝者師，封萬户，位列侯，此布衣之極，於良足矣。願棄人間事，欲從赤松子遊耳。"[6]張良身體多病，功成身退之後，跟隨赤松子學習辟穀導引，改善體質，袪病養性。

　　《内經》是秦漢時期流傳下來的最系統、最完整的中醫學專著。《靈樞·病傳》："余受九針於夫子，而私覽於諸方，或有導引行氣、喬摩、灸、熨、刺、焫、飲藥之一者可獨守耶，將盡行之乎？"導引療法與喬摩、灸、熨、刺、焫、飲藥一樣，在先秦及秦漢時期是常用的治療方法。《内經》有多處導引防治疾病和養生益壽的記載，並列舉了導引治療各科疾病的實例，如氣虚、筋病、勞風、息積、腎病、腰痛、瘕堅等，但是缺乏具體治療機理和導引術式的描述。《内經》還提到有專門從事導引的醫者，《靈樞·官能》："緩節柔筋而心和調

［1〕〔漢〕高誘注，〔清〕畢沅校：《吕氏春秋》，徐小蠻標點，上海古籍出版社，2014年，第52頁。
［2〕郭靄春主編：《黄帝内經素問校注》，人民衛生出版社，2013年，第127頁。
［3〕魏燕利：《道教導引術之歷史研究》，博士學位論文，山東大學，2007年，第12頁。
［4〕〔漢〕司馬遷著：《史記》，易行、孫嘉鎮校訂，綫裝書局，2006年，第434頁。
［5〕同上書，第261頁。
［6〕同上書，第262頁。

者,可使導引行氣。"導引醫生不僅要筋骨柔軟,還要内心調順,可見導引療法是身心並重的治療方式。

《引書》是秦漢時期的導引療法專著,也是目前發現最早的導引專著,彌補了《内經》缺乏導引具體操作内容的缺憾。該書從病因、病機、病症、治法、治則、導引術式、日常養生等方面全面闡述了導引療法的内涵,集理論和實踐於一體,是一部理、法、術完備的中醫醫籍。書中没有涉及巫術等内容,可以作爲導引療法教材加以使用,反映出秦漢時期導引療法的高度成熟。

《引書》與馬王堆帛書《導引圖》是同一時期的作品,二者分别通過文字和圖畫記録導引療法,可以互相印證,相得益彰。《導引圖》用彩色圖譜配以題記的方式,直觀表現出秦漢時期導引療法的風貌。據墓葬年代(前 168年)推斷,圖像繪製年代至晚在西漢初年,《導引圖》是迄今爲止我國考古發現的年代最早的一件導引圖譜。圖譜中多數導引圖像旁邊寫有文字,多爲"'引'+疾病名稱"的結構,如"引癩""引聾""引膝痛""引胠積""引項""引温病""引痹痛"等,"引"即"導引"之意;有一些圖像没有"引"字,祇標了病名,如"痛明""腹中""煩"等;還有一部分圖像是描述肢體或仿生動作,如"折陰""螳螂""蠪登""以杖通陰陽""摇肱""伸""仰呼""猿呼""熊經""蠅恳""鷂"等。這些圖像説明,導引在西漢早期就具有袪疾和養生兩方面的内涵,通過柔暢筋脉、通利關節袪疾延年,是集治療和養生於一體的一種中醫療法。張家山漢簡《脉書》亦指出人要經常運動,纔能保持身體健康。"夫流水不腐,户樞不蠹,以其動。動者實四肢而虚五臟,五臟虚則玉體利矣。"流水不會腐爛,户樞不會被蟲蛀,是因爲它們在運動。運動的人四肢壯實而五臟空虚,身體氣血就通利。

東漢張仲景《傷寒雜病論》是現存最早的臨床治療醫籍,分爲《傷寒論》和《金匱要略》兩部分。《金匱要略·臟腑經絡先後病脉證》:"若人能養慎,不令邪風干忤經絡,適中經絡,未流傳臟腑,即醫治之;四肢纔覺重滯,即導引、吐納、針灸、膏摩,勿令九竅閉塞。"[1]將導引作爲一種治未病的方式,在

---

[1] 胡菲、高忠樑、張玉萍校注:《金匱要略》,福建科學技術出版社,2011 年,第 1—2 頁。

邪氣尚未深入的時候,用導引、吐納等方法祛邪外出,保持九竅通暢。

華佗是漢代著名的醫學家,其生平傳記中着重描述了其對導引的使用和心得。南朝宋范曄《後漢書·方術列傳》載華佗説:"古之仙者爲導引之事,熊經鴟顧,引挽腰體,動諸關節,以求難老。吾有一術,名五禽之戲,一曰虎,二曰鹿,三曰熊,四曰猿,五曰鳥。亦以除疾,兼利蹄足,以當導引。體有不快,起作一禽之戲,怡而汗出,因以着粉,身體輕便而欲食。"又載:"(吳普)施行之,年九十餘,耳目聰明,齒牙完堅。"[1]古代所説仙人即長壽之人。古之仙人爲導引之事,"以求難老",即採用導引的方法以達到長壽的目標。華佗效仿古人編創了"五禽之戲",用以"除疾,兼利蹄足"。他的弟子吳普習練五禽戲後,九十餘歲仍然"耳目聰明,齒牙完堅"。這説明導引不僅可以使人長壽,還可以使人保持良好的健康狀況。華佗用五禽戲模仿虎、鹿、熊、猿、鳥的動作,屈伸肢體,活絡筋脉,祛疾延年,首次將導引動作變成套路。《引書》的導引療法採用單式動作治療某個疾病,華佗則將導引動作串連起來用於預防和治療疾病初起及輕症,便於每天練習,是後世導引套路的發端。

《華氏中藏經》舊題漢代華佗所作,書中論述了導引的適應症。《華氏中藏經·論諸病治療交錯致於死候》曰:"夫病者⋯⋯有宜導引者⋯⋯導引則可以逐客邪於關節⋯⋯宜導引而不導引,則使人邪侵關節,固結難通⋯⋯不當導引而導引,則使人真氣勞敗,邪氣妄行⋯⋯大凡治療,要合其宜⋯⋯内無客邪,勿導引。"[2]詳細指出導引的應用特點和注意事項。用導引療可祛關節邪氣,當用而不用易令邪氣侵入關節,固結難通;錯用導引又會造成真氣耗損,邪氣妄行。同時指出,身體没有客邪則不需要用導引。

2. 養生類

《莊子·刻意》:"吹呴呼吸,吐故納新,熊經鳥申,爲壽而已矣。此道引之士,養形之人,彭祖壽考者之所好也。"[3]呼吸吐納,導引屈伸,是如彭祖一樣的長壽之人所喜好的。成玄英疏:"吹冷呼而吐故,呴暖吸而納新,如熊

[1]〔南朝宋〕范曄撰:《後漢書》,羅文軍編,太白文藝出版社,2006年,第633—634頁。
[2]〔清〕孫星衍校:《華氏中藏經》,商務印書館,1956年,第33—34頁。
[3]〔戰國〕莊周著:《莊子注解》,張京華校注,岳麓書社,2008年,第288頁。

攀樹而自經,類鳥飛空而伸脚,斯皆導引神氣以養形魂,延年之道,駐形之術。""道引"即"導引"。晋代李頤注:"導氣令和,引體令柔。""導引"包含兩方面的内容:一爲"導氣令和",即呼吸吐納,如"吹呴呼吸";一爲"引體令柔",即屈伸肢體,如"熊經鳥申"。

身體健康長壽是人們亘古不變的追求,《尚書·洪範》有"五福":"一曰壽,二曰富,三曰康寧,四曰攸好德,五曰考終命。"[1]人們所崇尚的"五福"中有三個與健康有關,即"壽""康寧""考終命",説明健康長壽在人的一生當中是至關重要的,古人對健康非常重視。《莊子·刻意》:"若夫不刻意而高,無仁義而修,無功名而治,無江海而閒,不道引而壽,無不忘也,無不有也。澹然無極而衆美從之。此天地之道,聖人之德也。"[2]莊子認爲導引符合天地之道,不導引而長壽是不可能的。彭祖是古代長壽人物的代表,《藝文類聚·仙道》:"(彭祖)少好恬静,唯以養神治生爲事……善於補導之術。"[3]"引新吐故,雲飲露餐。"[4]按照《列仙傳》的記載,彭祖至殷末已八百餘歲,導引行氣是其長壽的重要方法。古人不僅用導引延年益壽,還崇尚模仿或者食用壽命比較長的動物,比如烏龜,認爲模仿烏龜的行爲有助於健康長生。《史記·龜策列傳》:"南方老人用龜支床足,行二十餘歲,老人死,移床,龜尚生不死。龜能行氣導引。"[5]認爲龜之所以長壽,乃藉助了行氣導引。《史記·龜策列傳》:"余至江南,觀其行事,問其長老,云龜千歲乃游蓮葉之上,著百莖共一根。又其所生,獸無虎狼,草無毒螫。江傍家人常畜龜飲食之,以爲能導引致氣,有益於助衰養老,豈不信哉!"[6]千年之龜所在之處,無虎狼出没,草木無毒螫之害。故當地人常常養龜食用,亦是爲了導引行氣,延緩衰老。

導引養生有的側重肢體運動以舒筋活絡,有的側重呼吸以吐故納新,《漢書·王貢兩龔鮑傳》:"休則俯仰詘信以利形,進退步趨以實下,吸新吐故以練

---

[1]冀昀主編:《尚書》,綫裝書局,2007年,第142頁。

[2]〔戰國〕莊周著:《莊子注解》,張京華校注,岳麓書社,2008年,第289頁。

[3]〔唐〕歐陽詢撰:《藝文類聚》,汪紹楹校,上海古籍出版社,1985年,第1329頁。

[4]同上書,第1338頁。

[5]〔漢〕司馬遷著:《史記》,易行、孫嘉鎮校訂,綫裝書局,2006年,第531頁。

[6]同上書,第530頁。

藏，專意積精以適神，於以養生，豈不長哉！"[1]採用導引以利形體，吐故納新以利五藏，聚精會神以利養神，用這些方法養生，必定會長生久視。"俯仰詘信"即俯仰屈伸，"吸新吐故"則側重呼吸吐納，這是導引最主要的兩種表現形式。

（1）側重肢體運動。臟腑氣血經絡的通暢對機體的正常運轉至關重要，而導引運動可以直接通暢經絡氣血，保持機體處於暢通狀態。《管子·内業》："人能正静，皮膚裕寬，耳目聰明，筋伸而骨强。""飽不疾動，氣不通於四末。"[2]指出身體健康就要筋脉伸展，骨骼强壯。飲食後要活動，纔能氣達四肢，通暢全身，强調肢體舒展的重要性。《子華子·北宫意問》："臟腑之伏也，血氣之留也，空竅之塞也，關鬲之礙也，意其所未然也，意其所將然也。"[3]春秋戰國時期的子華子認爲，氣血官竅的通暢對人體健康非常重要，要觀察臟腑潜在的問題、血氣滯澀的原因、孔竅是否通暢、關鬲是否有阻礙，思考疾病未發生之時的狀態及疾病將發展成什麽樣子等，從各個環節上去防患於未然。他主張"動"以養生防病，以暢通爲要，提出"流水之不腐，以其游故也。户樞之不蠹，以其運故也"[4]。流水常動而不腐，户樞常轉而不蠹，以"流水""户樞"的比喻强調人體也要通過運動保持健康狀態。道家注重導引，東漢王充《論衡·道虚》曰："道家或以導氣養性度世而不死；以爲血脉在形體之中，不動摇屈伸，則閉塞不通。不通積聚，則爲病而死。"[5]道家注重導引行氣對人體血脉暢通的作用，如果氣血不通暢，則會生病甚至死亡。《管子·君臣》："四肢六道，身之體也……四肢不通，六道不達，曰失。"[6]四肢六竅通達，人纔是健康的；如果不通暢，人就會生病。《淮南子·精神》："若吹呴呼吸，吐故納新，熊經鳥伸，鳧浴猿躩，鴟視虎顧，是養形之人也。"[7]吐納、屈伸等皆是保養形體的方法。《黄帝内經太素·經脉正别》："行諸血氣，

---

[１]〔漢〕班固撰：《漢書》，陳焕良、曾憲禮標點，岳麓書社，2007 年，第 1141 頁。

[２]〔唐〕房玄齡注，〔明〕劉績補注：《管子》，劉曉藝校點，上海古籍出版社，2015 年，第 331 頁。

[３]〔清〕李寶洤編纂：《諸子文粹》，岳麓書社，1991 年，第 702 頁。

[４]同上。

[５]〔漢〕王充著：《論衡》，陳蒲清點校，岳麓書社，1991 年，第 117 頁。

[６]〔唐〕房玄齡注，〔明〕劉績補注：《管子》，劉曉藝校點，上海古籍出版社，2015 年，第 217 頁。

[７]〔漢〕劉安著，〔漢〕許慎注：《淮南子》，陳廣忠校點，上海古籍出版社，2016 年，第 161 頁。

營於陰陽,濡於筋骨,利諸關節,理身者謂經脉。"[1]"將學長生之始,須行導引,調於經脉也。"[2]要達到長生久視的目的,首先要通利關節,柔韌筋骨,導引是達到這些目標的重要方法。

(2)側重呼吸吐納。氣是生命之源,同時百病生於氣,氣的保養與調適對人的健康至關重要。《管子·樞言》:"有氣則生,無氣則死,生者以其氣。"[3]《韓詩外傳》:"然身何貴也?莫貴於氣。人得氣則生,失氣則死。"[4]強調氣對人生命的重要性。西漢董仲舒《春秋繁露·循天之道》:"凡養生者,莫精於氣。"[5]"養生之大者,乃在愛氣。氣從神而成,神從意而出。心之所之謂意,意勞者神擾,神擾者氣少,氣少者難久矣。故君子閒欲止惡以平意,平意以靜神,靜神以養氣。氣多而治,則養身之大者得矣。"[6]養生要從愛氣開始,而氣容易受到神的影響,神容易受到意(情緒)的干擾,所以要保持心態平和,神氣纔能安寧,氣盈纔能長生。這就涉及調心、調身和調氣的內容,正是導引發揮作用的方式。氣與呼吸關係最爲密切,通過呼吸推陳出新是養氣的重要方法。《吕氏春秋·先己》:"凡事之本,必先治身,嗇其大寶。用其新,棄其陳,腠理遂通。精氣日新,邪氣盡去,及其天年,此之謂真人。"[7]愛惜身體之精氣,吐故納新,通暢腠理,邪氣盡去,纔能盡其天年。東漢王充《論衡·道虛》:"食氣者必謂'吹呴呼吸,吐故納新'也。"[8]食氣的方法是"吹""呴""呼""吸"。通過發聲呼吸對身體之氣進行調節,吐故納新,保持人體之氣的調達舒暢。

除了保養氣之外,還要認識到心和形對氣的影響。《漢書·公孫弘卜式兒寬傳》:"心和則氣和,氣和則形和,形和則聲和,聲和則天地之和應矣。故

---

[1]〔隋〕楊上善撰注:《黃帝內經太素》,人民衛生出版社,1965年,第121頁。

[2]同上書,第121—122頁。

[3]〔唐〕房玄齡注,〔明〕劉績補注:《管子》,劉曉藝校點,上海古籍出版社,2015年,第74頁。

[4]魏達純著:《韓詩外傳譯注》,東北師範大學出版社,1993年,第266頁。

[5]曾振宇注説:《春秋繁露》,河南大學出版社,2009年,第366頁。

[6]同上書,第365頁。

[7]〔漢〕高誘注,〔清〕畢沅校:《吕氏春秋》,徐小蠻標點,上海古籍出版社,2014年,第54頁。

[8]〔漢〕王充著:《論衡》,陳蒲清點校,岳麓書社,1991年,第117頁。

陰陽和,風雨時,甘露降,五穀登,六畜蕃,嘉禾興,朱草生,山不童,澤不涸,此和之至也。故形和則無疾,無疾則不夭。"[1]論述了心對形和氣的影響,心和則形、氣和,形、氣和則無疾病。《史記・論六家要旨》:"至於大道之要,去健羨,絀聰明,釋此而任術。夫神大用則竭,形大勞則蔽;形神騷動,欲與天地長久,非所聞也。"[2]要袪除攀比妄想之心,愛神,不過用勞力,如此纔能長壽。"凡人所生者神也,所托者形也。神大用則竭,形大勞則蔽,形神離則死。死者不可復生,離者不可復反,故聖人重之。由是觀之,神者生之本也,形者生之具也。不先定其神,而曰'我有以治天下',何由哉?"[3]形不可過勞,神不可大用,否則形、神早衰,不利於長壽。形、神都很重要,形、神俱安,人纔能安和長久。《春秋繁露・循天之道》:"猿之所以壽者,好引其末,是故氣四越。天氣常下施於地,是故道者亦引氣於足;天之氣常動而不滯,是故道者亦不宛氣。"[4]猿導引肢體,氣達四末,氣發散而不滯,故而長壽。天氣下於地,導引之人引氣至足;天氣常動而不瘀滯,導引之人亦不會産生鬱結之氣,這是長壽的必要條件。

　　先秦行氣方法的代表是戰國時代的《行氣玉佩銘》。銘文内容爲一個行氣的完整過程,原文爲:"行氣,深則蓄,蓄則伸,伸則下,下則定,定則固,固則萌,萌則長,長則退,退則天。天几春在上,地几春在下。順則生,逆則死。"全文雖共有45個字,郭沫若認爲:"這是深呼吸的一個回合。吸氣深入則多其量,使它往下伸,往下伸則定而固;然後呼出,如草木之萌芽,往上長,與深入時的徑路相反而退進,退到絶頂。這樣,天機便朝上動,地機便朝下動。順此行之則生,逆此行之則死。"[5]此銘文當爲導引行氣最早的文獻,距今約2400年,對導引養生有重要的指導意義。

　　秦漢時期食氣的代表著作是馬王堆帛書《却穀食氣》,講述了辟穀食氣

[1]〔漢〕班固撰:《漢書》,陳焕良、曾憲禮標點,岳麓書社,2007年,第986頁。
[2]〔漢〕司馬遷著:《史記》,易行、孫嘉鎮校訂,綫裝書局,2006年,第544頁。
[3]同上書,第545頁。
[4]曾振宇注説:《春秋繁露》,河南大學出版社,2009年,第364頁。
[5]郭沫若著:《奴隸制時代》,中國人民大學出版社,2005年,第203—204頁。

的具體方法和注意事項。"食氣者食圓,圓者天也",認爲食氣對身體的益處優於食五穀。文中記述了春、夏、秋、冬以及一日早上、中午、黄昏、晚上的呼吸吐納宜忌,完整記録了辟穀服氣的方法、原理、宜忌等,是目前發現的最早的辟穀食氣的專著。

另外,導引與房中結合養生,亦是導引的一種應用。馬王堆出土的房中文獻中多處應用導引,包括爲增强男性性功能而進行的日常保健、房中術配合導引進行養生、房事後進行身體的修復和保養等,將導引與房中相結合,增强了房中養生的效果。《十問》的"黄帝問於容成""王子巧父問彭祖""帝盤庚問於耇老""禹問於師癸""文摯見齊威王""秦昭王問道"等,均記載了日常練習導引有助於增强房事。《養生方》記述了日常陰部保養方法。《十問》"黄帝問於天師""黄帝問於曹熬"和《天下至道談》,記述了將導引吐納與房中術相結合,在房事時施行導引吐納,以達到補益身體、延年益壽的目的。《十問》"黄帝問於大成"以及《養生方》"不起"等,記載了房事後導引康復。

馬王堆房中文獻中多處用到導引,導致一些學者認爲導引屬於房中,甚至將《行氣玉佩銘》《導引圖》《引書》等歸到房中一類,這是值得商榷的。從《引書》和《導引圖》的内容看,導引是一種治療疾病的方法,亦可作爲預防康復手段,《内經》將導引療法作爲主要療法之一,因此將導引歸入房中一類偏離了導引作爲一種醫療手段的實質。房中雖然可以用導引方法,但是導引並不能歸入房中。導引行氣可以積精全神,爲房中準備精氣,並在瀉精後進行康復,房中術亦可與導引相結合。

3. 修道類

自上古時起,導引就是修仙求道的一種方法。通過導引的修煉,反觀自身,認識自己,體察身體内部氣血經絡等的變化。我們往往對外界認識較多,而忽視了對自己的認識。導引正是從自己入手,先認識自身,對自己有了較清晰的認識後再去認識世界,這時候就能夠更加清晰地認識到世界的真實面目。這是求道的一種方法,亦是一種認識世界的方法。《史記·論六家要旨》:"道家,使人精神專一,動合無形,贍足萬物。其爲術也,因陰陽之大順,採儒、墨之善,撮名、法之要,與時遷移,應物變化;立俗施事,無所不宜;指約而易操,事少而功多。"[1]順應大道之理,隨物變化,内心專一,動静相宜,這是道家修行的精髓,亦是導引發揮作用的原理。據傳老子爲長壽之人,其長壽之法由修道而來。《史記・老子韓非列傳》:"蓋老子百有六十餘歲,或言二百餘歲,以其修道而養壽也。"[2]指出修道可以養壽。道家的修道之法可使人精神專一,動静與萬物相合,符合大道。

修仙求道是先秦及秦漢時期人們的至高追求,導引是實現這一目標的重要方法。在漢代以後形成的道教修行中,導引也是一個重要内容。《漢書・張陳王周傳》:"今以三寸舌爲帝者師,封萬户,位列侯,此布衣之極,於良足矣。願棄人間事,欲從赤松子遊耳。"[3]於是張良"乃學道,欲輕舉"。可以看出求道是高於世間名利地位的,是精神的高級追求。"赤松子者,神農時雨師也……至高辛時,復爲雨師。"[4]赤松子是神農時代人。高辛即帝嚳,姬姓,黄帝的曾孫。神農爲與黄帝同時期或更早時期的人。從神農到帝嚳至少有上百年時間,説明赤松子年逾百歲依然健壯,仍可任雨師之職,而導引行氣是其重要的養生祛疾方法。《淮南子・泰族》:"王喬、赤松,去塵埃之間,離群慝之紛,吸陰陽之和,食天地之精,呼而出故,吸而入新,蹀虚輕舉,乘雲遊霧,可謂養性矣。"[5]"呼而出故,吸而入新"即呼吸吐納之法。《列仙傳》:"王子喬者,周靈王太子晋也。"王子喬、赤松子是上古仙人的代表,都善於導引吐納,後世有赤松子導引法、赤松子坐引法、王子喬導引法等功法流傳至今。《淮南子・齊俗》:"今夫王喬、赤松子,吹呴呼吸,吐故納新,遺形去智,抱素反真,以遊玄眇,上通雲天。今欲學其道,不得其養氣處神,而放其一吐一吸,時詘時伸,其不能乘雲升假亦明矣。"[6]指出不僅要導引吐納,還要養氣處神,纔能够得王喬、赤松子之道的精髓。

漢代多修仙慕道之士,導引是其必修之科目。《後漢書・逸民列傳》:

---

[1]〔漢〕司馬遷著:《史記》,易行、孫嘉鎮校訂,綫裝書局,2006年,第544頁。

[2]同上書,第284頁。

[3]〔漢〕班固撰:《漢書》,陳焕良、曾憲禮標點,岳麓書社,2007年,第793頁。

[4]王叔岷撰:《列仙傳校箋》,中華書局,2007年,第1頁。

[5]〔漢〕劉安著,〔漢〕許慎注:《淮南子》,陳廣忠校點,上海古籍出版社,2016年,第511頁。

[6]同上書,第267頁。

"矯慎字仲彦,扶風茂陵人也。少好黄老,隱遁山谷,因穴爲室,仰慕松、喬導引之術。"[1]矯慎是修仙之人,運用黄老之學,學習導引之術。魏文帝曹丕《典論》曰:"甘陵甘始亦善行氣,老有少容。廬江左慈知補導之術。並爲軍吏……衆人無不鴟視狼顧,呼吸吐納……左慈到,又競受其補導之術。""甘陵有甘始,廬江有左慈,陽城有郄儉,始能行氣。"[2]甘始、左慈、郄儉是漢代有名的術士,均善導引行氣。《四庫全書總目·道家類》:"長生之説與神仙家合爲一,而服餌、導引入之。"[3]導引、辟穀列在神仙家中,與長生合一,二者都是長生的重要手段。導引不僅治療疾病,還健身强體,修養身心,適合神仙修煉的各個階段。

導引的産生和發展與社會需求相適應,通過活動肢體以減緩身體不適是人的自發行爲。隨着社會發展,導引方法逐漸完善,不僅具有療病的作用,還廣泛應用於養生、修行等領域。導引簡便易行,是保持身心健康的重要手段,也是現代社會所提倡的緑色療法之一。在日益注重健康的當下,導引發揮着越來越重要的作用。

(二) 從《引書》角度探究秦漢醫學

《引書》最晚成書於西漢初期,現存中醫最早的理論經典《内經》成書於戰國末期至漢代早期,二者大致在同一時期。現存最早的中藥著作《神農本草經》、最早的中醫臨床著作《傷寒雜病論》均成書於東漢,最早的針灸著作《針灸甲乙經》成書於晋代,中藥、臨床、針灸等典籍的成書均晚於《引書》,導引療法的發展水平在秦漢時期超越針灸與藥物等治療方法。導引作爲一種獨立的醫療手段,在醫藥、針灸等尚未形成體系之時,已經呈現出了理、法、術的完備體系。《靈樞·病傳》載黄帝曰:"余受九針於夫子,而私覽於諸方,或有導引行氣、喬摩、灸、熨、刺、焫、飲藥之一者可獨守耶,將盡行之乎?""導引行氣"作爲一種獨立的中醫療法,與按蹻、針灸、飲藥等同時運用在臨床當

[1]〔南朝宋〕范曄撰:《後漢書》,羅文軍編,太白文藝出版社,2006年,第641頁。
[2]〔魏〕魏文帝撰,〔清〕孫馮翼輯:《典論》,中華書局,1985年,第14—15頁。
[3]〔清〕紀昀總纂:《四庫全書總目提要》,河北人民出版社,2000年,第3736頁。

中,屬於秦漢時期主流醫學。秦漢時期,導引療法何以較針藥更早形成系統的理、法、術體系?《引書》從理論和實踐的角度系統闡發導引療法的豐富內涵,其背後所蘊含的社會、歷史、人文、醫學等值得深究。

受限於秦漢時期醫學材料的缺乏,尚不能對當時的醫學狀況形成完整認識,但是通過導引療法的特點,可以進行一些推測。導引療法以人爲工具,很少藉助外物,通過人的呼吸、肢體運動和意念等方法,吸收天地精氣,活躍人體氣血,驅邪扶正,是一種主動的自我治療方法。中藥、針刺、灸熨等治療方法則需藉助外物對人體産生影響,從而達到治療疾病的目的,在秦代及漢代早期尚未完善。導引的自身體驗相對於其他藉助外物的療法更爲直接,應用也更加方便。導引療法以自然爲師,結合經驗當中的呼吸和運動方法,其發展構建在人們對人體本身的認識以及對天地自然的體悟之上,來源於日常生活中時時刻刻的體會和認識,這種認識和體悟最能洞見人體本源。故導引在秦漢時期的發展較針藥要完善,導引體系的形成較針藥要早也就可以理解了。於是也就出現了在秦漢時期導引療法相對成熟,而針刺、中藥等療法成熟較晚的獨特醫學發展現象。

醫學與社會發展息息相關,醫學之發展必然受到社會文化之影響。導引療法在秦漢以前就已經産生並不斷發展,戰國時期的《莊子》便有"吹呴呼吸,吐故納新,熊經鳥申"等導引療法記載,到秦漢時期導引療法日益成熟。漢代崇尚天人合一,以醫顯道,人與天地息息相關,人生於天地間,不僅受到自然環境的影響,人體機能亦與天地自然之規律一致。《素問·寶命全形論》:"天覆地載,萬物悉備,莫貴於人。人以天地之氣生,四時之法成。"[1]

秦漢導引醫學理論以《引書》爲典型代表,凸顯了秦漢醫學秉承道家自然無爲思想。第一,導引療法體現了天人相應的道家理念。《引書》曰:"治身欲與天地相求,猶橐籥也,虛而不屈,動而愈出。"人之養生、治病要取法天地。天地猶如一個大風箱,空虛而不會窮盡,通過不斷呼吸吐納、導引屈伸亦可使人體之氣如天地般充盈不竭。這是中醫受道家思想深刻影響的一個

---

[1] 郭靄春主編:《黄帝内經素問校注》,人民衛生出版社,2013年,第250頁。

直接例證。第二,順應四時節氣養生。《引書》開篇即講四時養生,記載了適應四季節氣而調整起居、飲食的生活方式,認識到人與自然環境息息相關,順應自然就可以身體安泰,邪不能侵。這體現了道家崇尚自然的思想對醫學的深刻影響。第三,人與自然互通互用。《引書》:"吹呴呼吸天地之精氣。"以天地之氣長養自身正氣,可見秦漢時期的醫學已經認識到人與自然一體的道理。人與天地之氣可互通互補,人可充分利用天地之氣達到扶正袪邪的效果。第四,仿生導引取材於自然。《引書》中很多導引動作都是效仿不同的動物,這也是取法自然的表現。第五,導引療法是自然療法。導引療法將人自身作爲治療疾病的工具,是一種自然療法。人們通過對自身氣血經絡的認識和感悟,主動通過意念和導引,將氣引至病所,充實暢通局部氣血以袪除瘀滯,病竈處的氣血經絡復歸調和,疾病得愈。

秦漢時期,"氣"作爲物質基礎受到廣泛重視。中醫以氣爲基礎,導引療法則以氣爲工具,且以氣調氣,通過對人體之氣的調和達到治療的目的。導引運用自然界之氣和人體之氣治療疾病,相比中藥、針灸等療法,更加注重氣在人體的健康、疾病和治療中的作用。導引療法以老子的無爲自然思想爲理論基礎,注重效法自然,以自然萬物的運動、氣的流動充盈爲榜樣,通過呼吸吐納、肢體屈伸、意念專注等方法達到人體防病治病之目的。天地一氣,人亦如此,氣是人的生理、病理的基礎。故從"氣"的層面認識人體的功能,是對人體本身較爲本質的認識,亦是對人體對於疾病之反應較爲本質的分析。

秦漢醫學對於人體本身的思考以及當人體出現疾病之後發展轉歸的深刻體會是後世無法企及的,這與其崇尚天人合一、道法自然有關。《淮南子·本經》:"天地宇宙,一人之身也;六合之內,一人之制也。"[1]人與天地相應的觀念對中國醫學產生了深遠影響,至今仍是中醫的基礎理念。《素問·至真要大論》:"本乎天者,天之氣也,本乎地者,地之氣也。天地合氣,

---

[1]〔漢〕劉安著,〔漢〕許慎注:《淮南子》,陳廣忠校點,上海古籍出版社,2016年,第177頁。

六節分而萬物化生矣。"[1]《靈樞·經別》:"人之合於天道也,内有五藏,以應五音、五色、五時、五味、五位也。外有六府,以應六律。六律建陰陽諸經而合之十二月、十二辰、十二節、十二經水、十二時、十二經脉者,此五藏六府之所以應天道。"[2]天地之氣化生萬物,人在其中,人秉天地之氣生,人之生理、病理、治療、康復等過程亦當順應天地之氣的規律。《素問·陰陽應象大論》:"天地者,萬物之上下也。"[3]"天有四時五行,以生長收藏,以生寒暑燥濕風。人有五臟化五氣,以生喜怒悲憂恐。"[4]人生於天地間,人之成長、疾病、衰老不僅與天地萬物一樣,有其自身之自然規律,同時人體也要受到四時節氣、風寒雨露等外在氣候的影響。故中醫治療疾病的理念亦求人體與天地相應,不僅要認識天地自然的規律,更要認識人體在其中受到的種種作用。《左傳·昭公元年》:"天有六氣,降生五味,發爲五色,徵爲五聲,淫生六疾。六氣曰陰、陽、風、雨、晦、明也。分爲四時,序爲五節。過則爲灾,陰淫寒疾,陽淫熱疾,風淫末疾,雨淫腹疾,晦淫惑疾,明淫心疾。"[5]《素問·六節藏象論》:"蒼天之氣,不得無常也,氣之不襲,是爲非常,非常則變矣。"[6]可見道家效法自然的理念貫穿於整個秦漢醫學的醫療過程當中。

　　從具體的方法上看,導引療法注重呼吸吐納,吸天地之精氣,呼人體之腐濁;通過俯仰屈伸,仿照不同動物的特點,牽引肢體,驅邪外出,防病治病;通過專注意念,利用心理暗示等將氣血引導至病竈之處,增強治療功效。導引治療系統理論完善,在秦漢時期已呈現出成熟的特質。《引書》填補了秦漢醫學理論體系框架中導引療法内容的空白,爲全面瞭解秦漢時期的醫學提供了重要的資料。從導引療法理論體系的完善性可以看出,秦漢時期已經有部分療法的理論框架趨於完備,各種醫學方法逐漸細化,尤其從秦漢出土文獻中可窺一斑。針刺專著有老官山《刺數》等,灸法專著有老官山《十二

[1] 郭靄春主編:《黄帝内經素問校注》,人民衛生出版社,2013年,第728頁。
[2] 郭靄春編著:《黄帝内經靈樞校注語譯》,天津科學技術出版社,1989年,第137頁。
[3] 郭靄春主編:《黄帝内經素問校注》,人民衛生出版社,2013年,第66頁。
[4] 同上書,第58頁。
[5]〔春秋〕左丘明著:《左傳》,蔣冀騁標點,岳麓書社,1988年,第272頁。
[6] 郭靄春主編:《黄帝内經素問校注》,人民衛生出版社,2013年,第103頁。

脉》《别脉》、馬王堆《足臂十一脉灸經》《陰陽十一脉灸經》等,中藥方劑學專著有馬王堆《五十二病方》、老官山《六十病方》等。不過這些針刺、中藥等療法的專著中記録的理論和實踐仍處於發展階段,尚未達到《神農本草經》《傷寒雜病論》的理論系統化程度。

從治療範圍上看,《引書》記載了包括内、外、傷、五官等科的 44 種疾病的治療方法,涵蓋範圍甚廣,雖未覆蓋全部疾病,但是對於身體各個器官、部位的疾病基本有所涉及。同墓出土的《脉書》記載了 67 種病名;馬王堆漢墓帛書《足臂十一脉灸經》《陰陽十一脉灸經》記載了 200 餘種病名,《五十二病方》記載了 103 種病名。秦代及漢代早期墓葬出土的醫籍成書時間多在秦以前,病名相對古老,展現了早期疾病記載的特點。《内經》記載了約 524 個疾病名稱[1],較這些出土文獻而言,其疾病分類更爲細緻,内容更加豐富。

導引療法的成熟離不開中醫理論的成熟,而中醫理論的成熟亦推動導引療法的發展,兩者相輔相成。《内經》奠定了中醫天人相應、效法自然的理論基礎。理論必須在實踐中發揮作用。秦漢時期中藥、針刺等療法尚未成熟,導引便自然而然地成爲當時實踐效法自然理論的主要治療方式。由此可見,秦漢時期是中醫基礎理論和導引療法並存發展、相互促進的時期,中醫理論奠定導引的理念基礎,導引療法驗證中醫理論的臨床效果。

(三)中醫導引療法的反思

秦漢以後導引療法的發展狀況是值得反思的。導引療法後來逐漸失去主導地位,原因是多方面的。一個重要原因是,導引主要是自我治療,很少藉助外物輔助,起效時間較長,需要踐習者自身有很強的毅力和耐心,纔有可能達到預期效果。隨着物質條件的發展,人心越來越不能安於當下,逐漸由向内探索轉變爲向外索求。雖然導引療法温和無害,但是人們越來越急於求成,還是將目光轉向了藥物、針刺等對身體可能有一定損害但見效比較

---

[1] 朱鵬舉:《〈黄帝内經〉疾病總覽及辨疑》,博士學位論文,遼寧中醫藥大學,2012 年。

快的療法上。隨着藥物、針灸的逐漸完善，導引療法的應用也越來越少，逐漸蛻變成養生防病的方法。

《靈樞·官能》："緩節柔筋而心和調者，可使導引行氣。"[1]這既是對導引醫者的要求，也是導引要達到的目標。它包含兩點：一是"緩節柔筋"，筋骨通利，氣血通暢；二是"心和調"，内心平和調順。二者皆非一日之功，而且需要有良好的外在環境。筋脈柔軟通利需要耐心，内心和調平順需要慢慢熏陶培養，而"慢"正是秦漢時期人們生活的特徵，也是現代社會快節奏的生活最難做到的地方。秦漢時期物質條件不發達，人們更注重自然，更加容易體會到人體與天地之間的關係，這是應用導引療法的内在要求。《素問·上古天真論》："夫上古聖人之教下也，皆謂之虛邪賊風，避之有時，恬憺虛無，真氣從之，精神内守，病安從來？是以志閑而少欲，心安而不懼，形勞而不倦，氣從以順，各從其欲，皆得所願。"[2]秦漢時期人們内心少私寡欲，將身體調適到與自然相適應，感受人體内在氣血津液的變化，深入感知病竈所在，通過呼吸吐納、肢體屈伸等方法，防病治病，益壽延年，甚至求道修仙。時至今日，在喧囂的社會活動中，人們的心已經很難安靜下來，人們對自己身體的感知也越來越弱，當感受到不適的時候，可能病情已經嚴重了。如今的治療也多是對治法，很少看到人體正氣的作用，更加體會不到人體自我修復的能力。對現代人而言，感受自然已經是一件很難的事情了。生活在大城市的人們很少有户外活動的機會，即使偶爾出去感受自然，心裏還是會裝着很多需要思考的事情，想要感受到人與天地相應何其不易！

當今中國，物質文明越來越豐富，人們對精神文明和身體健康的訴求越來越强烈，國家也大力支持從中醫藥和傳統文化中汲取營養。滿足人民日益增長的身體健康和精神文化需求，爲人民的身心健康服務，這是中醫導引重新焕發生機活力的歷史機遇！如果善加利用，中醫導引將在臨床治療、"治未病"、養生康復、大衆健身等多個領域發揮積極作用！

---

[1] 郭靄春編著：《黄帝内經靈樞校注語譯》，天津科學技術出版社，1989年，第475頁。
[2] 郭靄春主編：《黄帝内經素問校注》，人民衛生出版社，2013年，第5頁。

九、張家山漢簡《引書》圖版^[1]

九、張家山漢簡《引書》圖版[1]

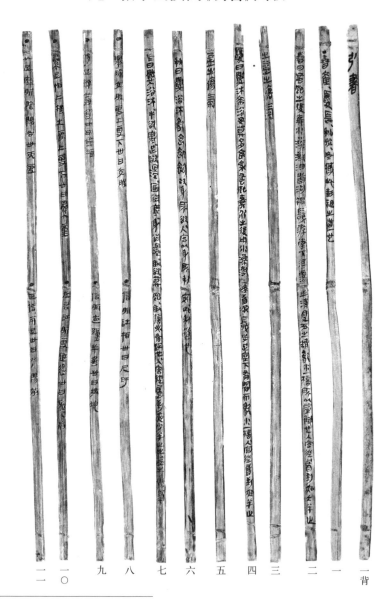

一一　一〇　九　八　七　六　五　四　三　二　一　一背

[1] 張家山二四七號漢墓竹簡整理小組編：《張家山漢墓竹簡〔二四七號墓〕》，文物出版社，2001 年，第 109—118 頁。

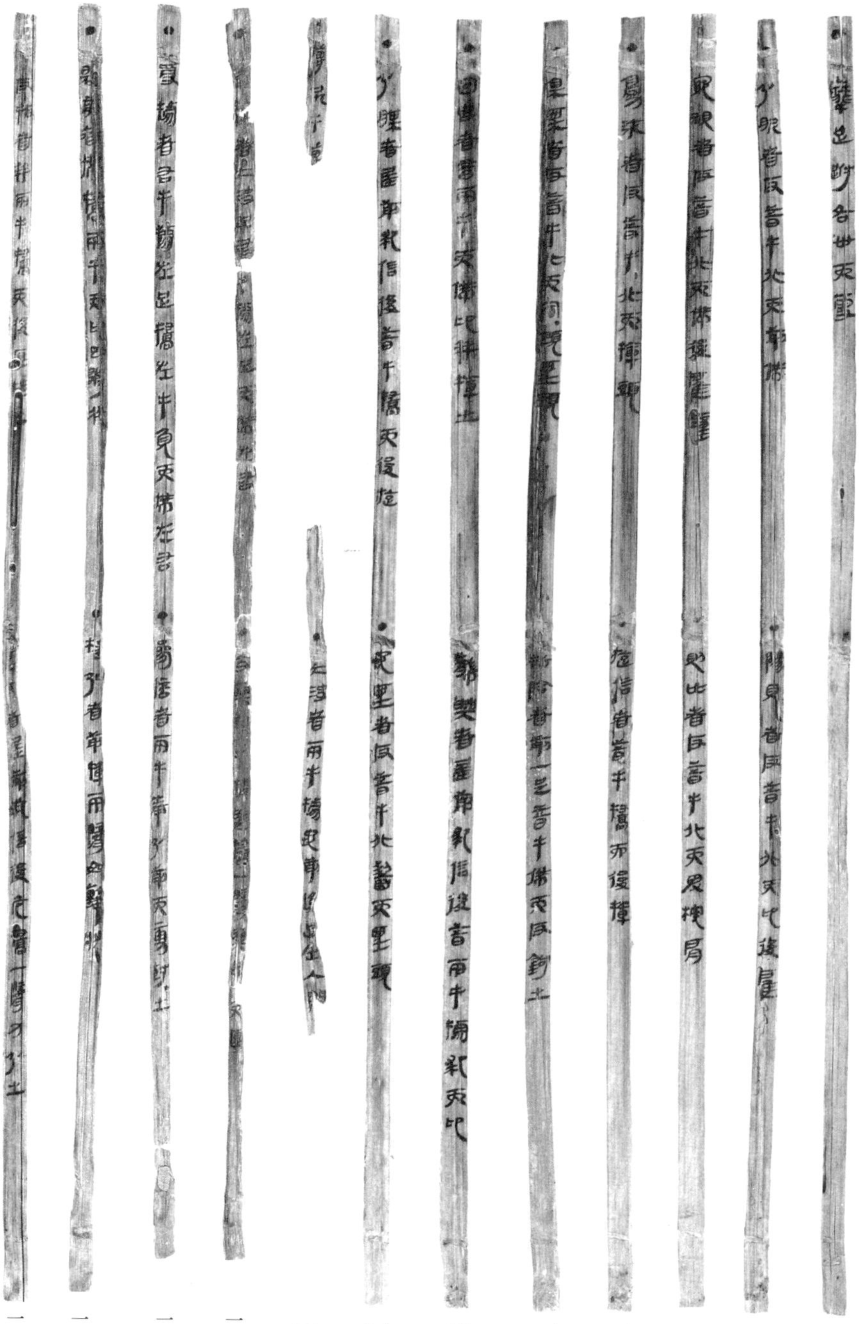

二三　二二　二一　二〇　一九　一八　一七　一六　一五　一四　一三　一二

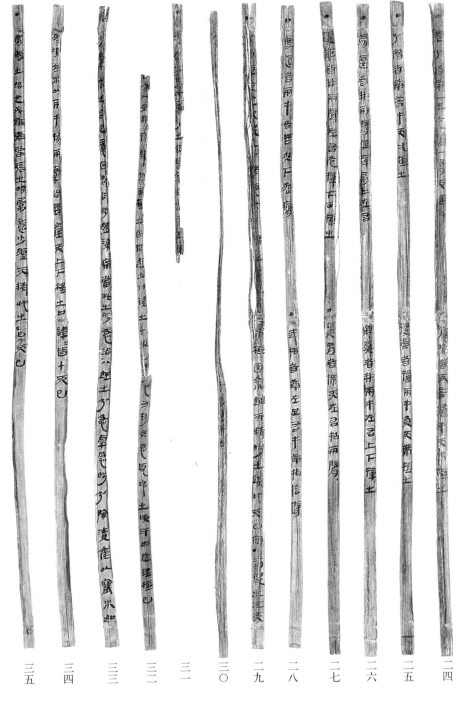

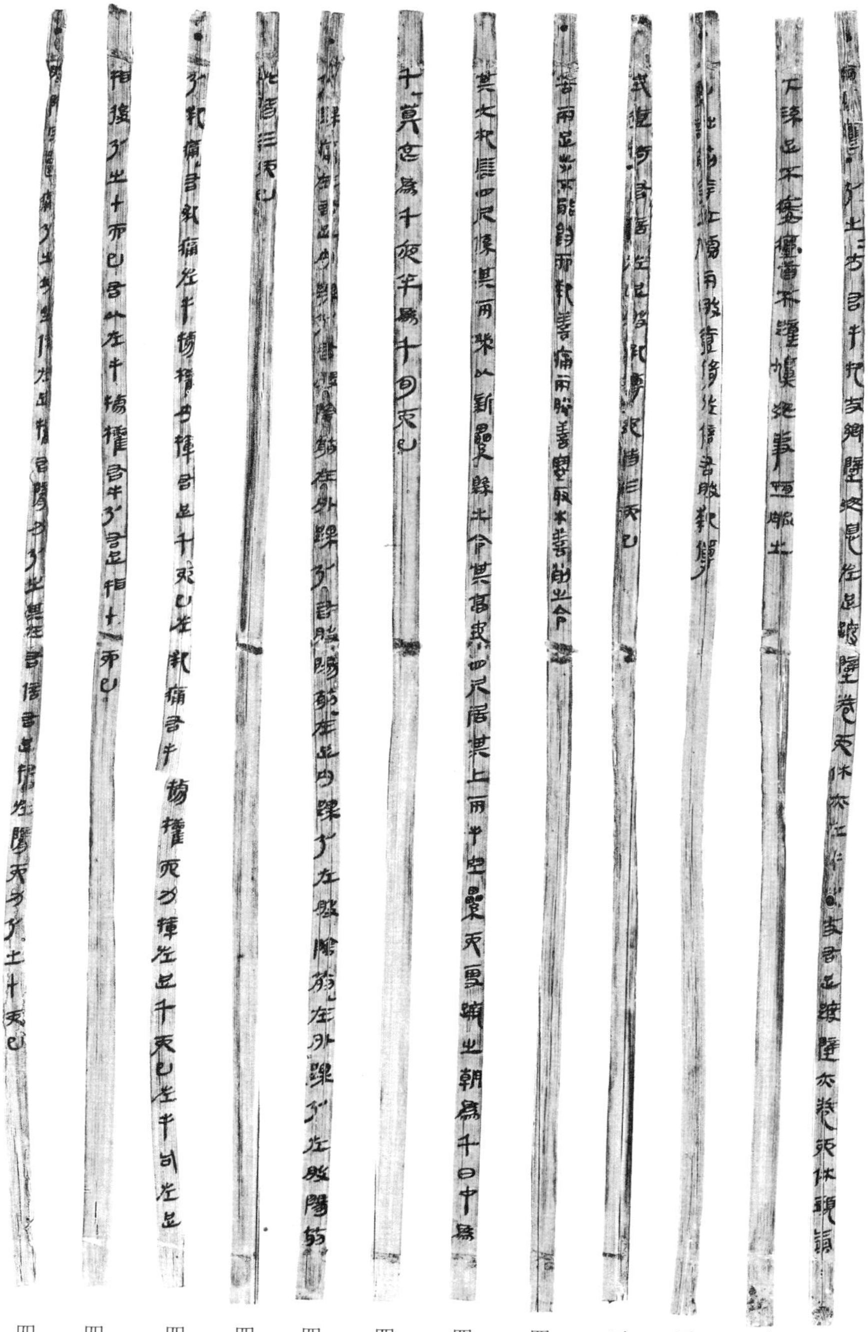

四七　四六　四五　四四　四三　四二　四一　四〇　三九　三八　三七　三六

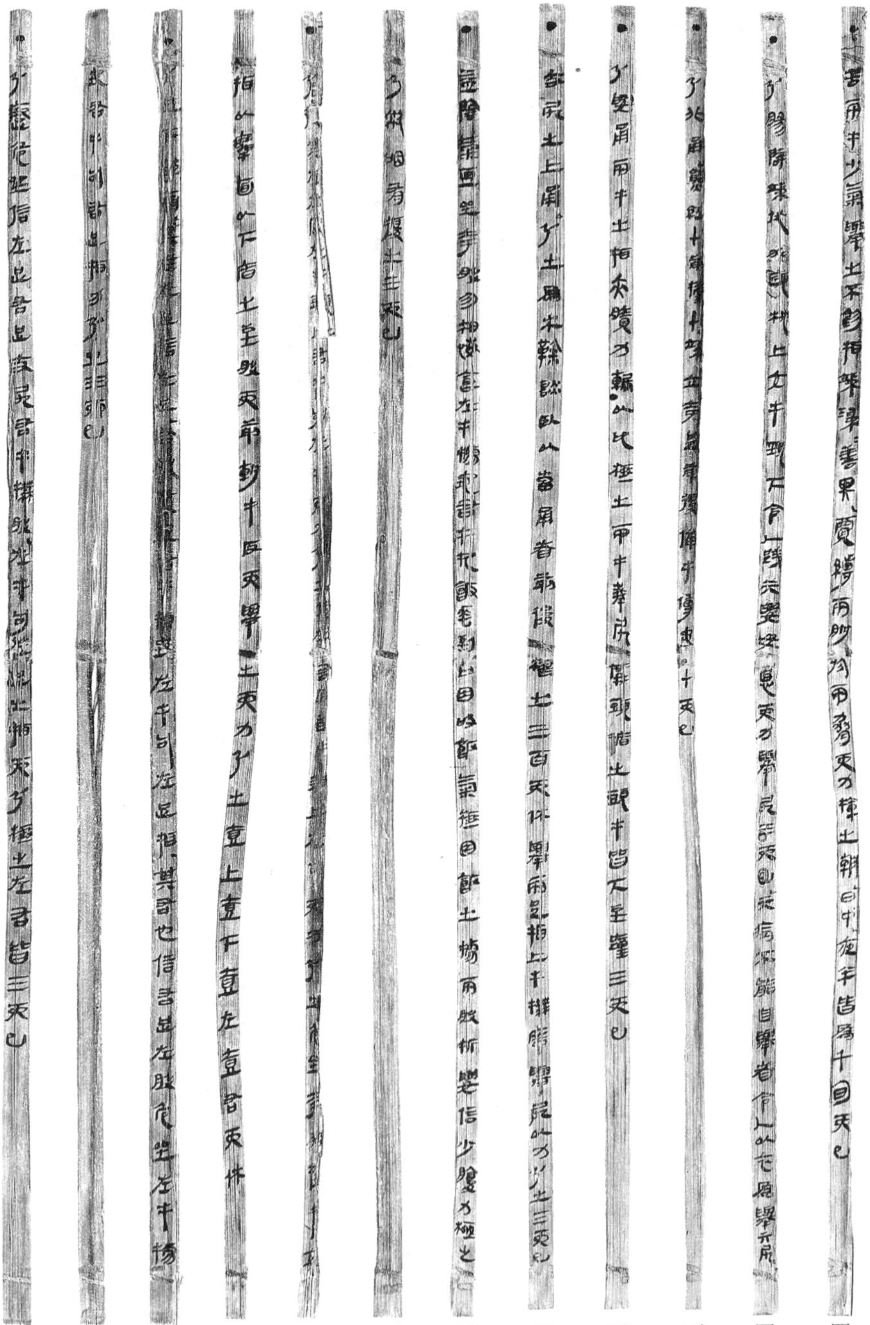

四八 四九 五〇 五一 五二 五三 五四 五五 五六 五七 五八 五九

七一　七〇　六九　六八　六七　六六　六五　六四　六三　六二　六一　六〇

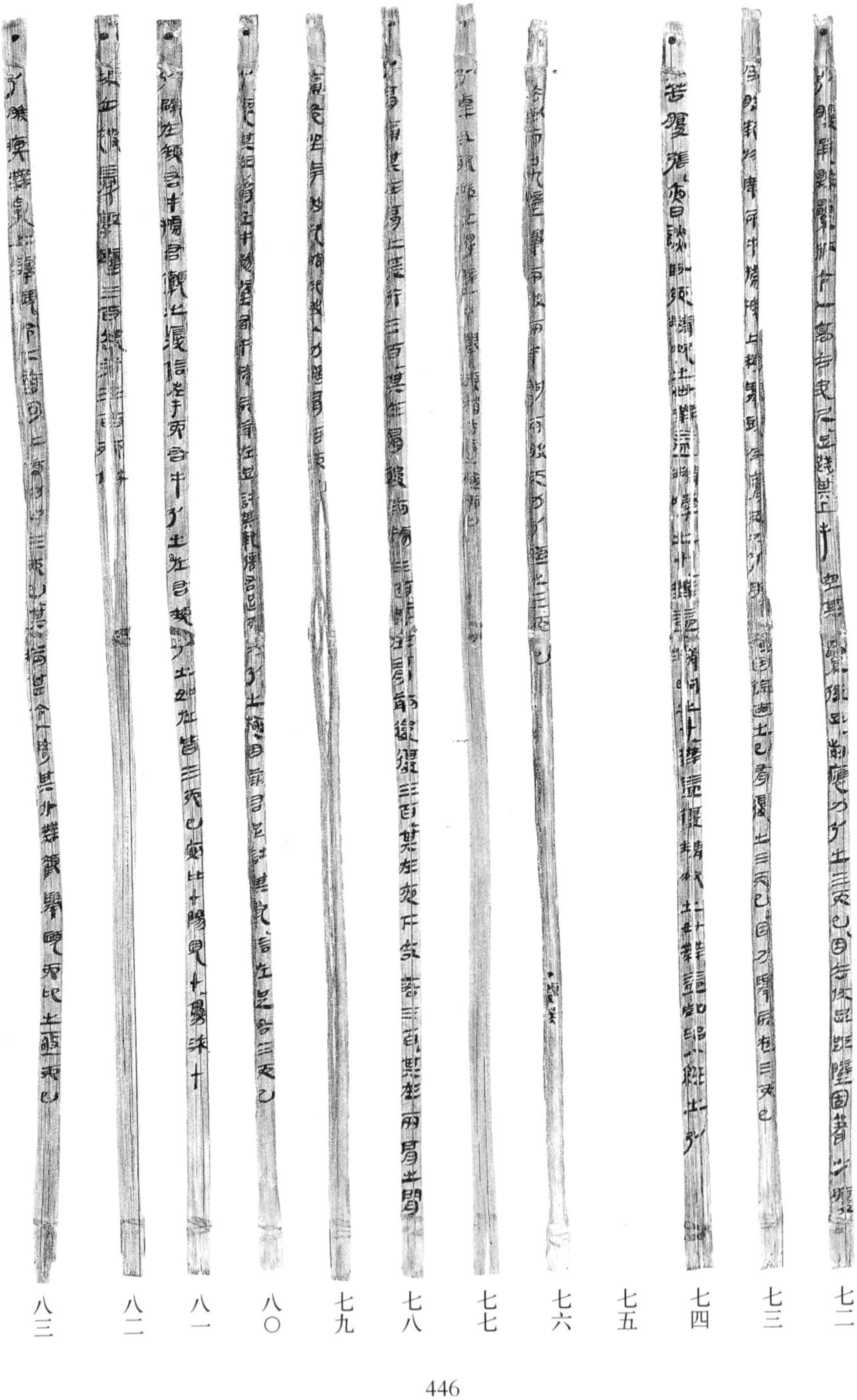

八三 八二 八一 八〇 七九 七八 七七 七六 七五 七四 七三 七二

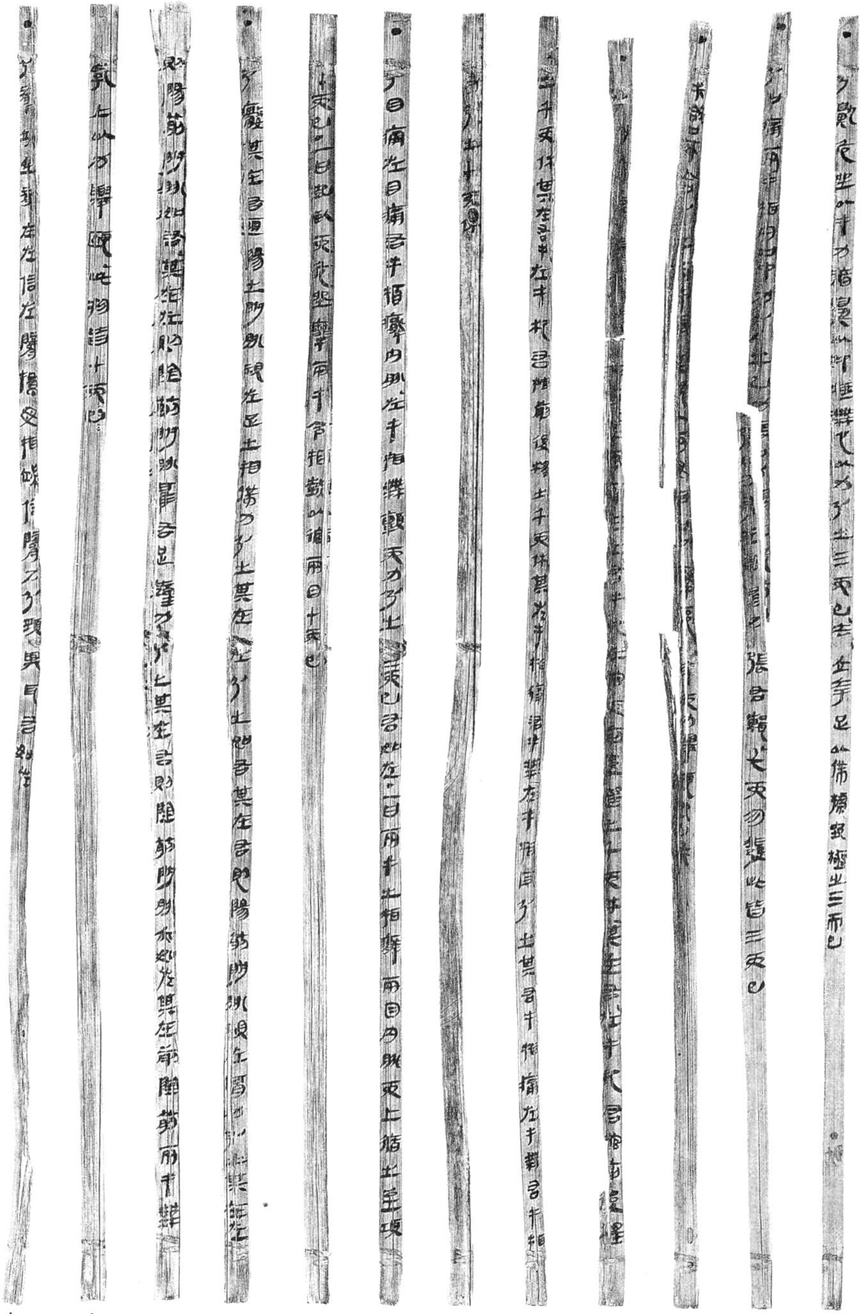

九五　九四　九三　九二　九一　九〇　八九　八八　八七　八六　八五　八四

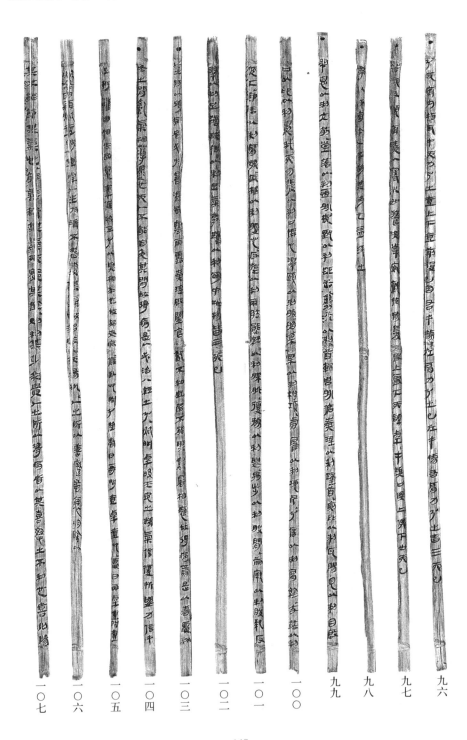

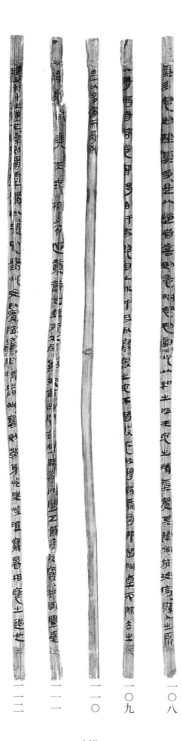

一　一　一　一　一
一　一　一　〇　〇
二　一　〇　九　八

十、《引書》導引動作演示視頻二維碼

（一）導 引 處 方

交股	尺汙	僉指	埤垸
纍動	襲前	以足摩胻	引陽筋
摩足跗	引尻	陽見	窮視
側比	梟沃	旋伸	梟鵝
折陰	巂周	蠶興	引朕

蛇甄　　　　　大決　　　　　大決足　　　　鵙落

猿據　　　　　參倍　　　　　懸前　　　　　搖肱

反指　　　　　其下　　　　　臬引　　　　　引陰

引陽　　　　　復鹿　　　　　虎偃　　　　　甬莫

復車　　　　　鼻胃　　　　　度狼　　　　　武指

（二）病 症 導 引

引内癉　　　項痛不可以顧　　引癉病之始　　病腸之始

病胕瘇　　　引詘筋　　　苦兩足步不能鈎　　　引踝痛

引膝痛　　　股□□□痛　　　苦兩手少氣　　　引腸澼

引背痛　　　引腰痛　　　支尻之上痛　　　益陰氣

引□　　　引足下筋痛　　　引蹶　　　引癃

□□上□　　　引瘀　　　引膺痛　　　夜日臥瘀

引心痛　　　引陰　　　引癩　　　引腹痛

苦腹脹　　　引呼及咳　　　引肩痛　　　引瘜

引辟　　　引喉痹　　　引軌　　　引口痛

失欲口不合　　　引肘痛　　　引目痛　　　引瘦

引聾　　　引耳痛　　　苦額及顏痛　　　覺以涿齒

（三）部　位　導　引

閉息　　　鷗落　　　蛇甄　　　鳧沃

453

周脉循腠理　　側比　　陽見　　啓口以仰

吒而勿發　　撫心舉頤　　梟鵜　　虎顧

引伸　　鵠落　　雞伸　　反摇

反旋　　熊經　　復據　　禹步

前厥　　反腕　　趹指　　敦踵

致　　謝

一路走來，如果没有恩師和諸位老師的幫助就没有此書的呈現，即使點滴指教也對我有莫大幫助。

我非常幸運能够拜在段逸山教授門下，不僅能够耳濡目染地跟隨老師學習，還有幸融入一個優秀的團隊，並在濃厚的學術氛圍裏完成了博士學業。段老師爲我樹立了嚴謹務實的治學榜樣，幫助我在文獻研究方面不斷成長。拙作能由段老師作序，讓我感到無比幸福。段老師嚴謹的治學態度、平易近人的處事態度和不斷學習的人生態度，是我餘生學習的目標。

感謝單位領導李潔和許峰兩位所長對本書出版的大力支持。許所長建議我通過演示照片和視頻展現導引內涵，這成爲本書的一個亮點。

感謝王興伊老師，他總是鼓勵我在導引研究的道路上不斷積纍和前進，給予我諸多支持和幫助。若非王老師極力推薦我去復旦大學出土文獻與古文字研究中心學習，讓我對出土文獻有了些許瞭解，則本書之成也絶無可能。感謝邬守蘭老師對我的悉心指導和關切，並向我推薦了胡欣軒編輯和復旦大學出版社，她對本書的出版功不可没。

感謝胡欣軒和高原兩位編輯。胡編輯對出版過程中遇到的問題進行了耐心、細緻和周到的協調，高編輯對本書進行了精心校對並提出許多寶貴意見，令本書呈現最好的面貌。感謝攝影師曹陽爲本書精心拍攝和製作了照片和視頻。

該書是在我的博士論文的基礎上進一步完善而來，在此還要感謝爲我寫作博士論文提供過幫助和建議的諸位老師。復旦大學的劉嬌老師給我提供了許多出土文獻研究資料，並爲我在出土文獻、古文字研究方面答疑解惑，在此表示誠摯謝意。

　　最後，衷心感謝我的先生張文傑，他見證了我在完成此書過程中遇到困難時的困惑、焦慮，解決問題以後的歡喜、釋然，他對我的寫作給予了各方面無條件的支持。感謝我和先生的父母，爲我解決了後顧之憂，讓我可以全心專注做研究。